METABOLIC RESET

DAS 30-TAGE-STOFFWECHSELPROGRAMM
FÜR DAUERHAFTE FETTVERBRENNUNG
UND OPTIMALE HORMONBALANCE

IMPRESSUM

1. Auflage © 2026 by Südwest Verlag, einem Unternehmen der Penguin Random House Verlagsgruppe GmbH, Neumarkter Straße 28, 81637 München

produktsicherheit@penguinrandomhouse.de
(Vorstehende Angaben sind zugleich Pflichtinformationen nach GPSR.)

Die Originalausgabe erschien 2025 unter dem Titel »METABOLIC FREEDOM« bei Hay House LLC, © 2025 Ben Azadi.

Gender-Hinweis: Aus Gründen der besseren Lesbarkeit wird in diesem Werk an manchen Stellen auf die gleichzeitige Verwendung der Sprachformen männlich, weiblich und divers (m/w/d) verzichtet. Sämtliche Personenbezeichnungen und personenbezogenen Hauptwörter gelten gleichermaßen für alle Geschlechter. Die verkürzte Sprachform beinhaltet keine Wertung, sondern hat lediglich redaktionelle Gründe.

PROJEKTLEITUNG: Philipp Christ
PRODUCING: SAW Communications, Redaktionsbüro Dr. Sabine A. Werner, Dahn
ÜBERSETZUNG: SAW Communications, Hildegard Baumann (S. 27–258) und Mia Kessler (S. 9–26, 262–325 und 365–368)
REDAKTION: SAW Communications, Dr. Sabine A. Werner
SATZ: SAW Communications in Zusammenarbeit mit alles mit Medien, Anke Enders, Sprendlingen

UMSCHLAGGESTALTUNG DER DEUTSCHSPRACHIGEN AUSGABE: Eva Salzgeber

HERSTELLUNG: Stefanie Klingelberg

DRUCK UND BINDUNG: GGP Media GmbH, Pößneck
Printed in Germany

ISBN 978-3-517-10469-0
www.suedwest-verlag.de

METABOLIC RESET

WIDMUNG

Für Cyrus Azadi, der 2014 nach einem Schlaganfall verstarb. Dieser war die Folge eines vermeidbaren Stoffwechselproblems, das durch Komplikationen seiner Diabeteserkrankung ausgelöst worden war.

INHALT

VORWORT

Die Gesundheit unseres Stoffwechsels ist das wichtigste Thema unserer Zeit, über das wir sprechen sollten, wenn es um unser Wohlbefinden geht. Alle chronischen Erkrankungen gehen auf eine schlechte Stoffwechselgesundheit zurück. Die wachsenden Probleme im Bereich der psychischen Gesundheit werden durch ein überfordertes Stoffwechselsystem noch weiter befeuert. Ein aus den Fugen geratenes Stoffwechselsystem schwächt sogar unser Immunsystem. Wir als Gesellschaft stecken in einer Stoffwechselkrise.

Leider ist eine schlechte Stoffwechselgesundheit nicht die Ausnahme, sondern für viele Menschen zur Regel geworden. Laut Zahlen aus dem Jahr 2022 leiden 93 Prozent der Amerikaner unter schlechter Stoffwechselgesundheit, und etwa 2,5 Milliarden Erwachsene weltweit gelten als übergewichtig. Von ihnen sind über 890 Millionen von Adipositas betroffen. Das bedeutet, dass 43 Prozent der Erwachsenen über 18 Jahre übergewichtig sind und 16 Prozent unter Adipositas leiden. Es handelt sich also nicht bloß um ein amerikanisches Problem – Millionen Menschen weltweit sind betroffen. Laut Angaben der Weltgesundheitsorganisation hat sich die Prävalenz von Übergewichtigkeit zwischen 1990 und 2022 weltweit mehr als verdoppelt. Sollten sich die aktuellen Trends fortsetzen, wird Schätzungen zufolge bis 2035 mehr als die Hälfte der Weltbevölkerung – über 4 Milliarden Menschen – von Übergewicht oder Adipositas betroffen sein. Allein die finanziellen Auswirkungen sind enorm. Es wird geschätzt, dass sich die wirtschaftlichen Auswirkungen von Übergewicht und Adipositas bis 2035 weltweit auf jährlich 4,32 Billionen US-Dollar belaufen werden, das entspricht etwa 3 Prozent des globalen Bruttoinlandsprodukts. Dieser Wahnsinn muss ein Ende haben!

Unsere Stoffwechselgesundheit wieder in die richtige Bahn zu bringen, ist allerdings nicht mehr so leicht, wie es einmal war. Die Lebensmittelindustrie setzt unserem Essen wissentlich schädliche Inhaltsstoffe zu, die unsere Geschmacksnerven manipulieren und uns süchtig nach diesen giftigen Inhaltsstoffen machen. Darunter sind chemische Stoffe, die als »Obesogene« bezeichnet werden. Das sind Inhaltsstoffe, die das Hormonsystem des Körpers stören und so Gewichtszunahme und Fetteinlagerungen fördern. Diese chemischen Stoffe greifen in unseren Stoffwechsel, in unser Appetitempfinden und in die Fettzellbildung ein und tragen so zum Anstieg der weltweiten Adipositasrate bei. Die vielleicht gefährlichste Eigenschaft dieser Stoffe ist, dass man nahezu einen Doktortitel der Biochemie braucht, um sie in der Zutatenliste zu erkennen. Diese hohe Dosis an Obesogenen führt in Kombination mit steigender Stressbelastung, Bewegungsmangel und der wachsenden Giftstoffbelastung unserer Umwelt zu einer ernsten Gesundheitskrise.

Was wir jetzt brauchen, ist ein Held des Stoffwechsels, jemand, der uns hilft, das alles zu verstehen, und der mutig und geduldig genug ist, um uns den Weg zurück zu einem gesunden Stoffwechsel zu weisen. Hier kommt Ben Azadi ins Spiel, ein echter Vorreiter in der Wellness-Szene, der sich unermüdlich für eine Wende in der allgemeinen Stoffwechselgesundheit einsetzt. Ich kenne Ben schon seit über zehn Jahren. Wir haben zahllose Wellness-Konferenzen zusammen besucht, mit anderen Fachleuten über Gesundheitsansätze debattiert und uns unzählige Stunden darüber ausgetauscht, wie wir die Menschen dazu motivieren können, ihre Gesundheit wieder selbst in die Hand zu nehmen. Ich weiß, was er für ein Mensch ist. Ich habe miterlebt, wie unbeirrt er sich dafür engagiert, anderen zu helfen. Ich habe ihn in Aktion erlebt und gesehen, wie er sich unermüdlich für seine Community eingesetzt hat. Er ist eine wahre Bereicherung für die Diskussion rund um Stoffwechselgesundheit!

Metabolic Reset ist mehr als ein Ratgeber – das Buch ist ein Rettungsring! Hier verbindet Ben gekonnt die Ergebnisse jahrzehntelanger Recherchen mit persönlichen Erfahrungen und praktischen Tipps, um ein Problem anzugehen, das uns alle betrifft: ein zerrüttetes Verhältnis zu unserer Ernährung, unseren Hormonen und unserer Stoffwechselgesundheit. Dieses Buch verspricht nicht einfach nur schnelle Lösungen. Stattdessen bietet es eine tiefgehende Auseinandersetzung mit der Frage, wie sich die angeborene Intelligenz des Körpers wiederherstellen lässt – eine Herangehensweise, mit der ich mich nur zu gut identifizieren kann. So wie ich meiner Community vermitteln möchte, wie wichtig die Kraft des Fastens, die Anpassungsfähigkeit des Stoffwechsels und ein ausgeglichener Hormonhaushalt sind, legt Ben seinen Fokus darauf, den Stoffwechsel von Grund auf wieder aufzubauen.

Was mich an *Metabolic Reset* vielleicht am meisten beeindruckt hat, ist, dass es neueste wissenschaftliche Erkenntnisse mit praktisch umsetzbaren Schritten verbindet. Ben bricht komplexe Themen wie Autophagie, Mitochondriengesundheit und zelluläre Entzündungsprozesse auf leicht verständliche – und inspirierende – Lektionen herunter, die Ihnen dabei helfen werden, Ihre

Gesundheit wieder in den Griff zu bekommen. Seine eigene Entwicklung, die ihn von einem gestörten Stoffwechsel zu bester Gesundheit führte, ist ein Beleg dafür, dass der Körper die Kraft hat, sich selbst zu heilen, wenn man ihm nur die richtigen Hilfsmittel und die richtige Umgebung bietet.

Für Frauen, insbesondere diejenigen, die gerade die hormonellen Veränderungen der Menopause durchleben, ist dieses Buch eine wahre Schatzkiste. Bens Erkenntnisse über Lebergesundheit, die Regulierung des Hormonhaushalts und die wichtige Rolle bestimmter Nährstoffe reihen sich wunderbar ein in die Grundsätze des Fastens und des Hormon-Resets, die ich lehre. Ganz gleich, ob Sie mit Insulinresistenz, Entzündungen oder einfach mit Abgeschlagenheit zu kämpfen haben: Die Lösungen, die dieses Buch bereithält, sind so ausgelegt, dass sie im Einklang mit Ihrem Körper stehen und nicht gegen ihn arbeiten.

Ich möchte Sie und alle anderen Leser dazu ermutigen, dieses Buch nicht als bloßen Ratgeber, sondern als Teil einer Bewegung zu verstehen. Machen Sie sich die uralten Heilmethoden, Biohacking-Strategien und Ernährungsweisheiten zu eigen, die Ben hier zusammengetragen hat. Ihr Körper ist als reibungslos funktionierendes System ausgelegt, und mit dem Wissen auf diesen Seiten können Sie Ihre Gesundheit auf ein neues Level heben, das Sie vielleicht für unerreichbar gehalten haben.

Es geht nicht bloß darum, Gewicht zu verlieren oder Symptome zu bekämpfen – es geht darum, wieder die Kontrolle über Ihr Leben zu übernehmen. Es ist mir eine Ehre, dieses Vorwort für *Metabolic Reset* zu schreiben und damit meinen Beitrag zu einem Buch zu leisten, das zweifellos Millionen von Menschen dazu motivieren wird, Heilung zu finden, ihre Lebenskräfte zurückzugewinnen und einen gesunden Stoffwechsel wiederherzustellen.

Hier beginnt nun Ihre Verwandlung auf dem Weg zu neuer Freiheit. Sie können sich sicher sein, dass sowohl Ben als auch ich Ihnen vom Wegesrand aus zujubeln!

— Dr. Mindy Pelz
Bestseller-Autorin von
Gesund, schlank & fit mit der Zyklusernährung und
Dein Stoffwechselturbo für die Wechseljahre

EINLEITUNG

Wenn sich Menschen der schwierigen Aufgabe stellen, den Mount Everest zu besteigen, wird ihnen häufig ein Sherpa an die Seite gestellt, um sie bei ihrem Aufstieg zu begleiten. Es kommt häufig vor, dass bei den Bergsteigern auf ihrem Weg zum Gipfel schwerwiegende Symptome auftreten. Es beginnt mit so subtilen Ärgernissen wie schwerem Atmen und Körperschmerzen, aber durch die zunehmende Höhe können ernsthafte Probleme wie etwa Erfrierungen auftauchen, die bis zum Tod führen können. Ohne einen Sherpa würden diese Bergsteiger wahrscheinlich in der Gefahrenzone landen, und wenn sie erst einmal in der Gefahrenzone sind, wird es heikel: Die meisten Bergsteiger sitzen dann hoffnungslos fest und sterben letztendlich aufgrund der lebensfeindlichen Bedingungen.

Während meiner Arbeit im Gesundheits- und Wellnessbereich sind mir seit 2008 bereits viele Menschen begegnet, die sich in der Stoffwechsel-Gefahrenzone befinden – und sich dessen noch nicht einmal bewusst sind. Symptome sind die ersten Anzeichen dafür, dass etwas nicht stimmt, aber die meisten greifen zu Medikamenten oder der neuesten Trend-Diät, um sie zu unterdrücken und kommen so der Gefahrenzone immer näher.

Mit diesem Buch möchte ich Ihr Sherpa auf dem Weg zu einem gesunden Körper und insbesondere zu einem gesunden Stoffwechsel sein. Ich habe einen konkreten Plan entwickelt, der Sie aus der Gefahrenzone und in die Wohlfühlzone führen wird.

Mein (einst) kaputter Stoffwechsel

Wenn Ihr Stoffwechsel nicht mehr richtig funktioniert, hat das negative Auswirkungen auf jede Facette Ihres Lebens. Ich weiß das, denn ich habe es selbst erlebt. Den Großteil meiner Kindheit und meiner frühen Erwachsenenjahre hatte ich mit Stoffwechselproblemen zu kämpfen. Mit 24 Jahren, ein Alter, in dem viele Menschen in ihren Karrieren durchstarten und Familien gründen, konnte ich kaum genug Energie aufbringen, um einfache Aufgaben zu erledigen. Die 35 Kilogramm Übergewicht, die ich aufgrund meines kaputten

Stoffwechsels mit mir herumtrug, bescherten mir Knieschmerzen, Schmerzen im unteren Rücken, Autoimmunbeschwerden, Prädiabetes, Depressionen, chronische Erschöpfung und Entzündungen. Mein Hausarzt warnte mich, dass meine Blutzuckerwerte immer wieder in den Prädiabetes-Bereich kletterten und dass mein Blutdruck gestiegen war. Als ich ihn um Rat fragte, sagte er nur: »Sie sollten etwas Gewicht verlieren. Essen Sie einfach weniger und bewegen Sie sich mehr.« Wie viele andere auch probierte ich es also mit dieser Strategie, aber meine Verfassung verschlechterte sich nur weiter.

Ich erinnere mich an zahlreiche Arzttermine, bei denen mir gesagt wurde, meine Blutwerte seien »normal«, und das, obwohl es sich kein bisschen danach anfühlte. Die Ärzte hielten mich für verrückt, aber ich war mir sicher, dass mit meinem Körper etwas nicht stimmte. Gespräch um Gespräch führte nur zu mehr Frustration. Es wurden verschiedene Medikamente vorgeschlagen, um meine Symptome zu lindern, aber die tatsächliche Ursache für die Entzündungen, die sich in meiner Verfassung und meinem Aussehen bemerkbar machten, wurde nie diskutiert. Wie Millionen andere Menschen auch fühlte ich mich nach jedem Arzttermin weiter entmutigt. Ich war so hoffnungslos, dass ich Suizidgedanken hatte. Das Einzige, was mich davon abhielt, mir das Leben zu nehmen, war meine Mutter. Jedes Mal, wenn mir Suizidgedanken kamen, dachte ich an den Schmerz, den mein Tod ihr bereiten würde.

Trotz der dunklen Gedanken wusste ich tief in mir, dass es einen Weg geben musste, die belastenden Symptome und die Entzündungen loszuwerden. Ich stellte fest, dass es auch eine positive Seite hat, an seinem Tiefpunkt angekommen zu sein: Man kann ihn als Sprungbrett nutzen, um zu entdecken, wie wunderbar der eigene Körper ist. All das Leid kann man als Antrieb nutzen.

Auf meiner verzweifelten Suche nach Antworten begann ich, Bücher zu lesen. Anfangs las ich Bücher von Dr. Wayne Dyer, die mir dabei halfen, gedanklich aus der Opferrolle auszubrechen. Damals machte ich den schlechten Einfluss von Familienmitgliedern, meine genetische Veranlagung und einen langsamen Stoffwechsel für meine gesundheitlichen Probleme verantwortlich. Dr. Dyer brachte mir erstmals bei, Verantwortung für mein eigenes Leben zu übernehmen. Von ihm stammt der Satz: »Verantwortung ist deine Fähigkeit, angemessen auf das Leben zu reagieren.« Meine Fähigkeit, angemessen auf das Leben zu reagieren, war zu diesem Zeitpunkt nur dürftig ausgeprägt, doch dann hörte ich Dr. Dryer sagen: »Wenn andere Menschen der Grund für deine Probleme sind, dann müsstest du erst einen Psychiater für den Rest der

Welt anheuern, damit es dir besser geht.« In dem Moment, als ich begann, Verantwortung für mein eigenes Leben zu übernehmen, wurde ich vom Opfer zum Helden meiner Geschichte.

Mein Weg zu einem gesunden Stoffwechsel

Ich nahm kleine Veränderungen an meiner Ernährung vor – immer eine neue pro Woche – und begann zusätzlich, mich zu bewegen. Ich begann, Forschungsartikel über den Stoffwechsel zu lesen, und lernte, dass es Lebensmittel gibt, die die Stoffwechselgesundheit fördern, und solche, die ihr schaden. Bis dahin hatte ich mich von Lebensmitteln ernährt, die als gesund gelten und so vermarktet werden, meinem Körper aber auf Zellebene schadeten. Dazu gehören Vollkornprodukte, Haferflocken, Müsli, Rapsöl und vieles mehr. Diese Lebensmittel waren von offiziellen Stellen, wie der amerikanischen Arzneimittelzulassungsbehörde FDA, dem US-Landwirtschaftsministerium und anderen Einrichtungen, wie der American Diabetes Association und der American Heart Association, für gut befunden worden. (Anmerkung der Redaktion: Auch die Deutsche Gesellschaft für Ernährung gibt vergleichbare Empfehlungen.)

Ein paar Tage nachdem ich auf stoffwechselfördernde Lebensmittel wie Eier, Fleisch, Butter und stärkearme Gemüsesorten umgestellt hatte, spürte ich die ersehnte Veränderung in meinem Körper: Ich hatte einen klareren Kopf, die Suizidgedanken gingen zurück, genauso wie die Entzündungen, und das Gewicht fiel von mir ab wie die abgelegte Haut von einer Schlange. Mir wurde bewusst, dass ich einen weniger konventionellen Weg finden musste, um mich wieder besser zu fühlen und meinen Stoffwechsel zu heilen. Ich wollte meine Symptome nicht mithilfe von Medikamenten oder extremen Diäten zum Verstummen bringen, sondern war entschlossen, einen Weg zu finden, um meinen Stoffwechsel ein für alle Mal wieder aufzubauen. Meine Suche führte mich zu den wirkungsvollsten Heilmitteln, die es gibt, den uralten Heilmethoden.

Als ich begann, mich mit diesen über Jahrhunderte bewährten Methoden auseinanderzusetzen, wurde mir klar, dass ich etwas Bedeutendem auf der Spur war. Es war so, wie Dr. Dryer sagt: »Wenn du die Art veränderst, mit der du die Dinge betrachtest, verändern sich die Dinge, die du betrachtest.« Ich betrachtete meine Stoffwechselgesundheit nun durch eine andere Brille, und dieser Moment veränderte mein Leben schlagartig.

Nachdem ich einmal die Geheimnisse eines gesunden, anpassungsfähigen Stoffwechsels entdeckt hatte, gelang es mir, mehr als 35 Kilogramm überschüssiges Gewicht loszuwerden – ohne es kurz darauf wieder zuzunehmen. Mein Körperfettanteil sank von 34 auf 6 Prozent, und mein Hüftumfang reduzierte sich von etwa 95 auf 75 Zentimeter. Ich strotzte vor Energie, und die chronische Erschöpfung und die Schmerzen verschwanden. Ein physisches Sixpack zu haben, ist toll, aber ich trainierte mir ebenso ein mentales Sixpack an. Die Tage des Kalorienzählens, der Hoffnungslosigkeit und der Jo-Jo-Effekte waren gezählt. Ich hatte etwas erreicht, das wir uns alle wünschen: einen wirklich gesunden Stoffwechsel.

Seit ich diese uralten Heilmethoden in mein Leben integriert habe, habe ich einen gesunden Stoffwechsel und eine schlanke Figur. Woran liegt es, dass mein Körper so gut auf diese Veränderungen ansprach? Bin ich eine Ausnahme? Nein. Was ich entdeckte, ist, dass *der menschliche Körper darauf ausgelegt ist, sich selbst zu heilen.*

Der Stoffwechsel als Schlüssel zu einem gesunden Körper

In Ihrem Körper steckt der weltbeste Arzt: die körpereigene Intelligenz. Jahrelang hatte ich meine körpereigene Intelligenz durch falsche Lebensmittel lahmgelegt. Nachdem ich diesen Störfaktor eliminiert hatte, setzte die Selbstheilungskraft meines Körpers ein. Dieser Prozess öffnete mir die Augen für die Schlüsselrolle, die der Stoffwechsel für einen gesunden Körper spielt. Ganz gleich, wie alt Sie sind oder wie viele Beschwerden Sie gerade plagen, der Schlüssel zu einem gesunden Körper liegt in Ihnen selbst, Sie müssen ihn nur benutzen.

Ich war erstaunt, als ich feststellte, wie wenig die meisten Menschen über die Funktionsweise ihres Stoffwechsels wissen. Ich habe die beliebtesten Diäten und Abnehm-Methoden untersucht und getestet und arbeite seit 17 Jahren mit Patienten mit schweren gesundheitlichen Problemen, um ihnen zu zeigen, welche Lebensmittel einen gesunden Stoffwechsel fördern und welche ihm schaden.

Seit 2008 teile ich diese Stoffwechsel-Geheimnisse mit Millionen von Menschen in aller Welt. Jede einzelne Ihrer Körperfunktionen ist abhängig vom Stoffwechsel, der auch als »Metabolismus« bezeichnet wird. Der Begriff kommt vom griechischen Wort *»metabolef«*, was »verändern« oder »umwandeln« bedeutet. Ihr Stoffwechsel nimmt verschiedene Stoffe, wie Proteine, Kohlenhydrate, Fette, Körperfett, Sonnenlicht und Sauerstoff, und wandelt sie in Energie um. Wenn dieser Prozess so abläuft wie naturgemäß vorgesehen, produziert Ihr Stoffwechsel Energie, mildert oxidativen Stress (der Zellschäden verursacht) und verbrennt überschüssiges Fett.

Die traurigen Statistiken

An einem gesunden Stoffwechsel zu arbeiten, war noch nie so wichtig wie heute. In den letzten Jahrzehnten ist die Anzahl chronischer Erkrankungen, darunter Krebs, Diabetes, Autoimmunerkrankungen, Herz-Kreislauf-Erkrankungen, die Alzheimer-Krankheit, Hormonschwankungen, psychische Erkrankungen und chronische Erschöpfung und Schmerzsyndrome, so stark angestiegen wie nie zuvor. Viele Menschen fühlen sich überfordert und sind enttäuscht von den traditionellen Behandlungsmethoden, die meist nach Schema F vorgehen und nur die Symptome zurückdrängen, ohne die Ursachen zu bekämpfen.

Laut Berichten der US-Gesundheitsbehörde Centers for Disease Control and Prevention (CDC) lag die Adipositasrate bei Erwachsenen in den Vereinigten Staaten zwischen 2017 und 2018 bei satten 42,4 Prozent.[1] Weitere 32,5 Prozent der US-amerikanischen Erwachsenen galten als übergewichtig.[2] (Anmerkung der Redaktion: Die viel zitierte deutsche Studie *DEGS1-Survey* der Jahre 2008–2011 des Robert-Koch-Instituts (RKI) nennt folgende Zahlen: Adipositas 23 Prozent der Männer und 24 Prozent der Frauen; Übergewicht 67 Prozent der Männer und 53 Prozent der Frauen.) Und die Lage hat sich sicherlich nicht verbessert, seit diese Zahlen erhoben wurden.

Heute sind insgesamt mehr als zwei Drittel der erwachsenen US-Amerikaner übergewichtig oder adipös. Warum ist das wichtig? Weil sich Übergewicht auf die Gesundheit auswirkt. Zu den Erkrankungen, die in direktem Zusammenhang mit Adipositas stehen, gehören Diabetes Typ 2, Schlaganfälle, Herzerkrankungen und bestimmte Krebsarten. *Diese »Zivilisationskrankheiten« zählen zu den Hauptursachen für vorzeitige, vermeidbare Todesfälle.*

Der Anstieg der Adipositas- und Diabetesrate hat eine klare Ursache: Wir essen mehr verarbeitete Lebensmittel als je zuvor. In den 1930er-Jahren lag die Adipositasrate in den Vereinigten Staaten bei unter 1 Prozent. Mittlerweile besagen Harvard-Prognosen, dass bis 2030 rund 50 Prozent der US-Bevölkerung von Adipositas betroffen sein werden.[3]

2018 veröffentlichte die University of North Carolina at Chapel Hill eine Studie, aus der hervorging, dass nur einer von acht US-Amerikanern einen gesunden Stoffwechsel hat – das sind nur 12 Prozent![4] Zusätzlich erschien 2022 im *Journal of the American College of Cardiology* eine Studie, die zeigte, dass 93 Prozent der Erwachsenen in den Vereinigten Staaten Schwierigkeiten mit dem Stoffwechsel haben. Anders ausgedrückt, nur 7 Prozent haben einen gesunden Stoffwechsel.[5]

Wie viele Menschen in den Vereinigten Staaten führen überhaupt ein gesundes Leben? Die renommierte Mayo-Klinik ging dieser Frage 2016 nach und legte vier Hauptkriterien fest, die Menschen mit einem gesunden Lebensstil kennzeichnen:

- Sie sind Nichtraucher.
- Sie bewegen sich ausreichend (mindestens 150 Minuten moderate bis intensive körperliche Aktivität pro Woche).
- Sie ernähren sich gesund.
- Ihr Körperfettanteil liegt bei Männern unter 20 und bei Frauen unter 30 Prozent.

Wie sich herausstellte, erfüllten nur 2,7 Prozent der US-Amerikaner diese Kriterien.[6] Unsere Gesundheit entgleitet uns. Jede vierte Frau ist unfruchtbar, genauso wie jeder dritte Mann. Wir als Spezies verlieren die Fähigkeit, uns fortzupflanzen.

Hinzu kommt, dass wir nicht so lange leben, wie wir könnten. Nachdem die Lebenserwartung jahrhundertelang gestiegen ist, sank sie in den Vereinigten Staaten von 78,9 Jahren im Jahr 2014 auf 78,7 Jahre im Jahr 2015 und auf 78,6 Jahre im Jahr 2017.[7] Damit hinken die Vereinigten Staaten anderen Ländern mit vergleichbarem wirtschaftlichen Status hinterher, in denen die durchschnittliche Lebenserwartung bei 82,3 Jahren liegt. Die Hälfte der US-amerikanischen Bevölkerung leidet an einer chronischen Erkrankung.[8] Im weltweiten Ranking der Lebenserwartung bei Geburt belegen die Vereinigten Staaten 2024 den 34. Platz.[9] Auf der Liste des CIA World Factbook von 2023 standen sie sogar auf Platz 48, Deutschland auf 38.

Laut CDC erkrankt jede dritte Frau und jeder zweite Mann im Laufe des Lebens an Krebs.[10] Das sind unglaublich viele Menschen! Was steckt hinter diesem enormen Anstieg?

Schätzungsweise 60 Prozent der US-Amerikaner leiden unter Prädiabetes oder Diabetes. Von den Menschen mit Diabetes erkranken 86 Prozent an einer Herzkrankheit, 16 Prozent erleiden einen Schlaganfall und 70 Prozent leiden unter diabetischer Neuropathie, welche die Nerven angreift.[11] Ich musste das bei meinem Vater mitansehen.[12]

Das Leid als Antrieb nutzen

Die typisch westliche Ernährungsweise meines Vaters führte dazu, dass er Diabetes Typ 2 entwickelte. Er folgte blind den Anweisungen seiner Ärzte, die ausschließlich nach den Grundsätzen westlicher Medizin arbeiteten, und ich verstand die Krankheit nicht.

Ich erinnere mich, dass ich meinen Vater zu seinen Arztterminen fuhr und dass ich sein Insulin und die Medikamente abholte, die seine Blutzuckerwerte senken sollten. Jeden Dienstag ging ich mit ihm in den Supermarkt, um die Lebensmittel zu kaufen, die sein Arzt empfohlen hatte. Damals wusste ich nicht, worauf ich achten musste, wenn ich auf die Liste der Inhaltsstoffe schaute, also folgte ich einfach den Vorgaben des Arztes und kaufte Softdrinks ohne Kalorien, Vollkornmüsli und Müsliriegel, Fertigmischungen für Porridge und andere scheinbar gesunde Lebensmittel für meinen Vater. Ich hatte keine Ahnung, dass diese Lebensmittel voller künstlicher Zutaten waren, darunter Aspartam, Sucralose, synthetische Farbstoffe und vieles mehr, die seinen Diabetes noch verschlimmerten. Nach dem Einkauf befüllte ich seine Tablettenbox für die kommende Woche.

Der Gesundheitszustand meines Vaters verschlechterte sich von Jahr zu Jahr. Er nahm zu, und die Dosis seiner Medikamente wurde erhöht. Eines Tages rief er mich an, weil die Beschwerden aufgrund der diabetischen Neuropathie in seinen Füßen so stark waren, dass er kaum noch laufen konnte. Meine Mutter und ich holten ihn ab und brachten ihn in die Notaufnahme. Neuropathie tritt auf, wenn die Gliedmaßen aufgrund des erhöhten Zuckergehalts im Blutkreislauf nicht ausreichend durchblutet werden. Das kann ernste Konsequenzen haben, weil es Infektionen auslöst, die sich auf den restlichen Körper ausbreiten und zum Tod führen können. Um dies zu verhindern und den restlichen Körper zu retten, amputieren Ärzte daher häufig die Füße. Pro Tag finden in den Vereinigten Staaten durchschnittlich 238 Amputationen bei Menschen mit Diabetes statt.[13] (Anmerkung der Redaktion: Im Jahr 2022 wurden in Deutschland laut Robert-Koch-Institut 5702 diabetesbedingte Amputationen bei Männern ausgeführt, bei Frauen waren es 2084). Mein Vater war sich bewusst, dass auch ihn eines Tages eine Amputation erwarten könnte.

Nach der Aufnahme im Krankenhaus versetzte meinen Vater der Gedanke, er könne möglicherweise seine Füße verlieren, in enormen Stress, und er erlitt einen schweren Schlaganfall, der seine ganze rechte Körperseite lähmte. Er konnte außerdem nicht mehr sprechen. Das Verrückteste daran ist, dass die Ärzte und Pfleger nicht einmal bemerkten, dass er einen Schlaganfall hatte. Ich erinnere mich noch, wie ich in sein Krankenzimmer kam, um nach ihm zu sehen, und er mir nicht antwortete. Er schaute mich nur aus hoffnungslosen Augen an. Ich fragte: »Dad, ist alles okay? Warum redest du nicht mit mir?« Ich war mir sicher, dass etwas überhaupt nicht stimmte, und machte mich auf die Suche nach seinem Arzt und den Pflegern. Nach mehreren Tests stellten sie fest, dass er einen Schlaganfall erlitten hatte, aber da war es schon zu spät, um die schlimmen Folgen zu verhindern.

Nach dem Schlaganfall wurde mein Vater in ein Hospiz verlegt. Ich musste zuschauen, wie sein Körper von Woche zu Woche mehr in sich zusammenfiel. Neun Monate nach Beginn dieser schwierigen Zeit besuchte ich ihn eines Abends. Mein Vater war in der schlimmsten Verfassung, in der ich ihn je gesehen hatte. Als ich das Zimmer betrat, war er mitten in einem Krampfanfall und dabei, sich zu übergeben.

Ich holte sofort die Schwestern. Sie machten ihn sauber, und er sah besser aus. Bevor ich aufbrach, ging ich zu ihm und schaute ihm direkt in die Augen. Ich sah die Hoffnungslosigkeit in seinem Blick. Ich sagte ihm, wie sehr ich ihn liebte. Ich sagte, er würde immer mein Vater sein und ich immer sein Sohn. Ich gab ihm einen Kuss auf die Stirn und sagte leise: »Hasta la vista, Baby.« Einer unserer Lieblingsfilme war *Terminator*, und er zitierte diese Zeile immer, wenn wir uns verabschiedeten.

Ich weinte die ganze Heimfahrt über. Als ich zu Hause ankam, sagte ich das gleiche Gebet wie schon seit Wochen, und bat darum, dass das Leid meines Vaters ein Ende haben möge. Er hatte genug gelitten, und ich wünschte mir einfach nur, dass er Frieden finden würde, und dieses Mal fühlte es sich anders an. Ich ging ins Bett, und zwölf Stunden später erreichte mich der Anruf, dass mein Vater verstorben war.

Der Verlust meines Vaters ließ mich mit offenen Fragen zurück. Ich wollte wissen, warum er so viele Schmerzen hatte ertragen müssen, obwohl wir die Ratschläge der Ärzte befolgt hatten. Doch es betrifft nicht nur meinen Vater – viel zu viele Menschen haben mit Krankheiten zu kämpfen. Hat die Natur das so vorgesehen? Warum erleben wir eine solche Krankheitsflut?

Ich stürzte mich in die Recherche und stellte überrascht fest, dass die Ärzte meines Vaters nur seine Symptome behandelt hatten. Seine Ärzte hatten nur auf das Ergebnis geschaut, statt zu erkennen, dass es eine Ursache und eine Wirkung gab. Bald wurde mir klar, dass dies die Informationen waren, die ich auf Bühnen weltweit – und nun auch in diesem Buch – verbreiten wollte: die Informationen, die das Leben meines Vaters hätten retten können. Ich war außerdem davon überzeugt, dass man mich vor diesen Berg gestellt hatte, damit ich der Welt zeigen konnte, dass man Berge versetzen kann. Ich nutzte mein Leid als Antrieb.

Der Ursache auf der Spur

Es muss sich etwas ändern. Es wird Zeit, anzuerkennen, dass der menschliche Körper eine angeborene Selbstheilungskraft hat und dass er bereits über die Werkzeuge verfügt, die für eine Heilung nötig sind. Dr. Rudolph Virchow, der Begründer der Zellularpathologie, schrieb bereits 1858, sämtliche Krankheiten seien auf Störungen auf Zellebene zurückzuführen. Er argumentierte, dass sich eine Krankheit nur behandeln ließe, wenn ihre Ursache bekannt sei, und dass diese Ursache immer auf der Zellebene zu finden sei. Sobald an der Beseitigung der Ursache – in manchen Fällen auch der Ursachen – gearbeitet wird, verschwindet die Krankheit mitsamt ihren Symptomen von selbst.

Medikamente für Diabetes Typ 2 sorgen zwar für eine Verbesserung des Blutzuckerspiegels, aber der Diabetes verschlimmert sich. Die Schulmedizin behandelt das Symptom – hohe Glukosewerte –, während die eigentliche Ursache in einem Überschuss an Insulin und einer Entzündung der Zellmembranen liegt.

Durch die Gabe von Insulin verschlimmert sich die Hauptursache und damit auch die Diabeteserkrankung. Wer lediglich die Symptome behandelt, kann nicht erwarten, dass sich die Krankheit bessert. Genau das passierte bei meinem Vater, und es passiert bei Millionen anderen Menschen. Seine Zellrezeptoren waren mit der Zeit gegenüber der Wirkung des Insulins abgestumpft. Das hatte zur Folge, dass die Betazellen der Bauchspeicheldrüse, die Insulin freisetzen, härter arbeiten mussten. Mit der Abstumpfung ist es wie mit Kindern, die aufräumen sollen. Wenn Sie laut werden, räumen sie zunächst ihr Zimmer auf, aber wenn das über Monate und Jahre immer wieder tun, stumpfen sie irgendwann ab und ignorieren Sie.

Medikamente und Insulin mögen zwar den Blutzuckerspiegel regulieren, aber sie helfen nicht dabei, die Insulinsensitivität wiederherzustellen. Doch was ist dann die Lösung? Uralte Heilmethoden. Eine kohlenhydratarme, ketogene Ernährung gepaart mit Intervallfasten hat sich als förderlich erwiesen, um die Zellrezeptoren wieder zu sensibilisieren, damit Ihre Bauchspeicheldrüse nicht mehr so hart arbeiten muss.[14,15,16]

Wie funktioniert der Stoffwechsel, und wie lässt er sich steuern?

Aus meiner Arbeit mit Zehntausenden Menschen mit den verschiedensten Lebensgeschichten habe ich gelernt, dass *keine Diät wirken kann, solange eine Störung des Stoffwechsels vorliegt*. Der Hauptgrund dafür, dass heutzutage so viele daran scheitern, wieder gesund zu werden, besteht darin, dass sie sich auf die Symptome, und nicht auf deren Ursachen konzentrieren. Dieses Buch wird Ihnen dabei helfen, die bestehenden Störungen zu erkennen und zu beheben, damit Ihr Körper die Möglichkeit hat, sich selbst zu heilen.

Viele meiner Klienten hatten zuvor versucht, ihren Stoffwechsel mit schädlichen Nahrungsergänzungsmitteln und extremen Methoden zu beschleunigen, was ihre Verfassung letztendlich nur verschlimmert hat. Sie wurden auf meine Arbeit aufmerksam, weil mein Ansatz nicht allein auf Disziplin beruht. Stattdessen vermittle ich ein Verständnis dafür, wie der Stoffwechsel funktioniert, und beschreibe einfache, aber wirksame Schritte auf dem Weg der Veränderung des Stoffwechsels – dem *Metabolic Reset*.

Seit 2008 halte ich weltweit Vorträge zum Thema Stoffwechselflexibilität – das Wechseln in den und aus dem Fettverbrennungsmodus – und habe zu diesem Thema Online-Kurse mit Videos und Schritt-für-Schritt-Anleitungen entwickelt. Ich habe einen beliebten YouTube-Kanal mit über 300 000 Abonnenten, und meine Videos wurden über 20 Millionen Mal von Menschen auf der ganzen Welt aufgerufen. Verteilt über alle meine Social-Media-Kanäle folgen mir mittlerweile über eine Million lernbegierige Menschen. Ich bin glücklich, dass es mir möglich war, für meinen Podcast *Metabolic Freedom* über 900 der besten Ärzte, Wissenschaftler und Forscher im Gesundheitsbereich zu interviewen. In Online-Coaching-Programmen habe ich mittlerweile fast 5000 Menschen die Dinge beigebracht, die Sie nun in diesem Buch lernen werden. Und ich habe persönlich Hunderte Klienten betreut, die vorher schon fast alles probiert hatten und trotzdem noch mit mysteriösen Beschwerden kämpften. Ich konnte sie zu »Gesundheitsdetektiven« ausbilden, sodass sie die Störungen in ihrem System identifizieren und beseitigen konnten, was ihrem Körper ermöglichte, sich selbst zu heilen.

In dieses Buch sind meine persönliche und fachliche Erfahrung sowie über 17 Jahre der Recherche eingeflossen. Die Millionen Menschen, die sich hilflos fühlten, bevor sie auf meine Arbeit stießen, haben mich dazu inspiriert, dieses Buch zu schreiben. *Metabolic Reset* ist so besonders, weil hier auch die wissenschaftlichen Hintergründe sowie die Kunst des Verstoffwechselns beleuchtet werden. Ich werde Ihnen zeigen, wie Sie von Zuckerverbrennung auf Fettverbrennung umstellen, indem Sie Kohlenhydrate langsam reduzieren und die Aufnahme gesunder Fette und Proteine stetig steigern. Das lindert Heißhungerattacken und Symptome, sodass es Ihnen gelingen wird, sich an den Plan zu halten.

Sobald Ihr Körper in den Fettverbrennungsmodus gewechselt hat, ergänze ich das Programm noch durch Intervallfasten, um die Effizienz Ihres Stoffwechsels zu steigern. Anschließend wechseln Sie zwischen Zucker- und Fettverbrennung hin und her, um sicherzustellen, dass Ihr Stoffwechsel anpassungsfähig bleibt – das ist ein entscheidender Faktor, wenn man gute Ergebnisse erzielen möchte.

Auf diesen Seiten finden Sie bewährte Strategien, um Ihren Stoffwechsel wieder aufzubauen, die bereits Zehntausenden von Menschen wie Ihnen weitergeholfen haben. Das Buch ist in zwei Teile aufgeteilt. Im ersten Teil, »Die Probleme« (siehe S. 27), wenden wir uns den Hauptursachen für Stoffwechselstörungen zu und betrachten, welche Faktoren die Stoffwechselgesundheit beeinträchtigen. Im zweiten Teil, »Die Lösungen« (siehe S. 109), präsentiere ich Ihnen wissenschaftsgestützte Ansätze, um Ihren Stoffwechsel aufzubauen und wieder in Schwung zu bringen. Außerdem finden Sie im Buch das »30-Tage-Programm zum *Metabolic Reset*« (siehe S. 221), um die neuen Strategien in die Tat umzusetzen, und geeignete »Rezepte« (siehe S. 261), um die Fettverbrennung anzuregen. Das »Glossar« (siehe S. 323) zum mühelosen Nachschlagen der Fachbegriffe findet sich am Buchende. Beim Lesen dieses Buchs werden Sie lernen,

- was die Hauptursachen für Stoffwechselstörungen sind – und was die passenden Lösungen,
- wie Sie, um Ihren Stoffwechsel wieder auf Kurs zu bringen, Ihre körpereigene Intelligenz für sich arbeiten lassen, ohne sich eingeschränkt oder ausgehungert zu fühlen,
- wie Sie mithilfe uralter Heilmethoden, die auf dem Fasten und dem bewussten Herbeiführen der Ketose beruhen, den Körper dazu anregen, gespeichertes Fett anstelle von Zucker zu verbrennen,
- welche Rolle die Hormone – das sind chemische Botenstoffe – spielen, und wie Sie Ihren Hormonhaushalt im Gleichgewicht halten,
- welche Lebensmittel Ihrem Stoffwechsel schaden und welche ihn unterstützen,
- welchen Einfluss Ihre Gedanken auf Ihren Gesundheitszustand haben,
- wie Sie mit den neuesten Biohacking-Methoden in der Hälfte der Zeit das Doppelte erreichen, und
- wie Sie die Methoden in diesem Buch im Rahmen eines »30-Tage-Programms zum *Metabolic Reset*« (siehe S. 221) individuell auf Ihre Bedürfnisse anpassen.

Sie werden erkennen, dass es auch einen auf Sie abgestimmten Weg gibt, der Sie zu besserer Gesundheit führt. Unabhängig davon, in welcher Lebensphase Sie sich befinden oder wie Ihre persönlichen Umstände aussehen, soll dieses Buch Ihnen dabei helfen, Ihren ganz persönlichen Weg zu finden. Das Beste am »30-Tage-Programm zum *Metabolic Reset*« (siehe S. 221) ist, dass es einfach umzusetzen ist. Das vorliegende Buch wird Sie dazu inspirieren, Ihre körpereigene Intelligenz wiederzuentdecken, sodass dieser innere Arzt sich an die Arbeit machen und Ihren Körper heilen kann. Ganz gleich, ob Sie mit hohen Cholesterinwerten, einer Autoimmunerkrankung, Diabetes oder einer anderen Stoffwechselerkrankung zu kämpfen haben: In diesem Buch finden Sie die passenden Schritte. Nehmen Sie Ihre Gesundheit selbst in die Hand und bringen Sie Ihr Leben wieder ins Gleichgewicht!

Wie gesagt: Ich werde Ihr »Sherpa« sein. Ich werde Sie an die Hand nehmen und Sie begleiten, während Sie die Kontrolle über Ihre Gesundheit zurückgewinnen, die Sie brauchen, um Ihren Stoffwechsel wieder auf Kurs und Ihre Hormone ins Gleichgewicht zu bringen und um Fett zu verbrennen. Das »30-Tage-Programm zum *Metabolic Reset*« (siehe S. 221) lässt sich mit jeder Ernährungsweise vereinbaren – Sie können Fleischesser, Vegetarier oder Veganer sein. Ich hoffe, dieses Buch verändert Ihr Leben, indem es Ihnen dabei hilft, die Störfaktoren für Ihren Stoffwechsel zu identifizieren, damit Sie sich heute schon besser fühlen und in der Zukunft vor Krankheiten geschützt sind.

Lassen Sie uns loslegen und herausfinden, wie wir Diäten mit Jo-Jo-Effekt hinter uns lassen und effizient Fett verbrennen können, damit Sie sich jeden Tag gut fühlen. Machen Sie sich bereit für ein neues Verständnis von Gesundheit, das Ihnen auf so viele eindrucksvolle Arten dienen wird. Ich schreibe diese Zeilen mit einem Lächeln im Gesicht, voller Dankbarkeit, Sie auf dem Weg zu einem gesunden Stoffwechsel begleiten zu dürfen.

TEIL I

DIE PROBLEME

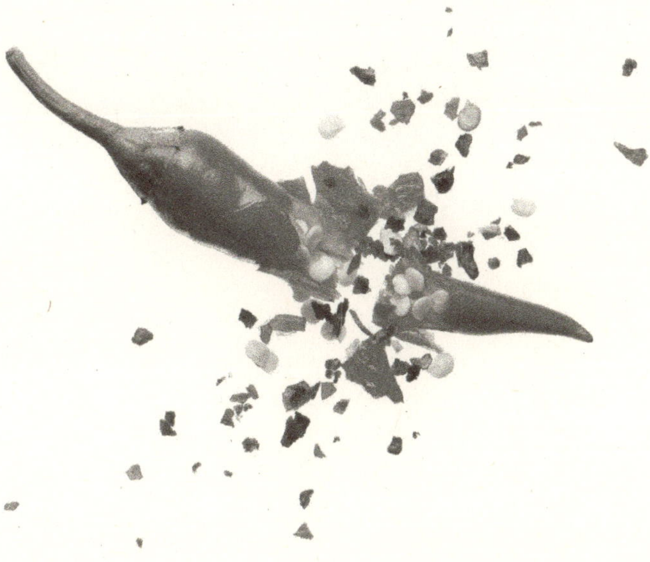

KAPITEL 1

ES IST ZEIT FÜR EIN NEUES PARADIGMA ZUM FETTABBAU

Als ich 2008 entschied, dass ich abnehmen sollte, dachte ich noch, ich müsste einfach mehr Kalorien verbrennen, als ich aufnahm, um mein Wunschgewicht zu erreichen. Ich wollte abnehmen, um gesund zu werden. Deshalb begann ich damit, mehr Sport zu treiben und weniger zu essen. Und ich nahm ab. Aber dann geschah etwas Merkwürdiges: Nach einigen Wochen wurde ich immer hungriger, und nur mit eiserner Willenskraft und Disziplin überstand ich jeden einzelnen Tag. Ich nahm immer langsamer ab, und zum Schluss zeigte die Waage kein Gramm weniger. Also reduzierte ich meine Kalorienaufnahme noch stärker und trieb noch mehr Sport, um Kalorien zu verbrennen. Es funktionierte! Zumindest einige Wochen lang – bis das gleiche Problem wieder auftrat.

Erst mit der Zeit kam ich darauf, *dass mein Übergewicht nicht das Problem, sondern ein Symptom war.* Indem ich mich auf Gewichtsverlust und Kalorienrestriktion konzentrierte, behandelte ich zwar das Symptom, kam aber nie zur Ursache. Dies war einer meiner größten Aha-Momente, denn dadurch entdeckte ich, dass noch nie jemand ein Gewichtsproblem hatte. Selbst als ich fettleibig war, hatte ich nie ein Gewichtsproblem, sondern ein Gewichtssymptom! Als ich meinen Fokus auf Hormone und zelluläre Entzündungsprozesse verlagerte und mich darum kümmerte, verschwanden die Symptome automatisch. Viele Menschen konzentrieren sich auf ihre Symptome, gehen aber nie wirklich die Ursache an, die auf der Zellebene liegt.

In diesem Kapitel werde ich erläutern, warum es zur Gewichtszunahme kommt und warum es so schwierig ist, das Gewicht zu halten oder abzunehmen. Ich werde auch die alte Theorie, dass unsere Gene unser Schicksal bestimmen, widerlegen.

Wir werden untersuchen, warum unsere Zellen für die Fettverbrennung entscheidend sind und wie chronische Entzündungen ihre Funktionsfähigkeit beeinträchtigen können, sodass unangenehme körperliche Symptome auftreten. Außerdem beschreibe ich die »fünf Mythen über den Fettabbau« (siehe S. 35) und erläutere die wissenschaftlichen Hintergründe.

Ihre Zellen helfen, Fett zu verbrennen

Ihr Körper verfügt über ein eingebautes, von Zellen gesteuertes Kommunikationssystem, das den mühelosen Ablauf der Fettverbrennung sicherstellt. Sie können dieses intelligente System mit einem Fluglotsen am Flughafen vergleichen: So wie ein Fluglotse dafür verantwortlich ist, dass jeden Tag Hunderte von Flügen sicher starten und landen, steuern die Zellen die Hormonausschüttung, die wiederum bewirkt, dass Ihr Körper Fett verbrennen und Energie erzeugen kann.

Wie viele solcher »Lotsen« haben Sie im Körper? Laut einer Schätzung, die 2013 von einem internationalen Forscherteam in *Annals of Human Biology* veröffentlicht wurde, sind es etwa 37,2 Billionen Zellen. Würde man diese Zellen aufreihen, würden sie sich 2 Millionen Mal um die Erde wickeln.[1]

Unsere innere und äußere Umgebung beeinflusst jede einzelne Zelle. Tagtäglich kommt es zu Verletzungen der Zell-DNA, sodass das Genom – also der vollständige Satz an Genen innerhalb einer Zelle – mehrmals am Tag repariert werden muss. Mit unseren 20000 Genen können wir 4 Millionen verschiedene Varianten von uns selbst bauen!

Warum erwähne ich zunächst die Genetik? Ganz einfach: Wenn Fettleibigkeit (Adipositas) diagnostiziert wird, heißt es oft, dass diese eine genetische Veranlagung sei – nicht unsere Schuld, sondern einfach nur Pech. Ähnlich ist es mit schwerwiegenderen Erkrankungen wie Krebs oder Herzerkrankungen. Doch diese Auffassung ist überholt. Dieses Buch wird Ihnen zeigen, wie Sie selbst durch Veränderungen des Lebensstils Ihre Genexpression positiv beeinflussen und Ihre Gesundheit auf tiefster Ebene verändern können.

Sie möchten sich einen neuen Körper erschaffen? Dann los, Sie können das! Das ist keineswegs unmöglich. Sie können sich tatsächlich innerhalb weniger Tage einen neuen Körper aus lebendigen Zellen aufbauen, sobald Sie Ihren Stoffwechsel mit den Bausteinen versorgen, die er benötigt. Umgekehrt können Sie auch kranke Zellen vermehren, wenn Sie Ihrem Stoffwechsel weiterhin entzündungsfördernde, stark verarbeitete Lebensmittel zuführen. Sie haben die Wahl. Die Lebensdauer einer Zelle variiert je nach Typ (siehe Tabelle).

DIE LEBENSDAUER VON ZELLEN

Zelltyp	Lebensdauer
Weiße Blutkörperchen	Etwa 13 Tage
Hautzellen	Etwa 30 Tage
Rote Blutkörperchen	Etwa 120 Tage
Leberzellen	Werden alle 150 bis 500 Tage erneuert
	Können auch dann noch nachwachsen, nachdem bis zu 90 Prozent entfernt wurden.
Haarzellen	6 Jahre (Frauen), 3 Jahre (Männer)
Magen-/Darmzellen	Bis zu 5 Tage
Knochen	Osteozyten: bis zu 25 Jahre
	Vollständiger Regenerationszyklus: 10 Jahre
Herzzellen	Im Laufe des Lebens werden neue Zellen erzeugt.
	Die Hälfte der Zellen bei der Geburt ist auch im Alter von 50 Jahren noch vorhanden.
	Mit zunehmendem Alter verlangsamt sich der Ersatz: 1 Prozent im Alter von 25 Jahren, 0,5 Prozent im Alter von 75 Jahren.
Gehirnzellen	Neuronen in der Großhirnrinde können ein Leben lang halten.
	Die Regeneration geschädigter Zellen ist möglich (Neurogenese).

Wie Entzündungen in unsere Zellen eingreifen

Halten Sie kurz inne, um darüber nachzudenken, wie großartig der menschliche Körper ist. Sie werden Ehrfurcht empfinden. Legen Sie bitte Ihre rechte Hand über Ihr rechtes Ohr und halten Sie sie dort, während Sie den nächsten Satz lesen. Verstanden? Okay!

Sie sind ein Meisterwerk, weil Sie ein Teil des Meisters sind. *Ihr Körper ist nicht defekt.* Ihr Körper ist ein Gefäß für Ihre schöne Seele. Er wurde erschaffen, damit Sie gedeihen und maximale Vitalität, Energie und Lebendigkeit erleben.

So, jetzt können Sie die Hand wieder runternehmen. Sie fragen sich, was das soll? Ich wollte nicht, dass diese wichtige Botschaft, wie man sagt, »in ein Ohr hinein und aus dem anderen wieder hinaus geht« – Sie sollen sich daran erinnern.

Durch das Blut zirkulieren im ganzen Körper Hormone, es ist ein Zusammenspiel wie bei einem Orchester. Diese chemischen Botenstoffe heften sich an die Rezeptorstellen der Zellen, entriegeln die Zelltür und kommunizieren mit den Zellen selbst. Wenn dies wie vorgesehen abläuft, funktioniert die Fettverbrennung, und Sie fühlen sich wohl. Adipositas ist dann kein Thema. Und jetzt frage ich Sie: Wenn der Mensch in dieser Form geschaffen wurde, warum leiden dann heute so viele Erwachsene unter einem kranken Stoffwechsel?[2]

Abbildung 1: Vergleich zwischen einer gesunden und einer ungesunden Zelle

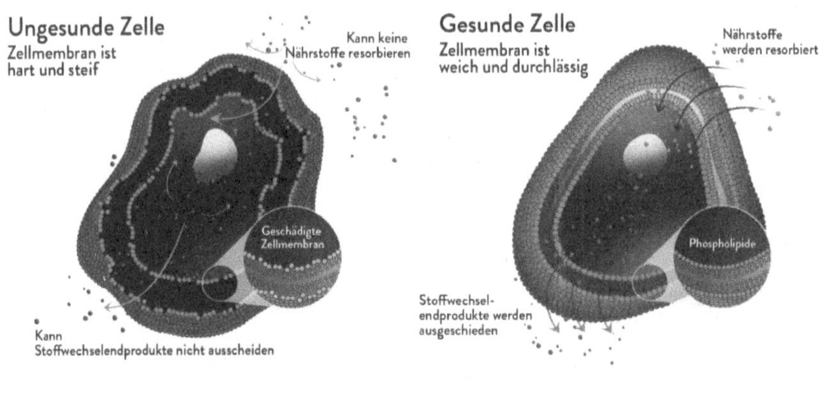

Die Zellen haben Rezeptorstellen, die als »integrale Membranproteine« bezeichnet werden. Diese Rezeptorstellen sind in jede Zelle integriert und wirken wie ein Mobilfunkmast. Ein Mobilfunkmast empfängt ein Signal aus seiner Umgebung und führt eine Aufgabe aus. Die Rezeptorstellen erhalten Signale von Hormonen, Nährstoffen – aus der Nahrung *und* aus Nahrungsergänzungsmitteln –, Sauerstoff und sogar Gedanken. Wenn dieses Kommunikationssystem nicht richtig funktioniert, treten Symptome auf. Es gibt nur einen entscheidenden Grund, warum dieses Kommunikationssystem nicht mehr richtig funktioniert: eine Entzündung. Wahrscheinlich haben Sie den Begriff »Entzündung« schon öfter gehört. Sie müssen aber unbedingt verstehen, dass es zwei Typen von Entzündungen gibt, und den Unterschied zwischen den beiden kennen.

Die akute Entzündung und die chronische Entzündung

Eine akute Entzündung muss nicht unbedingt schlimm sein. Es kann sogar von Vorteil sein, wenn dadurch eine kurzzeitige Stresswirkung erzeugt wird, durch die der Körper gestärkt werden kann. Dieses Prinzip wird *»Hormesis«* genannt, es wird an späterer Stelle noch genauer erläutert. Eine akute Entzündung lässt sich mit einem Muskelkater nach sportlichem Training vergleichen: Der Körper passt sich an den Stress an, repariert mögliche Schäden und erholt sich wieder. Sie werden dadurch gesünder und stärker. Chronische Entzündungen hingegen sind ein Schreckgespenst, und wir sollten sie vermeiden.

Jede Zelle ist von einer Zellmembran, bestehend aus einer Lipid-Doppelschicht, umhüllt – Lipide sind Fette. Diese Doppelschicht aus Phospholipidmolekülen bildet die »Außenhaut« der Zelle und sorgt dafür, dass nur bestimmte Materialien in die Zelle hinein und aus ihr heraus gelangen können. Die Eiweißstoffe – auch »Proteine« genannt – in der Zellmembran haben verschiedene Aufgaben: Sie sorgen für strukturellen Halt und bilden Kanäle für den Durchgang von Materialien. Sie können sich die Zellmembranen als die Wächter Ihrer Zellen vorstellen.

Früher gingen Wissenschaftler davon aus, dass der DNA-Kern als Intelligenz in den Zellen dient. Diese Prämisse erwies sich als fehlerhaft, als Dr. Bruce Lipton, ein weltweit anerkannter Zellbiologe, die Vorstellung, dass die eigene DNA das Sagen hat, infrage stellte und Experimente durchführte, in denen er den DNA-Kern aus den Zellen entfernte und beobachtete, was als nächstes passieren würde. Zu seiner Überraschung funktionierte die Zelle monatelang ohne Probleme. Dies bewies, dass etwas anderes das Sagen hatte, und so machte er sich auf die Suche danach. Dr. Lipton fand heraus, dass die Zelle sofort stirbt, wenn man die Zellmembran entfernt. Dies bedeutet, dass die Weisheit in unserem Körper in der Zellmembran enthalten ist – dort beginnt und endet das Leben.[3, 4]

Damit sind wir wieder bei chronischen Entzündungen. Wenn die Zellmembran chronisch entzündet ist, können Hormone, Aminosäuren, Nährstoffe, Mineralstoffe, Sauerstoff usw. nicht mehr in die Zelle eindringen. Es treten Symptome auf, zunächst allgemeine Müdigkeit und Erschöpfung, Brain Fog (»Gehirnnebel«, Benommenheit) und Gewichtszunahme. Werden diese Symptome nicht richtig behandelt, könnten sie zu Diabetes, Herzerkrankungen, Autoimmunerkrankungen und sogar zu Krebs führen.

Symptome sind die Kontrollleuchten des Körpers

Ihr Körper ist schlau. Wenn es Störungen gibt, wird er es Ihnen mitteilen. Was würden Sie tun, wenn während einer langen Autofahrt plötzlich die Motorkontrollleuchte des Autos aufleuchten würde? Die Warnung ignorieren? Die Leuchte einfach abkleben und weiterfahren?

Auf diese Weise würden Sie höchstwahrscheinlich einen Schaden an Ihrem Auto oder Schlimmeres verursachen. Besser wäre es, anzuhalten oder in eine Werkstatt zu fahren, um die Störung abklären und reparieren zu lassen. Ihre Symptome sind die Kontrollleuchten Ihres Körpers. Wenn Symptome auftauchen, bedeutet dies, dass etwas aus dem Gleichgewicht geraten ist.

Wenn es also eine Störung gibt, ist es grundsätzlich am besten, herauszufinden, woher diese kommt. Die Schulmedizin entscheidet sich jedoch dafür, den Symptomen nachzujagen, anstatt ihre Ursache zu untersuchen. Hier ein Beispiel: Sie gehen abends aus und essen und trinken entschieden zu viel – eine ganze Pizza, eine große Portion Spaghetti mit Fleischbällchen, vier Bier und zwei Kugeln Eis. Am nächsten Morgen wachen Sie mit folgenden Symptomen auf: Kopfschmerzen, Blähbauch (Gasansammlungen im Magen und Darm) sowie saueres Aufstoßen (Reflux) und Durchfall. Sie vereinbaren einen Termin beim Hausarzt und berichten ihm von Ihren zahlreichen Symptomen.

Daraufhin verschreibt er Ihnen verschiedene Medikamente, darunter einen Säureblocker (Antacidum) gegen den Reflux und ein Mittel gegen Durchfall.

Sind diese Symptome nun das Problem oder sind sie Rückmeldemechanismen Ihres Körpers? Was wäre geschehen, wenn Ihr Arzt anstelle der Verschreibung von Medikamenten gefragt hätte: »Was haben Sie denn gestern Abend gegessen?« Symptome sind ein wunderbares Geschenk Ihrer körpereigenen Intelligenz. Die häufigsten Symptome, die mit einer Entzündung der Zellmembran in Verbindung stehen, sind Gewichtszunahme und fehlende weitere Gewichtsabnahme. Deshalb scheitern fast alle Trend-Diäten. Die meisten Schnelldiäten arbeiten gegen die Art und Weise, wie der Mensch auf Zellebene geschaffen ist, sodass dauerhafte Ergebnisse kaum erzielt werden können.

Die meisten Diätprogramme konzentrieren sich auf die Behandlung von Symptomen, gehen aber nicht die Ursachen an. Im nächsten Abschnitt werde ich erklären, warum sie scheitern.

Die fünf Mythen über den Fettabbau

Es gibt fünf falsche Ansätze zum Fettabbau, die dazu geführt haben, dass Sie von Ihren Ergebnissen frustriert sind. Ich nenne diese die »fünf Mythen über den Fettabbau«. Zu diesen Mythen gehören Ideen wie Zwischenmahlzeiten, die den Stoffwechsel ankurbeln sollen, der Glaube, dass Kohlenhydrate für den Fettabbau entscheidend sind, die Vorstellung, dass man weniger Kalorien zu sich nehmen sollte, als der Körper verbraucht (Kaloriendefizit), das Vertrauen auf Willenskraft und der Glaube an Standardmethoden.

Bitte denken Sie immer daran: *Es ist nicht Ihre Schuld, dass Ihre bisherigen Versuche, Gewicht zu verlieren, gescheitert sind.* Alles rund um die Gewichtsreduktion ist aus vier Gründen ein großes Geschäft:

1. Viele Menschen wollen abnehmen.
2. Sie melden sich für teure Diätprogramme an.
3. Die Programme schlagen fehl.
4. Die Abnehmwilligen wiederholen den Versuch immer und immer wieder.

Das Problem ist, dass die meisten Programme – und sogar Ärzte, Ernährungsberater und Ernährungswissenschaftler – dafür werben, durch Gewichtsabnahme gesund zu werden. Aber so funktioniert der Körper nicht. *Wir nehmen nicht ab, um gesund zu werden, sondern wir werden gesund, um abzunehmen.*

Durch »Abnehmen, um gesund zu werden« entsteht ein Teufelskreis. Eine Person steigt auf die Waage und sagt: »Ich muss 25 Kilogramm abnehmen.« Sie meldet sich für eines der zahlreichen Diätprogramme an. Sie setzt das Programm um und verliert etwas Gewicht. Doch das Programm ist sehr anstrengend. Mit der Zeit schleichen sich alte Gewohnheiten wieder ein und die Person gibt ganz auf. Sie nimmt wieder zu. Sie steigt auf die Waage und sagt: »Ich muss 25 Kilogramm abnehmen – schon wieder.« Also meldet sie sich für eine andere Diät an, und das Spiel beginnt von Neuem.

Teilweise ist das Problem darin begründet, dass die Mechanismen der Gewichtskontrolle sehr kompliziert sind, was Tür und Tor öffnet für wilde Theorien. Fehlt jedoch ein solides Grundverständnis, können sich »Lösungsansätze« verbreiten, die ohne jede Aussicht auf Erfolg sind. Ist beispielsweise eine Zellmembran entzündet, können die fettverbrennenden Hormone T3 (Trijodthyronin, ein wichtiges Schilddrüsenhormon), Leptin (reguliert das Hunger- und Sättigungsgefühl), Testosteron und Somatotropin (ein humanes Wachstumshormon) nicht in die Zelle eindringen, um die Botschaft »Fett verbrennen« zu übermitteln. Das ist so, als ob Sie mit Ihren Kollegen an einem Zoom-Meeting teilnehmen würden, Ihr Mikrofon aber stummgeschaltet ist. Die Kollegen können Sie nicht hören, also sprechen Sie lauter und lauter, bis Sie schreien. Irgendwann sind Sie frustriert und geben auf oder Sie werden sogar gefeuert. Mit Modediäten ist das ähnlich: Die Kommunikation zwischen den fettverbrennenden Hormonen und den Fettzellen ist abgeschaltet. In diesem Buch lernen Sie, wie Sie diese Abschaltung aufheben, damit die Botschaft »Fett verbrennen« die Zellen erreicht. Betrachten wir nun jeden der »fünf Mythen über den Fettabbau« genauer:

1. Mythos: Kaloriendefizit

Die meisten herkömmlichen Diäten scheitern an erneuter Gewichtszunahme. Wir können viel über die Schwachstellen dieser Methode aus der Fernsehsendung *The Biggest Loser* lernen. Alle Kandidatinnen und Kandidaten in dieser beliebten TV-Show waren stark übergewichtig. Ihnen wurden Personal Trainer zugewiesen, die den Schwerpunkt auf ein Kaloriendefizit zur Gewichtsabnahme legten. Die Teilnehmenden wurden sportlich aktiver und nahmen weniger Kalorien zu sich. Dieses Konzept basiert auf der Annahme, dass man zwangsläufig abnimmt, wenn man weniger Kalorien zu sich nimmt, als der Körper verbrennt. Klingt logisch, oder? Leider ist das viel zu vereinfacht gedacht und berücksichtigt nicht die realen Bedingungen.

Während der Aufzeichnung der Show erzielten die Teilnehmenden unglaubliche Ergebnisse, die in der letzten Folge hervorgehoben und beklatscht wurden. Eine 2016 in der Zeitschrift *Obesity* veröffentlichte Studie ergab, dass 13 der 14 Teilnehmenden, die von den Forschenden nachbeobachtet wurden, zumindest einen Teil des Gewichts, das sie während des Wettbewerbs verloren hatten, wieder zugenommen hatten. Im Laufe der folgenden sechs Jahre wogen 5 der ehemals Teilnehmenden sogar mehr als vor dem Wettkampf. Die in der Studie vorgestellten Teilnehmenden der Show hatten durchschnittlich gut 40 Kilogramm (70 Prozent der Gewichtsreduktion) wieder zugenommen. Außerdem hatten sie ein stärkeres Hungergefühl und einen noch langsameren Stoffwechsel als zu Beginn der Show! Es stellte sich heraus, dass der Leptin-Spiegel der Kandidatinnen und Kandidaten – das Hormon Leptin gibt das Gefühl der Sättigung an das Gehirn weiter, damit man mit dem Essen aufhört – nach der Show stark gesunken war und sich nie wieder erholt hatte. Deshalb gab es noch nie eine *Biggest Loser Reunion Show!*[5]

Dies ist natürlich ein extremes Beispiel, aber ich konnte Ähnliches bei vielen Menschen beobachten, die populäre Diäten ausprobiert haben. Kalorien sind wichtig, aber sie sind nicht das Maß aller Dinge. Als ich 2013 ein Fitnessstudio in Miami besaß, veranstaltete ich Seminare über die wissenschaftlichen Hintergründe zum Fettabbau. Ich ließ die Mitglieder meines Fitnessstudios berechnen, wie viele Kalorien sie jeden Tag verbrannten, und stellte ein Programm mit Kaloriendefizit auf. Es funktionierte – anfangs. Langfristig scheiterte das Programm. Ich suchte nach einer Erklärung, und meine Hypothese dazu war, dass nicht die Menge an Kalorien, die wir zu uns nehmen, entscheidend ist. Der Fokus auf den Kalorien lenkt von den wirklich wichtigen Themen ab: Hormone und Entzündungen.

Tatsache ist, dass nicht alle Kalorien dieselben Auswirkungen auf den menschlichen Körper haben. Ihre Herkunft spielt dabei eine Rolle. Kalorien sind in verschiedenen Nahrungsmitteln »verpackt«, und die Art und Weise, wie diese Nahrungsmittel verdaut werden, macht einen großen Unterschied sowohl in der Art und Weise wie die Kalorien aufgenommen werden, als auch darin, wie sehr sie sättigen. Das bedeutet, dass die Kalorien aus zuckerhaltigen Lebensmitteln wie Keksen sofort verdaut, in Glukose umgewandelt und in den

Blutkreislauf aufgenommen werden, wodurch der Blutzuckerspiegel stark ansteigt. Das Gehirn wird kurzzeitig mit dem Wohlfühl-Botenstoff Dopamin überschwemmt. Wenn dann der Blutzuckerspiegel sinkt, während die Glukose in die Zellen aufgenommen wird, können Nervosität und Angstgefühle auftreten – das ist der »Zuckercrash«. Längerer Zuckerkonsum wurde mit einem höheren Risiko für Depressionen in Verbindung gebracht. Ihr Stoffwechsel schreit förmlich nach der nächsten Mahlzeit oder dem nächsten Snack.

Dagegen bedeutet der Verzehr von Lachs richtige Arbeit für das Verdauungssystem, damit die in den Proteinen und Fetten eingeschlossenen Kalorien freigesetzt werden können. Die freigesetzten Kalorien werden langsam in den Blutkreislauf aufgenommen, wodurch der Blutzuckerspiegel stabil bleibt. Das Fett sorgt für ein angenehmes Sättigungsgefühl.

Es ist ungesund, wenn der Großteil der Kalorien aus Kohlenhydraten stammt, aber genau das ist bei zu vielen US-Amerikanern – und auch bei vielen Deutschen – der Fall. Bezogen auf die Gesamtkalorienzufuhr besteht die typische US-amerikanische Ernährung zu etwa 55 Prozent aus Kohlenhydraten, etwa 200 bis 350 Gramm pro Tag. Raffinierte Kohlenhydrate können enorme schädliche Auswirkungen haben. Ein höherer Konsum stark zuckerhaltiger Lebensmittel geht mit einer 44 Prozent höheren Prävalenz von Metabolischem Syndrom und Adipositas und einem 26 Prozent höheren Risiko, an Diabetes mellitus zu erkranken, einher.[6]

Um es deutlich zu sagen: Kalorien spielen eine Rolle, aber eine wesentlich kleinere, als gemeinhin angenommen wird. Kalorien sind das Maß für die potenziell zur Verfügung stehende Energie. Sie werden in der kontrollierten Umgebung eines Labors berechnet, ohne Berücksichtigung des komplexen Körpersystems, und es gibt Standardabweichungen. Beispielsweise hat ein Kohlenhydrat im Labor 4 Kalorien, im Körper können es aber 3 oder 5 Kalorien sein. Es ist fast unmöglich, Kalorien aus Mahlzeiten in unserem Verdauungssystem korrekt anzugeben.

Der Körper ist kein lineares, sondern ein offenes System mit mehreren Variablen. Es handelt sich um eine nachfragegesteuerte Maschine, nicht um eine angebotsgesteuerte Maschine. Hormone und Entzündungswerte bestimmen den Bedarf. *Hormone übertrumpfen jedes Mal Kalorien.* Wenn zum Beispiel die Energiesensoren Insulin und mTOR (*mechanistic Target of Rapamycin*, reguliert Zellwachstum, Stoffwechsel und Überleben) durch Kohlenhydrate aktiviert werden, schaltet der Körper in einen anabolen Zustand des Muskelaufbaus und der Fettspeicherung. Werden mehr Fett und weniger Kohlenhydrate aufgenommen, senkt der Stoffwechsel Insulin und mTOR und aktiviert den Sympathikus (gesunde Stressreaktion) und die Autophagie (Zellrecycling). Dies gibt das Signal zum Abbau von Körperfett und Muskelgewebe, und der Körper befindet sich nun im Reparaturmodus. Jetzt wird die Fettverbrennung aktiviert – gesteuert durch Hormone und nicht durch Kalorien.

Neuere Studien haben die Auswirkungen der Stuhltransplantation (fäkale Mikrobiota-Transplantation, FMT) auf die Gewichtsabnahme untersucht und faszinierende Ergebnisse zutage gefördert. In einer randomisierten kontrollierten Studie erhielten adipöse Teilnehmende FMT von schlanken Spendern, behielten aber ihre Kalorienzufuhr bei. Es zeigten sich zwar keine signifikanten Veränderungen der Darmhormone wie dem Glukagon-ähnlichen Peptid-1 (Glucagon-like Peptide-1, GLP-1), welches das Sättigungsgefühl reguliert, jedoch ergaben sich bei den Empfängern des Stuhltransplantats bemerkenswerte Veränderungen der Darmmikrobiota. Diese Veränderungen gingen mit einer Abnahme bestimmter Gallensäuren und einer erhöhten mikrobiellen Vielfalt einher, was zu einem moderaten Gewichtsverlust und verbesserten Stoffwechselmarkern führte, auch ohne Änderung der Ernährung oder der Kalorienaufnahme.[7, 8, 9]

Wir sollten uns immer an folgendes Schlüsselkonzept erinnern, auf das wir in diesem Buch noch viele Male zurückkommen werden: Wir sind genetisch so veranlagt, wie unsere Vorfahren über Tausende von Jahren gegessen haben. Bis vor kurzem – bis vor etwa 50 Jahren – war das menschliche Verdauungssystem an eine Ernährung gewöhnt, die reich an natürlichen Fetten, Ballaststoffen und Proteinen und arm an Kohlenhydraten war. Diese Nährstoffmischung konnte der Körper erfolgreich verarbeiten. Zucker gab es in Form von Fruchtzucker (Fruktose) aus Früchten, in Faserstoffen gebunden, sodass die Fruktose nur langsam herausgelöst wurde. Natürlich unterscheidet sich unser Lebensstil dramatisch von dem unserer Vorfahren. Wir verbringen nicht mehr den ganzen Tag mit der Jagd nach unserer nächsten Mahlzeit. Unser Stoffwechsel erkennt jedoch nicht den Unterschied zwischen dem absichtlichen Auslassen einer Mahlzeit beim Intervallfasten und dem Erleben einer Hungersnot.

Wir sollten uns nicht mehr länger damit beschäftigen, weniger Kalorien aufzunehmen, als wir verbrauchen. Wenn man Warren Buffet fragte: »Wie wird man reich?«, und er antwortete: »Ganz einfach – geben Sie weniger aus als Sie verdienen«, wäre man mit dieser Antwort zufrieden? Das Gleiche gilt für Ärzte, Ernährungsberater und Fitnessprofis, die den Menschen sagen, dass sie einfach weniger essen und sich mehr bewegen sollen. Die Konzentration auf Kalorien ist das Gegenteil des *Metabolic Reset*, der Neuausrichtung des Stoffwechsels. Sie lenkt von dem ab, was wirklich wichtig ist: Hormone und der Stoffwechsel der Zelle.

2. Mythos: Viele kleine Mahlzeiten über den Tag verteilt

Wie oft wir essen, ist genauso wichtig wie das, *was* wir essen. Während des größten Teils der Menschheitsgeschichte war Nahrung nur zeitweise während des Tages verfügbar. Wenn man auf dem Feld schuftete, konnte man die Arbeit nicht unterbrechen, um zwischendurch etwas zu essen. Man aß sich zu den Essenszeiten satt, arbeitete dann viele Stunden lang und aß dann eine weitere Mahlzeit. Gesunde Menschen kamen üblicherweise 12 Stunden oder länger ohne Nahrung aus – typischerweise vom Abendessen bis zum Frühstück am nächsten Tag. Lebensmittel mussten rationiert werden, vor allem im Winter, wenn sich die Nahrungsversorgung auf Eiweiß und Fett beschränkte. Daran war nichts Ungewöhnliches, es war vollkommen normal. Schließlich gab es keine Kühlschränke mit frischen Lebensmitteln, keine bis spät abends geöffneten Supermärkte und keine rund um die Uhr geöffneten Restaurants. Bei Sonnenuntergang endete die Arbeit draußen und man ruhte bis zum Morgengrauen.

Obwohl wir immer noch die genetische Veranlagung unserer Vorfahren aufweisen, raten heute viele »Gesundheitsgurus« und Ernährungsfachleute dazu, die Portionen zu verkleinern, Kalorien zu reduzieren und alle zwei oder drei Stunden etwas zu essen. Ihrer Ansicht nach hilft diese Strategie der vielen kleineren Mahlzeiten beim Abnehmen und soll den Stoffwechsel anregen.

Stimmt das? Teilweise ja, aber größtenteils nein. Diese Strategie mag kurzzeitig funktionieren, aber auf lange Sicht liegt die Misserfolgsquote bei 99 Prozent. Vorläufig sei nur ein Problem angerissen: Wenn Sie schneller altern wollen als alle anderen, dann essen Sie alle zwei oder drei Stunden. Wer ständig Kalorien zu sich nimmt, dessen Körper beginnt mit einer beschleunigten Zellteilung. Das ist für ein heranwachsendes Kind großartig, für einen erwachsenen Menschen aber nachteilig, und es hat einen entscheidenden Einfluss auf die Alterungsprozesse. Später in diesem Buch wird genauer beschrieben, wie eine erhöhte Geschwindigkeit der Zellteilung den Stoffwechsel beeinflusst. Kurz gesagt: Die Geschwindigkeit ist nicht der Maßstab für die Qualität des Stoffwechsels, sondern seine Effizienz. Darüber hinaus beginnen viele Krankheiten im Darm. Wenn Sie häufig essen und dadurch ständig Nahrung im Magen haben, kann das Verdauungssystem nicht zur Ruhe kommen. Vielen Verdauungsstörungen, wie zum Beispiel Sodbrennen oder Magenverstimmung, liegen Stoffwechselprobleme zugrunde, darunter ein Mangel an Enzymen, Unverträglichkeit bestimmter Lebensmittel, chemische Toxizität und chronische Verstopfung. Viele dieser Symptome werden durch zu häufige Mahlzeiten verursacht, weil der Körper dann nicht ausreichend Zeit hat, sich zwischen den Mahlzeiten zu erholen und seinen Enzympool wieder aufzufüllen. Dadurch kann es zu einem Mangel an Enzymen und Salzsäure im Magen kommen, wodurch wiederum Verdauungsstörungen auftreten und Erkrankungen, wie Sodbrennen, Speiseröhrenerkrankungen und Krebs, sowie Nahrungsmittelunverträglichkeiten entstehen können.[10]

In einer an der amerikanischen University of Virginia durchgeführten Studie aß eine Gruppe von College-Studentinnen und -Studenten Pizza aus einem beliebten Restaurant vor Ort. Sie erhielten jeweils 800 Kalorien und die Forschenden untersuchten, welche Belastung diese Mahlzeit für den Verdauungstrakt darstellte. Das Ergebnis war verblüffend. Nach vierzehn Stunden war diese Mahlzeit immer *noch nicht vollständig verdaut* – dabei haben jüngere Menschen in der Regel ein schnelleres Verdauungssystem!

Wenn Sie den ganzen Tag über essen, insbesondere verarbeitete kohlenhydratreiche Mahlzeiten, greift dies den Darm an den *Tight Junctions* der Darmschleimhaut an, das sind die Stellen, an denen die Zellen miteinander verbunden sind. Diese Verbindungen wirken wie Gatekeeper, die Nährstoffe in den Blutkreislauf gelangen lassen, während sie Schadstoffe fernhalten. Bei geschwächten oder beschädigten *Tight Junctions* ist die Darmschleimhaut zu durchlässig, wodurch unerwünschte Partikel, wie Bakterien, Giftstoffe und unverdaute Nahrung, in den Blutkreislauf gelangen können. Dies wird oft als »Leaky-Gut-Syndrom« bezeichnet. Eine solche Darmschädigung kann Entzündungen verursachen und Immunreaktionen auslösen, was möglicherweise zu verschiedenen Gesundheitsproblemen beiträgt, darunter Nahrungsmittelempfindlichkeiten, Autoimmunerkrankungen und Stoffwechselstörungen.

Wie geht es weiter? Die Leber entzündet sich, wodurch sich die Hormonkaskade verändert. Die Leber spielt eine wichtige Rolle im endokrinen System. Bei Überlastung kann sich sehr schnell eine Fettleber entwickeln – von einer »Fettleber« spricht man, wenn sich zu viel Fett in der Leber angesammelt hat.

Dadurch kann die Leber immer weniger ihren Aufgaben nachkommen: Giftstoffe filtern und Energie produzieren. Diese Fettansammlung kann zu Entzündungen führen und im Laufe der Zeit Leberschäden verursachen, wenn sie nicht behandelt wird. Entzündungsfördernde Stoffe zirkulieren dann im gesamten Kreislauf, die Blut-Hirn-Schranke wird überwunden, die Nieren können ihrer Filterfunktion nicht mehr richtig nachkommen – kurz, der Körper wird mit Giften und Entzündungsstoffen überschwemmt. Eine chronische Belastung der Verdauung begünstigt durch diese Mechanismen Verdauungs- und Autoimmunerkrankungen. Später in diesem Buch wird die Ketose genauer behandelt. Hier nur so viel: Wird Fett als primäre Brennstoffquelle verwendet, so verbrennt es, ohne übermäßig viele freie Radikale freizusetzen. Das Verbrennen von Glukose dagegen produziert viele freie Radikale.

Freie Radikale sind hochgradig instabile Moleküle mit mindestens einem ungepaarten Elektron in der äußeren Hülle. Sie werden durch Aufbrechen einer chemischen Bindung aus Molekülen gebildet, sodass jedes Fragment ein Elektron auf der Außenhülle behält. Sie entstehen entweder durch den normalen Zellstoffwechsel oder durch externe Quellen, wie Strahlung, Umweltverschmutzung, Medikamente und Zigarettenrauch. Die freien Radikale können für den Körper schädlich, aber auch hilfreich sein und spielen somit eine Doppelrolle als giftige und nützliche Verbindungen. Kann jedoch ein Übermaß an freien Radikalen nicht entfernt werden, erzeugt ihre Ansammlung im Körper ein Phänomen, das als »oxidativer Stress« bezeichnet wird. Übermäßig viele freie Radikale sind die treibende Kraft hinter Entzündungen, Krebs und vorzeitiger Alterung.

Der ständige Verzehr von (Zwischen-)Mahlzeiten fördert die Produktion von freien Radikalen, die im Übermaß schädlich sind und das Altern fördern. Ich bekomme sehr viel Gegenwind in der Fitness-Community, wenn ich sage, dass man schneller altert, wenn man alle zwei bis drei Stunden isst, aber das ist die Wahrheit!

Das Geheimnis perfekter Gesundheit liegt in der Nachahmung des Essverhaltens unserer Vorfahren, die Jäger und Sammler waren. Wissenschaftliche Untersuchungen zeigen, dass Intervallfasten die Widerstandsfähigkeit des Körpers gegen oxidativen Stress stärkt und zur Bekämpfung von Entzündungen beiträgt, die eine weitere wichtige Ursache für viele häufige Krankheiten sind.[11] In Kapitel 8, »Wie fasten Ihren Stoffwechsel auf Vordermann bringt«, erfahren Sie mehr darüber.

Kurz gesagt, gönnen Sie Ihrem Magen eine Pause! Lassen Sie ihn mehrere Stunden am Tag einfach leer sein. Dies entspricht der Art und Weise, wie das Verdauungssystem von jeher funktioniert. Dies ist der erste Schritt von einem schlechten Gesundheitszustand hin zu guter Gesundheit und aus der Verzweiflung heraus. Es gibt Hoffnung!

3. Mythos: Der Stoffwechsel benötigt Kohlenhydrate, um Fett zu verbrennen und zu funktionieren

Das ist falsch. Sie müssen keine Glukose aus Kohlenhydraten in Ihrer Nahrung zu sich nehmen. Ihr Körper selbst *produziert* Glukose, und Sie erhalten den gesamten benötigten Blutzucker durch Verbrennung des überschüssigen Körperfetts und aus den verzehrten Proteinen. Der medizinische Begriff lautet Gluconeogenese. Dabei handelt es sich um den Stoffwechselprozess, durch den Organismen Glukose für katabole Reaktionen aus Nicht-Kohlenhydratvorstufen produzieren. Grundsätzlich hält Ihr eigenes Körperfett in Kombination mit Aminosäuren aus den verzehrten Proteinen den Blutzuckerspiegel im Gleichgewicht (Homöostase). Über das Hormon Insulin wird der Blutzuckerspiegel in engen Grenzen gehalten, sodass sich jederzeit weniger als ein kleiner Teelöffel Zucker in Ihrem gesamten Blutkreislauf befindet. Eine im *British Journal of Nutrition* veröffentlichte Studie ergab, dass der Blutzuckerspiegel bei einem durchschnittlichen gesunden Erwachsenen auch bei längerem Fasten und ausschließlichem Trinken von Wasser stabil blieb.[12]

Proteine können zur Herstellung von Glukose verwendet werden. Diäten mit hohem Proteingehalt (HP) sind in der Regel kohlenhydratarm und sollen die Gluconeogenese nach einer Mahlzeit fördern. Auch hier verfügt der Körper über die gesamte Glukose, die er für die Fettverbrennung benötigt, sodass der Stoffwechsel keine zusätzlichen Kohlenhydrate benötigt.

4. Mythos: Standardmethoden

Die meisten Diäten funktionieren – nur bleibt der Erfolg nicht langfristig erhalten. Mein Publikum ist regelmäßig schockiert, wenn ich diese Botschaft bei meinen Vorträgen verkünde.

Wenn Menschen zum ersten Mal mit einer Diät zur Gewichtsreduktion beginnen, sind sie in der Regel begeistert. Sie bereiten zunächst gerne kalorienarme Mahlzeiten zu und füllen ihren Kühlschrank mit gesunden Lebensmitteln. Aber im Laufe der Wochen und Monate kehren frühere Gewohnheiten zurück. Sie betrachten die Diät nun eher als Strafe und fangen an, eine Regel nach der anderen auszuhebeln. Oder sie denken: »Großartig! Ich habe abgenommen. Für diese Tortur habe ich eine Belohnung verdient.« Aber um Gewicht zu verlieren und sich einer guten Gesundheit zu erfreuen, ist eine vollständige Änderung des Lebensstils erforderlich – eine Diät zur Gewichtsreduktion reicht nicht aus.

Diäten haben ein Enddatum, der Erhalt Ihrer Gesundheit ist aber eine lebenslange Aufgabe. Restriktive Diäten bedeuten oft, gegen den hartnäckigen Versuch des Körpers anzuarbeiten, sein Übergewicht zu behalten. Zu Zeiten, als Nahrung knapp und nur mit Aufwand zu bekommen war, war es sinnvoll, auf Vorrat zu essen und Fett anzusetzen, auf das bei Bedarf zurückgegriffen werden konnte. Wenn man heute auf Nahrungsmittel verzichtet, nach denen sich der Körper sehnt – insbesondere Fette –, kämpft man gegen die Natur und das Scheitern ist vorprogrammiert. Verbietet man Ihnen bestimmte Nahrungsmittel, die Sie gerne mögen, können Sie in den ersten Tagen widerstehen, sie zu essen, aber dann wird der älteste Teil Ihres Gehirns – der Hirnstamm – allmählich wieder die Kontrolle übernehmen und Ihnen diktieren, was Sie essen sollen, und das ist alles, was dick macht.

Außerdem haben wir alle zu verschiedenen Zeiten unseres Lebens unterschiedliche hormonelle Bedürfnisse, und unsere Ernährung muss darauf abgestimmt sein. In den nächsten Kapiteln erfahren Sie, dass der Fettabbau eine Kunst ist, die in keiner Diät zur Gewichtsreduktion gelehrt wird. Ich werde Sie darüber aufklären, wie verschiedene Hormone die Stimmung, das Sättigungsgefühl und den Gewichtsverlust beeinflussen – und wie Sie Ihre Ernährung anpassen können, um diese Hormone zu optimieren. Die Magie entsteht, wenn Sie einen Lebensstil finden, der auf Ihre Hormone zugeschnitten ist.

5. Mythos: Vertrauen auf den Willen

Die Tatsache, dass Sie dieses Buch lesen, lässt darauf schließen, dass Sie beschlossen haben, etwas für Ihre Gesundheit zu tun. Vielleicht möchten Sie endlich dem Jo-Jo-Effekt beim Abnehmen ein Ende setzen. Möglicherweise machen Sie sich Sorgen, dass sich Ihre Symptome verschlimmern und zu Herzkrankheiten, Krebs oder einer anderen schweren Erkrankung führen könnten, die mit einer schlechten Stoffwechselgesundheit in Zusammenhang steht. Vielleicht möchten Sie Ihren Kindern ein gutes Vorbild sein, damit sie nicht das gleiche Leid wie Sie selbst erleben müssen.

Im Gegensatz zu anderen Methoden erfordert die Vorgehensweise, die in *Metabolic Reset* beschrieben wird, keine besondere Disziplin. Die meisten Menschen schaffen es nicht, nachhaltig an Gewicht zu verlieren, weil sie ihre schlechten Gewohnheiten seit Jahrzehnten pflegen und Gründe haben, diese nicht aufzugeben. Es kann auch schwierig sein, wenn Sie selbst sich zwar für Veränderungen entscheiden, aber die Menschen, die mit Ihnen im Haushalt leben, nicht mitziehen. Ganz zu schweigen von den Herausforderungen, die eine Teilnahme an Veranstaltungen oder Reisen mit sich bringt.

Das Problem bei den meisten Diätprogrammen ist, dass zu viele Dinge auf einmal geändert werden sollen. Dafür benötigen Sie eine starke Willenskraft, doch was ist mit den anderen? All diese Veränderungen können zu Problemen in Ihrer Familie führen, die die extremen, schnellen Veränderungen, die Sie vornehmen, nicht unbedingt schätzt. Außerdem sind viele Veränderungen noch dazu nicht nachhaltig. Bei der Arbeit mit Tausenden von Menschen auf der ganzen Welt habe ich festgestellt, dass nur ein zweckmäßiger, leicht zu befolgender Plan einen klaren Bruch mit der Vergangenheit ermöglicht – ohne große Disziplin und ohne sich benachteiligt zu fühlen.

Das »30-Tage-Programm zum *Metabolic Reset*« (siehe S. 221), das in Kapitel 12 beschrieben wird, sollte dabei helfen, dass die Familie bzw. der Partner oder die Partnerin mitzieht, da keine extremen Änderungen vorgenommen werden. Die meisten Paare unterstützen sich gegenseitig 30 Tage lang, vor allem, wenn es sich nicht um einen extremen Plan handelt. Vielleicht schließt sich Ihnen Ihre Partnerin oder Ihr Partner sogar an.

❁

Es ist an der Zeit, uns von der Gehirnwäsche durch selbstbegrenzende Glaubenssätze frei zu machen, die »fünf Mythen über den Fettabbau« zu widerlegen und neue Wege zu gehen. Es steht in Ihrer Macht! In jeder Zelle Ihres Körpers steckt eine uralte Intelligenz, mit der kein Arzt, keine Pille, keine Operation und kein Nahrungsergänzungsmittel mithalten kann. Auf dem Weg des *Metabolic Reset* müssen Sie darauf vertrauen, dass Sie es schaffen!

Vergessen Sie die Vergangenheit und alle Rückschläge, die Sie erlebt haben. Meiner Meinung nach sind Rückschläge die Vorbereitung auf etwas Großartiges. Es ist nicht Ihre Schuld, dass Sie den vielen Lügen über Ihren Körper geglaubt haben. Lassen Sie die Vergangenheit los – die Auseinandersetzung mit ihr hilft Ihnen in diesem Fall nicht weiter. Wenn Sie erst einmal diese Entscheidung getroffen haben, eröffnen sich Ihnen neue Möglichkeiten, die Ihre kühnsten Träume übersteigen.

Jetzt ist es an der Zeit, weiter zum Kern der Sache vorzudringen und zu verstehen, wie der Stoffwechsel tatsächlich funktioniert. Dabei geht es nicht nur um Wissenschaft. Es geht um ein Konzept, das Ihnen ermöglicht, die echte und dauerhafte Kontrolle über Ihre Gesundheit zu übernehmen.

Ich habe festgestellt, dass es umso einfacher wird, erlangtes Wissen auf eine sinnvolle und nachhaltige Weise anzuwenden, je besser wir es verstanden haben. Und ich bin zuversichtlich, dass dies auch bei Ihnen der Fall sein wird. Wenn Sie wirklich verstanden haben, wie der Stoffwechsel funktioniert, machen Sie den Weg frei für Entscheidungen, die Ihr Gleichgewicht, Ihre Energie und Ihre Vitalität wiederherstellen.

KAPITEL 2

ZUR FUNKTION DES STOFFWECHSELS: EIN HÄUFIGES MISSVERSTÄNDNIS

Eines der erstaunlichsten Dinge in Zusammenhang mit dem Körper ist die Art und Weise, wie der Stoffwechsel funktioniert. Der Maßstab für seine Funktion ist nicht unbedingt Geschwindigkeit, sondern Effizienz bzw. Ineffizienz. Ein effizienter Stoffwechsel hat die Fähigkeit, Energie aus jeder Substanz zu gewinnen, die gerade zur Verfügung steht. Beispielsweise kann der Stoffwechsel Energie aus den Fettspeichern im Körper, den Kalorien auf dem Teller, den Glykogenspeichern in Leber- und Muskelzellen, der Glukose im Blutkreislauf und den Ketonkörpern, welche die Leber bei fehlender Glukose bildet, erzeugen. Wenn Ihr Stoffwechsel gesund ist, kann er auf jede dieser Methoden zurückgreifen, ohne dass Sie irgendetwas davon bemerken.

Wenn wir den Lebensstil unserer Vorfahren, der Jäger und Sammler, untersuchen, finden wir Hinweise darauf, dass ihr flexibler Stoffwechsel die Menschheit vor dem Aussterben bewahrt hat. Unsere Vorfahren wussten nicht, woher oder wann ihre nächste Mahlzeit kommen würde, also entwickelte sich ihr Stoffwechsel so, dass alles genutzt werden konnte, was zur Energiegewinnung gerade verfügbar war. Grundsätzlich funktioniert unser Stoffwechsel auch heute noch so.

Leider haben nur 7 Prozent der Menschen in den Vereinigten Staaten einen gesunden, flexiblen Stoffwechsel, wie ich ihn gerade beschrieben habe. Wie bereits in der Einleitung erwähnt, können 93 Prozent der Menschen in den Vereinigten Staaten nur eine der verfügbaren Stoffwechsel-Methoden zur

Energiegewinnung effizient nutzen: Zucker. Es ist nicht falsch, Zucker als Energiequelle zu verwenden, aber er darf nicht die einzige sein.

In diesem Kapitel wird beschrieben, wie ein gesunder Stoffwechsel zur Heilung beitragen kann, beispielsweise zur Regeneration der Neuronen im Gehirn oder zur Reparatur des Darmmikrobioms. Außerdem geht es darum, wie ein flexibler Stoffwechsel dazu beitragen kann, dass die Gewichtsabnahme nicht stagniert und der Körper bei Entgiftungsvorgängen unterstützt wird. Ein flexibler Stoffwechsel kann sogar zur Vorbeugung von Krebserkrankungen beitragen. Sobald Sie die wissenschaftlichen Hintergründe zur Funktionsweise verstanden haben, wird es viel einfacher für Sie, zur Gesundung Ihres eigenen Stoffwechsels beizutragen.

Die fünf gesundheitlichen Vorteile eines flexiblen Stoffwechsels

Bei einem flexiblen Stoffwechsel hat der Körper mehrere Möglichkeiten, Energie zu erzeugen und Fett zu verbrennen. Ist die Stoffwechselfunktion dagegen eingeschränkt, stehen dem Körper weitaus weniger Optionen zur Verfügung. Zu Beginn des Buches habe ich einige Statistiken über Krebs, Herzerkrankungen, Diabetes mellitus und viele weitere chronische Erkrankungen vorgestellt. Ein flexibler Stoffwechsel kann auf fünf verschiedene Arten zur Heilung beitragen:

1. Er verbessert die durch hormetischen Stress.
2. Er wechselt zwischen Reparaturweg (Autophagie) und Wachstumsweg (mTOR).
3. Er unterstützt die Mitochondrien.
4. Er regeneriert Neuronen im Gehirn.
5. Er repariert das Darmmikrobiom durch Erzeugung von Biodiversität.

1. Die Verbesserung der Anpassung durch hormetischen Stress

Eines der wichtigsten gesundheitlichen Prinzipien ist die *Hormesis.* Diese ist definiert als ein Phänomen, bei dem ein Schadstoff stimulierende und nützliche Wirkungen auf lebende Organismen hat, wenn die Menge des Schadstoffs gering ist.[1]

Abbildung 2: Die Funktionsweise der Hormesis

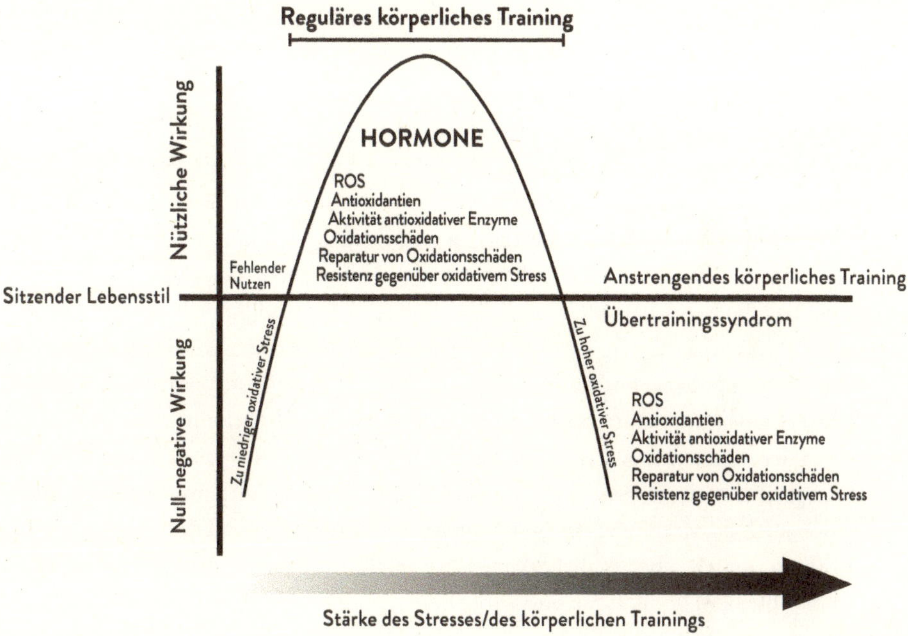

Bewegung ist das einfachste Beispiel dafür, wie Hormesis funktioniert. Nehmen wir an, Sie pflegen seit 10 Jahren einen sitzenden Lebensstil und hören nun von den Vorteilen von CrossFit. CrossFit ist ein 60-minütiges, hochintensives Training mit Elementen aus Gewichtheben, Gymnastik, Herz-Kreislauf- und Ausdauertraining. Wenn Sie nun entscheiden, dass Sie ausgerechnet über ein CrossFit-Training in die Fitnesswelt zurückkehren möchten, wird Ihr Körper nur schwer mit dieser Belastung fertig werden, Sie werden tagelang Muskelkater haben und sich möglicherweise sogar verletzen. Sie hätten zu viel getan und wären in den Bereich mit keiner oder negativer Wirkung geraten. Hätten Sie stattdessen einen 45-minütigen Spaziergang und ein paar Liegestütze, Kniebeugen und Planks (Unterarmstütze) gemacht, könnte sich Ihr Körper höchstwahrscheinlich an diesen leichten Stress anpassen, Sie würden im Bereich der nützlichen Wirkung bleiben und stärker und gesünder werden. Im Laufe der Zeit besteht das Ziel darin, eine höhere hormetische Obergrenze zu schaffen, damit Sie mehr Stressoren anwenden und trotzdem innerhalb des Bereichs mit nützlicher Wirkung bleiben können.

Fasten und Ketose sind ein weiteres Beispiel. Ja, Fasten bedeutet Stress für den Körper, ist aber nur dann negativ, wenn man sich nicht richtig an den Stress anpasst. Stellen Sie sich vor, ich halte zwei Tassen mit Wasser in der Hand. Eine Tasse ist bis zum Rand, die andere nur bis zu einem Viertel gefüllt. Wenn ich nun stolpere, wird aus der volleren Tasse viel mehr Wasser verschüttet als aus der anderen. In diesem Beispiel steht das Stolpern für Stress, die Wassermenge für akkumulierten Stress und das verschüttete Wasser für die Menge der Symptome. Es verdeutlicht den Unterschied zwischen einer Person, bei der die Stresskapazität maximal ausgereizt ist, und einer Person mit weniger akkumuliertem Stress. Eine Person, deren Tasse bis zum Rand gefüllt ist, hat eine niedrige hormetische Obergrenze, was bedeutet, dass sie weniger Stress aushalten kann, bevor Symptome auftreten. Umgekehrt hat die Person mit der viertelvollen Tasse eine höhere hormetische Obergrenze, die es ihr ermöglicht, mehr Stress ohne negative Auswirkungen zu bewältigen. So lässt sich auch erklären, warum sich manche Menschen während des Fastens besser fühlen, andere aber nicht. Solange Sie in Ihrem Bereich mit nützlicher Wirkung bleiben, können Sie unglaubliche Ergebnisse erzielen.

2. Der Wechsel zwischen Reparaturweg (Autophagie) und Wachstumsweg (mTOR)

Zellen sind wie Lebensmittel: Wenn sie ihr Ablaufdatum erreicht haben, müssen sie weggeworfen werden – bis zu 330 Milliarden davon pro Tag![2] Doch manchmal bleiben nicht mehr richtig funktionierende Zellen einfach in unserem Körper zurück. Weil sie nicht absterben wollen, nennen Wissenschaftler sie »seneszente Zellen«. Ich nenne sie »Zombiezellen«. Studien deuten darauf hin, dass eine Ansammlung dieser Zellen in unserem Körper Alterungsprozesse und damit einhergehende Erkrankungen, wie Osteoporose und Alzheimer, fördert.[3, 4, 5]

Zombiezellen sind zunächst ganz normale Zellen, auf die dann aber ein Stressfaktor einwirkt, beispielsweise eine Schädigung der DNA oder eine Virusinfektion. Entweder geht die Zelle nun zugrunde, oder sie wird zu einem Zombie. Zombiezellen teilen sich zwar nicht mehr, sind aber weiterhin stoffwechselaktiv. Besonders problematisch dabei ist, dass Zombiezellen chemische Stoffe freisetzen, die benachbarte intakte Zellen schädigen können.

In Studien wurden Zombiezellen in junge Mäuse implantiert. Diese jungen Mäuse alterten: Ihre maximale Laufgeschwindigkeit verlangsamte sich, und ihre Muskelkraft und Ausdauer nahmen ab.[6] Tests ergaben, dass die implantierten Zellen andere Zellen ebenfalls in einen Zombie-Zustand versetzten.

Eine der besten Möglichkeiten, diese Zombiezellen abzutöten, ist ein Prozess namens »Autophagie«.

»Autophagie« bedeutet wörtlich »sich selbst verzehrend« und ist der Prozess, bei dem Zellen ihre eigenen beschädigten oder nicht mehr funktionierenden Bestandteile abbauen. Denken Sie an die Lebensmittel in Ihrem Kühlschrank. Was würde passieren, wenn Sie diese beim Überschreiten des Verfallsdatums nicht in den Müll werfen, sondern in den hinteren Teil des Kühlschranks schieben würden? Sie würden ein giftiges Umfeld schaffen! Schimmel und Bakterien würden sich ausbreiten, und weitere ekelhafte Prozesse würden ablaufen.

Nun, der Körper ist genau wie der Kühlschrank, da seine Zellen, Fette und Proteine alle ein Verfallsdatum haben. Wenn Sie nichts unternehmen, um den Müll in Ihrem Körper zu beseitigen, kann diese Ansammlung von Giftstoffen zu Krankheiten, wie Krebs und Alzheimer, führen. Fasten unterstützt den Körper dabei, diese »abgelaufenen Produkte« loszuwerden, da es den Prozess der Autophagie auslöst, durch den dysfunktionale Proteine und Zelltrümmer abgebaut und recycelt werden.

Der Gegenspieler der Autophagie ist ein Signalweg namens mTOR – »mTOR« ist die Abkürzung für *»mechanistic Target of Rapamycin«*. Dieser Signalweg reguliert das Zellwachstum – er ist anabol. Er kann in Schüben Heilung anstoßen, aber er kann auch zu Problemen führen, wenn Sie sich in einem ständigen Wachstumszustand befinden, wie beispielsweise bei der Duplikation von Zombiezellen. Autophagie und mTOR in Einklang zu bringen ist eine Kunst – und der Schwerpunkt Ihres »30-Tage-Programms zum *Metabolic Reset*« (siehe S. 221), bei dem es um dauerhafte Fettverbrennung und optimale Hormonbalance geht. Wie Sie auf den folgenden Seiten sehen werden, kann bewusstes Intervallfasten im Rahmen des *Metabolic Reset* eine einfache Methode sein, um Ihre Glukoselager zu beseitigen, Ketonkörper zu verbrennen, Gewicht zu verlieren und sich großartig zu fühlen.

3. Die Unterstützung der Mitochondrien

Die Mitochondrien sind so wichtig, dass die Zellen, die das Überleben sichern sollen und die höchste Stoffwechselaktivität aufweisen, die meisten Mitochondrien aufweisen. Einigen Schätzungen zufolge enthält jede Herzmuskelzelle zwischen 5000 und 8000 Mitochondrien und jedes Neuron sogar bis zu zwei Millionen!

Mitochondrien sind auch für die Funktion und das Überleben der Netzhautzellen von zentraler Bedeutung. Neurone der Netzhaut (Retina) haben einen hohen Energiebedarf, da große Mengen an Adenosintriphosphat (ATP) benötigt werden, um Membranpotenziale zu erzeugen und Membranpumpen anzutreiben. Stellen Sie sich ATP als eine Art Energiewährung vor, die von den Mitochondrien geschaffen wird. Bei Fotorezeptoren kann die Zahl ebenfalls recht hoch sein, wobei Schätzungen von Tausenden von Mitochondrien pro Zelle ausgehen. Die genaue Anzahl kann variieren, aber es ist nicht ungewöhnlich, dass eine einzelne Netzhautzelle, insbesondere eine Zapfenzelle, mehrere Hundert bis einige Tausend Mitochondrien enthält.[7]

Im Hinblick auf das Überleben ist dies sinnvoll. Das Gehirn muss effizient denken und die Augen müssen präzise sehen. Nur so konnte einst ein Mensch ausreichend Nahrung finden oder vor einem Raubtier fliehen, um am Leben zu bleiben. Überleben ist alles!

Die Mitochondrien sind viel mehr als »hirnlose Energiefabriken«. Ja, es ist wichtig, dass sie Energie in Form von Glukose, Fettsäuren und Aminosäuren erhalten und ATP produzieren, aber die Mitochondrien sind auch hochintelligent. Beispielsweise verhalten sie sich wie ein Überwachungssystem, das versucht, Bedrohungen zu identifizieren.

Zelluläre Bedrohungen treten in drei Schlüsselbereichen auf:

- dem mentalen oder emotionalen,
- dem physikalischen und
- dem chemischen.

Die oberste Priorität für den menschlichen Körper hat das Überleben. Wenn Ihr Maß an Stress voll ist, produzieren die Mitochondrien strategisch weniger Energie – alles um des Überlebens willen. Dies wird als »Gefährdungsreaktion der Zellen« (»Cell Danger Response«, »CDR«) bezeichnet. Die CDR ist die evolutionär konservierte Stoffwechselreaktion, die Zellen vor Schaden schützt.

ZEHN FASZINIERENDE FAKTEN ÜBER MITOCHONDRIEN

1. Mitochondrien werden ausschließlich mütterlicherseits vererbt.
2. Die zum Überleben benötigten Zellen mit der höchsten Stoffwechselaktivität haben die höchste Konzentration an Mitochondrien.
3. Die Mitochondrien verschiedener Zellen verschmelzen miteinander und kommunizieren – die aus den Nebennieren »sprechen« zum Beispiel mit denen im Gehirn.
4. Mitochondrien produzieren 95 Prozent der Körperenergie.
5. Bis zum Alter von 70 Jahren werden etwa 56 bis 70 Prozent der Mitochondrien abgebaut.
6. Außer den roten Blutkörperchen enthält jede Zelle Mitochondrien. Rote Blutkörperchen transportieren Sauerstoff durch den Körper. Wenn sie Mitochondrien hätten, würden diese einen Teil des Sauerstoffs verbrauchen, sodass weniger Sauerstoff an das Gewebe abgegeben werden könnte.
7. In einem gewissen Sinne sind Mitochondrien eigentlich Fremdorganismen in unserem Körper. Sie besitzen ihre eigene DNA (mitochondriale DNA, mtDNA) und damit ein unabhängiges Genom. Sie funktionieren ähnlich wie jene Bakterien, die in Harmonie mit unseren Zellen in einer für beide Seiten vorteilhaften symbiotischen Beziehung arbeiten.
8. Die innere Mitochondrienmembran enthält einen ungewöhnlich hohen Anteil an Proteinen – mehr als 70 Prozent –, die an der oxidativen Phosphorylierung sowie am Transport von Metaboliten, wie Pyruvate und Fettsäuren, zwischen dem Zytosol – der Flüssigkeit im Inneren der Zelle – und den Mitochondrien beteiligt sind. Bei der oxidativen Phosphorylierung wird in den Mitochondrien Energie erzeugt, indem mithilfe von Sauerstoff Nahrung in ATP, die Energiewährung der Zelle, umgewandelt wird.
9. Die beiden Hauptbrennstoffe für die Mitochondrien sind Mineralstoffe und Aminosäuren. Der Körper stellt Aminosäuren her, aber keine Mineralstoffe. All diese Mineralstoffe müssen mit der Nahrung zugeführt werden.
10. Es gibt nur zwei Antioxidantien, die die Mitochondrien verwenden können: Glutathion und Melatonin.

Sie wird ausgelöst, wenn sie auf chemische, physikalische oder biologische Bedrohungen trifft, die die zelluläre Fähigkeit zur Homöostase übersteigen. Das daraus resultierende metabolische Missverhältnis zwischen verfügbaren Ressourcen und funktioneller Kapazität führt zu einer Kaskade von Veränderungen der zellulären Funktion.

Wenn die CDR ungewöhnlich lange anhält, hat dies Folgen für den Stoffwechsel des gesamten Körpers, das Darmmikrobiom und die gemeinsame Leistung mehrerer Organsysteme. Ihr Verhalten verändert sich, und chronische Krankheiten entstehen. Das Stoffwechselgedächtnis an vergangene Stressbelastungen wird in Form eines veränderten Gehalts an mitochondrialen und zellulären Makromolekülen gespeichert. Dies führt durch den Prozess der mitozellulären Hormesis (Mitohormesis) zu einer Erhöhung der funktionellen Reservekapazität.[8,9] Einfacher gesagt: Stoffwechselgedächtnis bedeutet, dass sich Ihre Zellen und Mitochondrien an vergangenen Stress erinnern, wodurch sich ihre Funktionsweise verändert. Dieses Gedächtnis hilft ihnen, in Zukunft besser mit Stress umgehen zu können. Der diesbezügliche Prozess wird als »mitozelluläre Hormesis« bezeichnet. Ein flexibler Stoffwechsel, der die Mitochondrien unterstützt, ist somit ein großer gesundheitlicher Vorteil.

4. Die Regeneration von Neuronen im Gehirn

Ein flexibler Stoffwechsel hat außerdem große Vorteile für das Gehirn. Die Neuronen – die Boten des Gehirns, die jede Sekunde kommunizieren – werden durch ein Übermaß an Glukose geschädigt. Wenn Sie den Glukosespiegel im Körper durch Ketose und Fasten senken, können diese Neuronen repariert werden, sodass Informationen effizienter von einem Neuron zum nächsten übertragen werden können. Das bedeutet, dass weniger Brain Fog entsteht, dafür aber mehr geistige Klarheit. Auch mehr Energie steht zur Verfügung.

Das Gehirn besteht aus 86 bis 100 Milliarden Neuronen, den spezialisierten Zellen, die »denken« und winzige elektrische Ladungen erzeugen. Darüber hinaus gibt es etwa die gleiche Anzahl an Gliazellen. Diese erhalten die Homöostase aufrecht, bilden die fettige Myelin-Isolierung um die drahtartigen Dendriten, die die Neuronen verbinden – ein weiteres Beispiel für die lebenswichtige Bedeutung von Fett –, und bieten den Neuronen Unterstützung und Schutz.

Als Brennstoffe erhält das Gehirn Glukose, Ketonkörper und Sauerstoff über den Blutkreislauf. Wie bei anderen Zellen im Körper entstehen beim

Atmungsprozess in den Gehirnzellen Abfallstoffe oder Nebenprodukte, darunter Kohlendioxid, Wasser, Ammoniak und verschiedene Arten von Proteinen. Im Gehirn werden vor allem zwei Proteine produziert: Beta-Amyloid und Tau-Protein. Das Beta-Amyloid bildet die Plaques, die im Gehirn von Alzheimer-Patienten zu finden sind. Tau-Proteine, die einer Reihe paralleler Eisenbahnschienen ähneln, können sich falsch falten, anhäufen und faserige Strukturen im Gehirn bilden. Dadurch kommt es zu einer Fehlfunktion der Mitochondrien. Diese »Tau-Bündel« sind ein Anzeichen für neurodegenerative Erkrankungen.

Bei bestimmten Krankheiten können Neuronen und/oder andere Gehirn- und Nervenzellen Schwierigkeiten haben, Glukose in die Zelle zu transportieren, und sie sterben ab – sie »verhungern«. Ketonkörper können von Neuronen aufgenommen werden, die Glukose nicht verwenden können.

5. Die Reparatur des Darmmikrobioms durch Erzeugung von Biodiversität

Forschungsergebnisse belegen, dass Fasten den Darm heilen kann. Viele der positiven Veränderungen, die im Darmmikrobiom stattfinden, kommen zum Stillstand, sobald Nahrung aufgenommen wird. Normalerweise denken wir, dass Nahrung uns Energie liefert, aber tatsächlich ist es so, dass die Verdauung der aufgenommenen Nahrung Energie *benötigt*.

Wenn wir Nahrung zu uns nehmen, benötigen wir enorme Mengen an Energie, um diese zu verarbeiten. Nach einer schweren Mahlzeit müssen schätzungsweise 65 Prozent der Körperenergie in die Verdauungsorgane geleitet werden. Beim Fasten dagegen schützen wir unser System vor dem ständigen Ansturm der Nahrung und lenken unsere Energie auf Heilung und Genesung. Unser Körper kann entgiften, Zellen reparieren und fremde Giftstoffe und natürliche Stoffwechselabfälle ausscheiden.

Nahrung zu kauen, damit der Körper Makronährstoffe aufnehmen und sie für die Verteilung im Körper in Mikronährstoffe zerlegen kann, ist eine große Aufgabe. Einer meiner Lieblingsvorteile des Fastens ist ein Prozess, den ich »Energieumlenkung« nenne. Wenn Sie sich in einem nüchternen Zustand befinden, lenkt Ihr Stoffwechsel Ressourcen um, die für die Verdauung verwendet worden wären, und leitet sie in Bereiche Ihres Körpers, die Heilung benötigen.

Auch wurde gezeigt, dass das Darmbakterium *Akkermansia* eine schützende Wirkung gegen Fettleibigkeit hat. Deshalb fügen jetzt viele Unternehmen dieses Bakterium ihren Probiotika hinzu. Bisher konnte zwar nicht nachgewiesen werden, dass diese Probiotika die Anzahl dieser nützlichen Bakterien tatsächlich erhöhen, jedoch haben Studien ergeben, dass das Fasten die Anzahl von *Akkermansia* erhöht.[10] Wissenschaftliche Untersuchungen ergaben, dass Intervallfasten das Darmmikrobiom positiv beeinflusst, indem es die Vielfältigkeit nützlicher Bakterien vergrößert und gleichzeitig die Anzahl schädlicher Bakterien verringert. Diese Veränderungen der Darmmikrobiota gingen auch mit einer Verbesserung der Blutfettprofile einher, was darauf hinweist, dass Intervallfasten zu einer besseren allgemeinen Stoffwechselgesundheit beitragen kann. Die Ergebnisse unterstreichen das Potenzial des Intervallfastens als nicht-invasive Strategie zur Modulation der Darmgesundheit und zur Verbesserung kardiovaskulärer Risikofaktoren.[11]

Fünf Probleme, bei denen der *Metabolic Reset* hilfreich ist

Nachdem ich nun beschrieben habe, wie der Stoffwechsel zur Heilung des Körpers beiträgt, schauen wir uns an, bei welchen konkreten Problemen welches Vorgehen am besten funktioniert. Es gibt fünf Problemfelder, bei denen der Wechsel zwischen Fettverbrennung und Zuckerverbrennung die Antwort auf Ihre Symptome ist. *Metabolic Reset* kann Sie unterstützen bei:

1. der Vermeidung einer Stagnation beim Abnehmen,
2. der Krebsprävention,
3. der Verlangsamung des Alterungsprozesses,
4. der Remission von Autoimmunerkrankungen und
5. der Entgiftung des Körpers.

Jetzt wollen wir jeden einzelnen Punkt genauer betrachten.

1. Die Vermeidung einer Stagnation beim Abnehmen

Das Überleben hat für Ihre körpereigene Intelligenz oberste Priorität. Wenn Sie essen, erhöht sich der Blutzuckerspiegel und die Zellen verbrennen die Energie aus der aufgenommenen Nahrung. Was zu viel ist, gelangt in die Glykogenspeicher und wird in Körperfett umgewandelt. Wenn dies geschieht, spricht man vom »gesättigten Zustand«. Beim Fasten wird ein Schalter umgelegt, der es dem Körper ermöglicht, die Glykogenspeicher und das Körperfett anzuzapfen. Dies ist dann der »nüchterne Zustand«.

Wer dauerhaft an Gewicht verlieren möchte, sollte den Körper so trainieren, dass er bei beiden Prozessen wirklich effizient ist. Wenn Sie zu viel Zeit im gesättigten Zustand verbringen, verbrennen Sie weiterhin Zucker, was Ihrem Stoffwechsel signalisiert, dass er weiterhin Fett speichern soll. Verbringen Sie zu viel Zeit im nüchternen Zustand, kann Ihr Stoffwechsel dies als lebensbedrohlich ansehen. Er verlangsamt dann die Stoffwechselrate, und Ihr Immunsystem wird geschwächt.

Anpassung ist hier der Schlüssel zum Erfolg. Personal Trainer und Fitness-Coaches der Weltklasse wissen, wie das funktioniert: Sie entwickeln immer neue Trainingsroutinen für ihre Klienten, weil sie wissen, dass eine ständige Anpassung der Muskeln an Veränderungen dazu führt, dass der Körper bessere Ergebnisse erzielt. Das gleiche Prinzip lässt sich auch auf den Stoffwechsel übertragen. Wenn Sie die Kunst beherrschen, zwischen gesättigtem und nüchternem Zustand hin und her zu wechseln, führt diese Anpassung zu dauerhaften Ergebnissen. So habe ich Tausenden von Menschen mit stagnierender Gewichtsabnahme geholfen.

2. Die Krebsprävention

Ob wir »Krebs bekommen«, ist zum Teil (aber nicht immer) ein Ergebnis von Faktoren, die auf Zellveränderungen zurückzuführen sind, welche durch Verhaltensweisen »ein-« oder »ausgeschaltet« werden. Auf diese haben wir selbst Einfluss, und zwar indem wir nicht rauchen, uns gesund und vollwertig ernähren und Methoden zur Stressbewältigung einüben. Auch ausreichend Schlaf ist in diesem Zusammenhang wichtig. Früher dachte man, dass Krebs das Ergebnis einer genetischen Lotterie sei und dass man, wenn man ihn einmal bekommen hat, nichts mehr dagegen tun könne, aber es gibt ein Wechselspiel zwischen den krebsfördernden und krebsfeindlichen Ereignissen im Körper, auf das wir Einfluss nehmen können.

Das Immunsystem organisiert sorgfältig, was zu tun ist, wenn eine Zelle abstirbt und entsorgt werden muss oder wenn sie zu schnell wächst und neutralisiert werden muss. Alles, was das Immunsystem stärkt, ist ein krebsfeindlicher Faktor, denn das Immunsystem ist die erste Verteidigungslinie gegen Zellen, die außer Kontrolle geraten sind. Auf der anderen Seite kann alles, was zu Entzündungen im Körper führt, die Immunfunktion beeinträchtigt und zu einem übermäßig starken Wachstum von Zellen beiträgt, auch zum Krebswachstum beitragen. Dazu gehört eine Ernährung, die reich an verarbeiteten Kohlenhydraten und Samenölen ist, aber auch eine zu große Nahrungsmenge durch zu große Portionen oder zu häufige Mahlzeiten im Tagesverlauf.

Die Anzahl der Krebserkrankungen stieg in den Vereinigten Staaten von 1969 bis 2014 um 84 Prozent und ging zwischendurch aufgrund der Trends zur Raucherentwöhnung nur geringfügig zurück.[12] Nach dem Rückgang der Lungenkrebsrate sahen die Krebsstatistiken allmählich besser aus, aber neben dem Rauchen, das 35 Prozent des zurechenbaren Krebsrisikos ausmacht, ist Adipositas der zweitgrößte Risikofaktor. Menschen, die an Typ-2-Diabetes leiden und übergewichtig sind, haben ein um 18 Prozent höheres Krebsrisiko als Menschen ohne Typ-2-Diabetes oder Adipositas.[13] Der Zusammenhang ist einfach: Insulin ist ein Wachstumshormon. Es ist einer von mehreren Nährstoffsensoren, die beim Essen die Zellen zum Wachstum anregen.

Wenn Sie über den Tag verteilt mehrere Snacks und Mahlzeiten zu sich nehmen, signalisieren Sie dem Körper ständig: wachsen, wachsen, wachsen. Wenn Sie Makronährstoffe, insbesondere Kohlenhydrate, zu sich nehmen, ruft dies Insulin auf den Plan, essen Sie Proteine, aktiviert dies einen weiteren Nährstoffsensor namens mTOR, der für die Proteinsynthese unerlässlich ist. Ein dritter Nährstoffsensor namens AMP-aktivierte Proteinkinase (AMPK) reagiert auf alle drei Makronährstoffe – Kohlenhydrate, Proteine und Fett – und arbeitet langfristig. Mit jeder Mahlzeit – auch mit den Zwischenmahlzeiten – signalisieren Sie Ihrem Körper, dass er wachsen soll!

Studien an der amerikanischen University of California at San Diego ergaben, dass Intervallfasten das Brustkrebsrisiko bei übergewichtigen Mäusen verringerte.[14] Eine Beschränkung der Nahrungsaufnahme auf ein achtstündiges Zeitfenster, in dem die Aktivität am höchsten war, verringerte das Risiko für die Entwicklung, das Wachstum und die Metastasierung von Brustkrebs bei Mäusen. Die in *Nature Communications* veröffentlichten Ergebnisse zeigten, wie eine zeitlich begrenzte Fütterung, bei der es sich um eine Form von Intervallfasten handelt, mit den zirkadianen Rhythmen der Versuchstiere übereinstimmte und die Stoffwechselgesundheit und die zirkadianen Tumorrhythmen bei Mäusen mit postmenopausalem, durch Adipositas bedingtem Brustkrebs verbesserte.

»Frühere Forschungen haben gezeigt, dass Adipositas das Risiko für eine Vielzahl von Krebsarten erhöht, indem die Erkrankung die Reaktion des Körpers auf den Insulinspiegel negativ beeinflusst und zirkadiane Rhythmen verändert«, erklärte der Erstautor Nicholas Webster, Ph.D., Professor an der UC San Diego School of Medicine. »Wir konnten die Insulinsensitivität erhöhen, die Hyperinsulinämie reduzieren, den zirkadianen Rhythmus wiederherstellen und das Tumorwachstum reduzieren, indem wir einfach änderten, wann und wie lange Mäuse Zugang zu Nahrung hatten.«

Wie wir bereits gesehen haben, sind erhöhte Insulinspiegel schädlich für den Körper. Forschungsdaten deuteten darauf hin, dass erhöhte Insulinspiegel bei adipösen Mäusen zu einem beschleunigten Tumorwachstum führten. Künstlich erhöhte Insulinspiegel beschleunigten das Tumorwachstum, während die Senkung des Insulinspiegels – ein Effekt, der durch zeitlich begrenzten Fütterung hervorgerufen werden kann – sich positiv auswirkte.[15] Ein flexibler Stoffwechsel hält das Insulin in Schach, verlangsamt das Zellwachstum und beugt Krebs vor.

3. Die Verlangsamung des Alterungsprozesses

Wir können zwar nichts daran ändern, dass wir älter werden, wohl aber etwas dafür tun, dass der Körper langsamer altert. Entscheidend für ein gesundes Altern ist, dass Sie alles beseitigen, was sich negativ auf Ihren Stoffwechsel auswirkt, und Ihren Zellen alle notwendigen Ressourcen zur Verfügung stellen, damit sie optimal funktionieren. Die Unterstützung Ihrer Zellen, insbesondere Ihrer Mitochondrien, ist das A und O.

Ihre Mitochondrien lieben Ketonkörper. Ketonkörper signalisieren Ihren Mitochondrien, sich an der mitochondrialen Biogenese zu beteiligen, der Bildung neuer, gesunder Mitochondrien. Im Kapitel »Das 30-Tage-Programm zum *Metabolic Reset*« (siehe S. 221) erfahren Sie, welche Lebensmittel Ihren Körper bei der Produktion von Ketonkörpern unterstützen.

Eine kurzzeitige Belastung, an die sich die Mitochondrien anpassen können, führt ebenfalls zu einer besseren Funktionsfähigkeit der Mitochondrien – erinnern Sie sich an die Hormesis?. Die Mitochondrien werden stärker, die Zellen erzeugen mehr Energie, der Körper verbrennt mehr Fett und produziert weniger Giftstoffe, sodass Sie bei guter Gesundheit altern. Fasten ist einer der besten hormetischen Stressoren für Ihre Mitochondrien.

Auch Gedanken haben einen großen Einfluss auf den Alterungsprozess. Gedanken sind Frequenzen, die Zellmembranen durchdringen und mit dem DNA-Kern kommunizieren können. Bei belastenden oder ängstlichen Gedanken erhält der DNA-Kern das Signal, entzündungsfördernde Proteine zu produzieren. Dadurch verkürzen sich die Telomere um die DNA, was wiederum die DNA schädigt und Alterungsprozesse beschleunigt. Bei positiven und dankbaren Gedanken erhält die DNA das Signal, entzündungshemmende Proteine zu produzieren. Dadurch verlängern sich die Telomere und die DNA wird geschützt.[16, 17] Denken Sie bitte kurz darüber nach! Einzelheiten erkläre ich später.

4. Die Remission von Autoimmunerkrankungen

Stellen Sie sich bitte einen dreibeinigen Hocker vor. Wenn eines seiner Beine schwach ist, ist der Hocker nicht mehr funktionsfähig und bricht zusammen. Jedes einzelne Hockerbein ist wichtig und muss stabil sein. Bei Autoimmunerkrankungen sind die drei Beine das Darmmikrobiom, Stressoren und genetische Veranlagung. Wir werden alle drei Beine in diesem Buch behandeln.

Sie wissen bereits, dass Fasten ein gesundes Darmmikrobiom wiederherstellen kann, indem das Mikrobiom eine Verschnaufpause erhält, in der es sich durch den Prozess der Energieumlenkung selbst reparieren kann. Studien deuten darauf hin, dass Ketonkörper die Darmmikrobiota erheblich beeinflussen können und somit mögliche Vorteile bieten, um Entzündungen zu verringern und die metabolische und neurologische Gesundheit zu verbessern.

Die Genetik spielt zwar eine Rolle bei Autoimmunerkrankungen, diese ist aber nicht so groß, wie gemeinhin angenommen wird. Immer häufiger untersuchen Studien die Rolle der Epigenetik, einem Teilgebiet der Biologie, das sich mit Zellprozessen beschäftigt, die Einfluss auf die Aktivität von Genen haben. Es stimmt zwar, dass man die Gene, mit denen man geboren wurde, nicht ändern kann, aber man hat die Möglichkeit, sie ein- oder auszuschalten. Die Zellmembran und die Mitochondrien sind die Hauptakteure in diesem Prozess. Unser Lebensstil beeinflusst, welche Gene eingeschaltet und welche Gene ausgeschaltet werden. So funktioniert die Epigenetik.

Wir können durchaus unsere Mitochondrien heilen und ihnen die gesunden Fette zuführen, welche die Durchlässigkeit der Zellmembran unterstützen. Dadurch können die Zellen wirksamer entgiften, sodass Nährstoffe und Hormone in die Zelle gelangen und freie Radikale außerhalb der Zelle freigesetzt werden.

Ich persönlich habe zwei Autoimmunerkrankungen: das Raynaud-Syndrom und die Erythromelalgie. Beim Raynaud-Syndrom werden die Finger, in einigen Fällen auch Ohren, Zehen, Brustwarzen, Knie oder Nase schlechter durchblutet. Grund dafür sind Blutgefäßkrämpfe in diesen Bereichen. Die Erythromelalgie ist eine seltene Gefäßerkrankung, die teilweise starke und brennende Schmerzen, schmerzhafte Hautrötungen, Hautentzündungen, Schwellungen und Überwärmung in Beinen, Füßen, Armen und/oder Händen verursacht. Die Symptome können dauerhaft sein oder schubweise auftreten. Häufig werden sie durch Bewegung oder Hitze ausgelöst.

Im Jahr 2018 besuchte ich mit einigen Freunden Seattle in den Vereinigten Staaten, und wir beschlossen, einen Tagesausflug zu einem nahe gelegenen Gebirgssee zu machen. Nach einigen Stunden Wanderung gelangten wir zu einer der traumhaftesten Landschaften, die ich je gesehen hatte. Der See wurde direkt vom Bergschnee gespeist, wodurch das Wasser extrem kalt war. Ich sprang trotzdem für ein paar Minuten hinein. Als ich aus dem Wasser stieg, bemerkte ich, dass meine Finger komplett weiß waren. Dies wurde durch das Raynaud-Syndrom verursacht. Das Weiß meiner Finger wanderte zu meinen Handgelenken, während mein Körper das gesamte Blut von meinen Gliedmaßen wegleitete. Es war sehr beängstigend, weil ich nicht einmal eine Faust ballen konnte. Ich dachte, ich würde meine Finger verlieren. Die nächsten Minuten hielt ich in Panik nach Wanderern Ausschau, die vielleicht ein Feuerzeug bei sich trugen. Zum Glück fand ich jemanden.

Nach 15 Minuten, in denen ich meine Hände und Finger mithilfe des Feuerzeugs erwärmt hatte, normalisierte sich die Hautfarbe wieder. Das war eine wichtige Lektion für mich, denn das Erlebnis zeigte mir, dass ich die Ursache für mein Raynaud-Syndrom noch nicht gefunden hatte. Das war zu einer Zeit, in der ich begonnen hatte, das Prinzip der Hormesis zu studieren. Ich aß bereits die Nahrungsmittel, die für meinen Stoffwechsel richtig waren, aber ich hatte mich bis zu diesem Zeitpunkt nicht mit meiner Toxinbelastung befasst. Ich setzte die in diesem Buch beschriebenen Stoffwechselstrategien um und baute meine hormetische Obergrenze auf. Mittlerweile zeigen sich nur noch selten Raynaud-Symptome. Ich besitze sogar eine Eisbadewanne, und mehrmals pro Woche tauche ich jeweils für drei bis vier Minuten in das kalte Wasser ein, ohne dass Raynaud-Symptome ausgelöst werden.

Meine zweite Autoimmunerkrankung ist die Erythromelalgie. Es ist selten, dass beide Erkrankungen gleichzeitig vorliegen, weil sie gegensätzlich zu sein scheinen. Bei mir zeigte sich die Erythromelalgie nach dem Essen, insbesondere nach dem Verzehr einer kohlenhydratreichen Mahlzeit. Meine Finger wurden sofort rot und heiß, schwollen an und entzündeten sich. Der Schmerz war so stark, dass ich irgendetwas Kaltes suchen musste, das ich in den Händen halten konnte, um den Schmerz zu lindern.

Ich habe mein Darmmikrobiom mit den alten Heilstrategien und Methoden zur Reduzierung von Toxinen, die in diesem Buch vorgestellt werden, korrigiert. Mittlerweile treten meine Erythromelalgie-Symptome nur noch selten auf. Ich habe Ihnen meine Erfahrungen deshalb beschrieben, weil sie beweisen, dass der Körper sich selbst heilen kann. Sie haben die Fähigkeit, schlechte Gene auszuschalten und gute Gene einzuschalten.

5. Die Entgiftung des Körpers

Wenn gespeichertes Körperfett zur Energiegewinnung verbrannt wird, können Giftstoffe aus den Zellen entfernt und ausgeschieden werden. Der Körper verfügt über ein hoch entwickeltes System für den Umgang mit Giftstoffen. Wenn Giftstoffe eindringen, wird ein Signalweg namens PPAR-gamma aktiviert, um die Giftstoffe aus dem Blutkreislauf in die Fettzellen zu transportieren. Viele dieser Giftstoffe sind lipophil (fettliebend) und Ihre Fettzellen sind für sie das perfekte Zuhause. Durch den Transport der Giftstoffe und ihre Speicherung in den Fettzellen kann der Körper den Schaden begrenzen, denn es sind vor allem die frei zirkulierenden Toxine, die unsere Probleme verursachen. Diese Giftstoffe werden als »chemische Obesogene« bezeichnet, weil sie die Menge an gespeichertem Fett vergrößern – durch Vergrößerung des Zellvolumens oder die Erhöhung der Anzahl von Fettzellen: Dieser Prozess bewahrt den Körper kurzfristig vor Schäden, verursacht jedoch langfristig Krankheiten, wenn das Problem nicht angegangen wird.

Wenn Sie die im »30-Tage-Programm zum *Metabolic Reset*« (siehe S. 221) beschriebenen Schritte befolgen, wird die Fettverbrennung eingeschaltet, bei der der Stoffwechsel gespeicherte Energie (Körperfett) als Brennstoff verwendet. Beim Intervallfasten wird dieser Prozess durch Autophagie, also eine Zellreinigung, beschleunigt. Jetzt werden alle Entgiftungsorgane aktiv, damit sichergestellt ist, dass die Giftstoffe den Körper verlassen. Sobald die Energiegewinnung durch Fettverbrennung beginnt, werden die Giftstoffe in die nachgelagerten Entgiftungswege geleitet, damit sie ausgeschieden werden können. Zu diesen Entgiftungswegen zählen Leber, Nieren, Darm, Gallenblase und Lymphsystem.

Je flexibler Ihr Stoffwechsel ist, desto besser werden diese Entgiftungswege unterstützt. Bei den meisten Menschen sind sie jedoch verschlossen, sodass häufig folgende Symptome auftreten:

- Brain Fog
- allgemeine und chronische Müdigkeit und Erschöpfung
- Verstopfung
- Durchfall
- Hautveränderungen wie Hautausschläge
- Blähungsgefühl nach dem Essen
- schlechter Schlaf

Diese Symptome sind häufig, aber nicht normal. Ich kenne Personen, die zuvor jede Detox-Strategie ausprobiert haben, ihre Symptome aber erst mit dem »30-Tage-Programm zum *Metabolic Reset*« (siehe S. 221) überwinden konnten. Sie müssen lediglich daran arbeiten, diese nachgelagerten Entgiftungswege zu öffnen, dann kann der Körper die Giftstoffe mühelos entfernen, ohne dass Sie es überhaupt bemerken. In Kapitel 5 beschreibe ich konkrete Protokolle, die am besten für das Öffnen der Entgiftungswege geeignet sind.

❁

Es gibt keinen Grund, warum der Stoffwechsel sich mit zunehmendem Alter verlangsamen sollte. Es ist ein Mythos, dass Alterungsprozesse allein für den Rückgang des Stoffwechsels verantwortlich sind. In Wahrheit hängt die Effizienz des Stoffwechsels mehr vom gewählten Lebensstil als vom Lauf der Zeit ab. Muskelabbau, verminderte Aktivität, schlechte Ernährung und chronischer Stress sind die wahren Schuldigen für einen trägen Stoffwechsel. Wenn Sie sich an die in diesem Buch beschriebenen Tipps halten und die Stoffwechselflexibilität durch kluge Ernährungsentscheidungen unterstützen, können Sie auch im Alter von 70 Jahren noch einen Stoffwechsel haben, der noch immer so effektiv arbeitet wie in Ihren Teenagerjahren. Das Altern ist unvermeidlich, aber ein träger Stoffwechsel ist es nicht. Das ist nicht nur meine Meinung, auch neuere Studien hinterfragen die gängige Ansicht, dass sich der Stoffwechsel mit zunehmendem Alter unweigerlich verlangsamt. Eine in der Fachzeitschrift *Science* veröffentlichte umfassende Studie analysierte Daten von über 6600 Personen vom Säuglingsalter bis zum Alter von 95 Jahren. Die Ergebnisse zeigten, dass der Gesamtenergieverbrauch nach Berücksichtigung der Körpergröße und -zusammensetzung vom 20. bis zum 60. Lebensjahr relativ stabil bleibt – und selbst nach dem 60. Lebensjahr sind die Veränderungen minimal, mit einer allmählichen Verlangsamung von etwa 0,7 Prozent pro Jahr.[18] Meiner Meinung nach kann selbst diese minimale Verlangsamung mit den in diesem Buch beschriebenen Strategien verhindert werden.

Da Sie jetzt die wissenschaftlichen Hintergründe zur Funktionsweise des Stoffwechsels kennengelernt haben, möchte ich Ihnen gerne zeigen, wie Sie diese Konzepte mit Ihren hormonellen Bedürfnissen in Einklang bringen können. In den folgenden Kapiteln werden die Hauptursachen für Stoffwechselstörungen identifiziert und die besten Möglichkeiten, um diese Störungen zu beseitigen und Ihren Stoffwechsel endgültig wiederherzustellen, vorgestellt. Das folgende Kapitel widmet sich der ersten Ursache: durchgängig hohe Blutzuckerwerte und Insulinspitzen.

KAPITEL 3

WENN SIE NUR NOCH ZUCKER VERBRENNEN

Als Kind liebte ich es, Whac-A-Mole (Schlag den Maulwurf) zu spielen. Im Spielbereich befinden sich Löcher, aus denen künstliche Maulwürfe hervorkommen – wo sich gerade ein Maulwurf zeigt, entscheidet der Zufall. Mit einem Spielzeughammer schlägt man den Maulwurf zurück in das Loch. Für jeden getroffenen Maulwurf gibt es Punkte. Außerdem gilt: Je schneller die Reaktion, desto höher die Punktzahl, und ich wollte natürlich immer die höchste Punktzahl erreichen!

Leider gehen die meisten Menschen mit ihrer Gesundheit um, als seien sie bei einem Whac-A-Mole-Spiel. Taucht ein Symptom auf, wird es zurückgeschlagen wie der Maulwurf im Spiel. Als Hammer dienen dann Medikamente, Modediäten, Operationen und andere einschneidende Maßnahmen. Das mag vorübergehend funktionieren, aber Sie wissen, was als nächstes passiert: Ein weiteres Symptom zeigt sich. In dieser Welt der endlosen Symptomjagd setzen Sie 23 Hämmer für 23 Symptome ein, und das wird zu Erschöpfung führen. Bei Whac-A-Mole gilt: Je schneller die Reaktion, desto höher die Punktzahl. Bei Symptomjagd ist das Gegenteil der Fall: Je schneller Sie reagieren, desto schlechter wird es Ihnen gehen.

Wir haben bereits festgestellt, dass die Symptome nicht Ihr eigentliches Problem sind. Tatsächlich liegen meist Welten zwischen Symptomen und Ursachen. Erst wenn Sie herausgefunden haben, woher die Symptome kommen, werden Sie in Bezug auf Ihre Gesundheit erfolgreich sein. Beginnen wir mit einem der lästigsten Symptome, gegen die man angehen kann: konstant hohe Blutzuckerwerte und Insulinspitzen.

Verbrennen Sie nur noch Zucker?

Wenn Ihr Stoffwechsel praktisch nur noch Glukose als Brennstoff zur Energiegewinnung verwendet, werden Sie zu einem »Zuckerverbrenner«. Das Leben macht Zuckerverbrennern keinen Spaß – die Menge an erzeugtem oxidativem Stress im Körper schadet der Gesundheit und verkürzt die Lebenserwartung. Wenn es also Ihr Ziel ist, schneller als alle Ihre Bekannten zu altern, dann sollten Sie die ganze Zeit Zucker verbrennen.

Ich habe ein Quiz mit sechs Fragen zusammengestellt, um herauszufinden, ob Sie gerade Zucker oder Fett verbrennen. Wenn Sie drei oder mehr dieser Fragen mit »Ja« beantworten, ist die Wahrscheinlichkeit groß, dass Sie zu den Zuckerverbrennern gehören:

- Fühlen Sie sich nach dem Essen müde?
- Naschen Sie zwischen den Mahlzeiten?
- Haben Sie mehr als 9 bis 10 Kilogramm Übergewicht?
- Haben Sie Hautanhängsel (Fibrome) am Körper?
- Haben Sie braune Flecken unter den Achseln?
- Werden Sie hungrig und ärgerlich, wenn Sie eine Mahlzeit auslassen?

Falls Sie feststellen, dass dies auf Sie zutrifft, fühlen Sie sich bitte nicht schuldig. Jahrelange haben veraltete Informationen Sie auf diesen Weg geführt.

Ihre roten Blutkörperchen zeichnen Ihr Blutzuckerverhalten auf. Wenn Sie genau wissen wollen, was in Ihrem Körper vor sich geht, können Sie Ihren Blutzuckerspiegel auf Hämoglobin A1c untersuchen lassen. Hämoglobin A1c (HbA1c, auch als »glykiertes Hämoglobin« bezeichnet) gibt Aufschluss über den durchschnittlichen Blutzuckerspiegel in den letzten drei Monaten, indem die am Hämoglobinprotein haftende Glukose gemessen wird. Die roten Blutkörperchen transportieren mithilfe des Proteins Hämoglobin A Sauerstoff zum Gewebe. Je höher der Blutzuckerspiegel ist, desto mehr Glukose bleibt am Hämoglobin-A1c-Protein haften. Ein gesunder HbA1c-Wert liegt bei 5,2 Prozent oder weniger, der prädiabetische Bereich bei 5,7 bis 6,4 Prozent und der diabetische Bereich bei 6,5 Prozent oder höher.

Wie stark glykiert (»verzuckert«) ist Ihr Hämoglobin? Die Glykierung ist eine spontane chemische Reaktion, bei der Zuckermoleküle ohne Enzyme an freie Aminogruppen von Proteinen, DNA, Lipide oder andere Biomoleküle binden. Zucker ist klebrig – denken Sie zum Beispiel an die klebrige Zuckerwatte –, und dieser Zucker kann Arterien und Zellen verstopfen. Je höher der HbA1c-Wert, desto mehr Glukose ist an das Hämoglobinprotein gebunden und desto mehr glykiert ist es.

Eine Studie aus dem Jahr 2020 schätzt, dass ein HbA1c-Wert >7,5 Prozent über ein Jahr lang sowohl bei Typ-1- als auch bei Typ-2-Diabetes die Lebensdauer um rund 100 Tage verkürzt. Da ein Zusammenhang zwischen Blutzuckerkontrolle und Sterblichkeit besteht, setzen sich Betroffene möglicherweise genauer mit der Einhaltung einer Behandlung und den Empfehlungen für Veränderungen des Lebensstils auseinander. Ich habe für Sie nachgerechnet: Wenn Ihre HbA1c-Spiegel 15 Jahre lang bei >7,5 Prozent lagen, verkürzt dies Ihre Lebenserwartung um 4 Jahre.[1] Die gute Nachricht ist, dass Sie Ihren Blutzuckerspiegel ab jetzt beherrschen und Ihr Leben um Jahre verlängern werden!

Die Zuckerverbrennung greift hauptsächlich auf fünf Arten in den Stoffwechsel ein:

1. durch chronisch erhöhte Insulinspiegel,
2. durch erhöhten oxidativen Stress,
3. durch die Erschöpfung der Mitochondrien,
4. durch Erkrankungen des Gehirns und
5. durch Krebswachstum.

Wir wollen jeden Punkt nun einzeln betrachten.

1. Chronisch erhöhte Insulinspiegel

Insulin ist der wichtigste Hormonschalter des Körpers. Er bestimmt, welchen Brennstoff der Körper nutzt: Fett oder Zucker. Wenn der Insulinspiegel hoch ist, wird kein Fett verbrannt, sondern nur Zucker. Wenn der Insulinspiegel niedrig ist, wird ausschließlich Fett als Brennstoff verwendet.

Insulin wird für viele Dinge verantwortlich gemacht. Aber die Insulinproduktion ist tatsächlich ein wunderbarer Prozess, der von unserem Schöpfer entworfen wurde. Gäbe es diesen Prozess nicht, gäbe es keine Menschen. Wenn wir Kohlenhydrate essen, wandelt unser Körper sie in Glukose um, was den Blutzuckerspiegel erhöht. Der Körper setzt daraufhin große Mengen Insulin frei. Dieses setzt sich an Rezeptoren der Zelloberfläche fest und signalisiert der Zelle, dass mehr Glukosetransporter (GLUT) benötigt werden. Steht GLUT bereit, kann der Zucker aus dem Blut in die Zelle aufgenommen werden. Dieser Prozess betrifft Billionen von Zellen.

Wenn Ihr Blutzuckerspiegel normal ist, bedeutet dies, dass Sie etwa 1 Teelöffel gelösten Zucker in Ihrem Blut haben. Die durchschnittliche Menge an Blut im menschlichen Körper beträgt etwa 4 bis 7 Liter. Man könnte also meinen, dass man im Laufe eines Tages sehr wenig Zucker braucht. Aber der durchschnittliche US-Amerikaner konsumiert jeden Tag bis zu 30 Teelöffel Zucker! Dieser Zucker stammt in der Regel aus verarbeiteten Lebensmitteln und Kohlenhydraten. (Anmerkung der Redaktion: Laut Statistischem Bundesamt liegt der tägliche Zuckerverbrauch in Deutschland bei 46 Stücken Würfelzucker, was 35 Teelöffeln entspricht.) Angesichts dieser hohen Menge an aufgenommenem Zucker muss der Körper das Blut wieder in die Homöostase, seinen normalen Ruhezustand zurückbringen, sodass jedes Mal, wenn mehr als 1 Teelöffel Zucker im Blut vorhanden ist, Insulin in das Blut gepumpt wird, um diese Glukose aus dem Blut in die Zellen zu transportieren. Das bedeutet, es werden große Mengen Insulin benötigt, um diesen extremen Zuckerüberschuss aus dem Blut zu entfernen – im Vergleich zum normalen Blutzuckerwert wird bei 30 Teelöffeln Zucker auch die 30-fache Menge Insulin freigesetzt.

The Lancet berichtete bereits 2009 über die Ergebnisse der White-Hall-II-Studie: Die Nüchternglukose bleibt etwa 14 Jahre lang unverändert. Danach ist die durchschnittliche Bauchspeicheldrüse erschöpft, weil sie jahrelang große Mengen an Insulin produziert hat. Häufig diagnostiziert erst dann ein Hausarzt bei dieser Person Diabetes, obwohl sich der Diabetes über die letzten 14 Jahren entwickelt hat.[2] Aus diesem Grund ist die Feststellung des Nüchterninsulinwerts der wichtigste Labortest, um die Gesundheit des Stoffwechsels zu beurteilen. Es ist, wie Albert Einstein es einmal formulierte: »Intellektuelle lösen Probleme, Genies verhindern sie«, und es ist viel einfacher, Krankheiten vorzubeugen, als zu versuchen, sie zu heilen.

Erhöhte Insulinspiegel (Hyperinsulinämie) führen zu Typ-2-Diabetes. Die konventionelle Medizin behandelt das Symptom – zu viel Glukose im Blut –, obwohl die Ursache in einem Insulinüberschuss und einer Entzündung der Zellmembran liegt. Durch die Anwendung von Insulin verschlimmert sich der Typ-2-Diabetes. Man kann nicht nur oberflächlich die Symptome behandeln und erwarten, dass die Krankheit besser wird. Die Insulinresistenz (Hyperinsulinämie) tritt Jahre vor Diabetes auf. Die Menschen versterben zwar selten an Diabetes direkt, aber viele an den damit einhergehenden degenerativen Krankheiten: Krebs, Herzerkrankungen, Infektionen, Nierenversagen und so weiter. Alles beginnt mit einem hohen Insulinspiegel. In Kapitel 12 beschreibt das »30-Tage-Programm zum *Metabolic Reset*« (siehe S. 221) die genauen Schritte, die zur Senkung des Insulinspiegels erforderlich sind, damit die Zellen wieder sensibel auf die Botschaften des Insulins reagieren können.

Der Blutzuckerspiegel wird vom Stoffwechsel engmaschig kontrolliert. Bei einem gesunden, gut funktionierenden Stoffwechsel befindet sich nur 1 Teelöffel Zucker im gesamten Blutkreislauf. Dies entspricht 80 mg/dl, wenn Sie Ihren Nüchternblutzucker messen. Höhere Werte gelten als schädlich. In Leber- und Muskelzellen befinden sich zusätzliche Zuckerspeicher, die Glykogenspeicher. Durchschnittlich können Leberzellen 25 bis 30 Teelöffel Zucker speichern, und Skelettmuskelzellen können etwa 100 Teelöffel speichern.

Ich liebe die Analogie meines Freundes Dr. Jason Fung: Stellen Sie sich Ihre Glykogenspeicher (Zuckerreserven) als den Kühlschrank in Ihrer Küche und Ihr gespeichertes Körperfett als die Gefrierschränke in Ihrem Keller vor. Der Vorteil, wenn Sie Ihren Kühlschrank anstelle eines Gefrierschranks verwenden, besteht darin, dass er einen schnellen Zugang zu Nahrungsmittelenergie bietet. Sie öffnen einfach den Kühlschrank in der Küche und Energie ist verfügbar. Der Nachteil ist die begrenzte Lagerkapazität. Sie müssten ständig neue Lebensmittel in den Kühlschrank stellen, um dieses Gleichgewicht aufrechtzuerhalten. Mit anderen Worten, wenn Sie gespeicherten Zucker verbrennen, müssen Sie ständig Kohlenhydrate essen und alle paar Stunden einen Snack zu sich nehmen, um ihre Energie aufrechtzuerhalten. Andernfalls würden Ihre Vorräte abnehmen und Sie zusammenbrechen. Die Gefrierschränke in Ihrem Keller sind eine kluge Wahl, da Sie Dutzende von ihnen mit Energie füllen können. Der Nachteil ist, dass Sie etwas länger warten müssen, um auf die Lebensmittel in einem dieser Gefrierschränke zugreifen zu können, da das Auftauen einige Stunden dauert.

In diesem Beispiel stellen die Gefrierschränke Ihr Körperfett dar. Sie könnten Hunderte von Gefrierschränken an Energie vorhalten, und ein gesunder Stoffwechsel legt den Schalter um, um diese gespeicherte Energie aus dem Körperfett als Brennstoffquelle zu nutzen. Haben Sie jedoch wie die meisten Menschen Ihre Glykogenspeicher im Kühlschrank immer wieder aufgefüllt, mussten Sie nie zur Verbrennung von gespeichertem Körperfett wechseln. Wenn Sie wie der durchschnittliche US-Amerikaner mindestens 300 Gramm

Kohlenhydrate täglich zu sich nehmen und den ganzen Tag lang ständig essen, erhöhen Sie ständig die Glukose- und Insulinspiegel und sorgen dafür, dass Ihr Stoffwechsel Zucker anstelle von Fett verbrennt. Aber keine Sorge – wenn wir später in diesem Buch über Ketose und Intervallfasten sprechen, lernen Sie, wie Sie Körperfett am effizientesten als Brennstoff nutzen können.

2. Erhöhter oxidativer Stress

Wenn Zellen ausschließlich auf Zucker als Brennstoff angewiesen sind, entsteht oxidativer Stress und das Körpergewicht nimmt zu. Bei der Verbrennung von Zucker entstehen giftige Nebenprodukte, die Entzündungen um die Zellen herum verursachen, die Hormonfunktion stören und den Stoffwechsel verlangsamen. Fett ist eine effizientere Energiequelle und reduziert zellulären Stress.

Phospholipase A2 (PLA2) ist ein Enzym, das eine entscheidende Rolle im Lipidstoffwechsel der Membran spielt, da es für die Abspaltung von Fettsäuren aus Phospholipiden verantwortlich ist. Es hydrolysiert die Esterbindung an der sn-2-Position der Phospholipide, wodurch freie Fettsäuren und Lysophospholipide entstehen. Dieses Enzym ist an verschiedenen zellulären Prozessen beteiligt, so auch an Entzündungsreaktionen und am Umbau der Zellmembran. Sie können sich PLA2 als eine spezialisierte Schere für Zellmembranen vorstellen. So wie eine Schere entlang einer bestimmten Linie schneidet, schneidet PLA2 die Bindung in den Membranphospholipiden an einer bestimmten Stelle ab und setzt dabei freie Fettsäuren und Lysophospholipide frei. Dieses »Schneiden« ist für die Aufrechterhaltung des Gleichgewichts und der Funktion der Zellmembranen entscheidend, ähnlich wie das Zurückschneiden einer Pflanze dazu beiträgt, dass sie viel gesünder wächst.

Studien haben gezeigt, dass Zucker- und Insulinspitzen die Aktivität von PLA2 beeinflussen können, wodurch möglicherweise Membranschäden entstehen.[3] Stellen Sie sich die Zellmembran als eine stabile Mauer vor, die ein Haus schützt. PLA2 verhält sich wie ein Bautrupp, der bestimmte Steine (Phospholipide) aus dieser Wand entfernt. Normalerweise erfolgt dieser Prozess kontrolliert zu Wartungs- und Umbauzwecken. Wenn jedoch Zucker- und Insulinspiegel in die Höhe schnellen, ist das so, als würde man dem Bautrupp den Befehl geben, die Steine schnell und wahllos zu entfernen. Dies schwächt die Mauer und schafft Lücken und Schwachstellen. Infolgedessen ist das Haus – also die Zelle – äußeren Bedrohungen und innerer Instabilität stärker ausgesetzt, was zu potenziellen Schäden und Funktionseinbußen führt.

3. Die Erschöpfung der Mitochondrien

Wie in Kapitel 2 besprochen, sind die Mitochondrien die Akkus in den Zellen, die für die Energieproduktion und die Fettverbrennung verantwortlich sind. Welches Auto würden Sie bevorzugen: einen alten, ramponierten Ford Pinto oder einen brandneuen Porsche, der bis zum Äußersten getuned wurde? Sie würden den Porsche wollen, nicht wahr? Nun, wenn Sie sich in der Ketose befinden, sind Ihre Zellen und Mitochondrien wie dieser Porsche.

Von den Billionen Zellen im Körper haben Sie im Wesentlichen zwei Hauptenergiequellen: Zucker (Glukose) und Fett (Ketonkörper). Wenn Ihr Körper Zucker zur Energiegewinnung abbaut, produziert er nicht so viel Energie wie beim Abbau von Fetten. Wenn Ihr Körper Fette zur Energiegewinnung abbaut, ist es wie das Fahren eines schnittigen Porsche im Vergleich zum Verbrennen von Zucker, was eher dem Fahren eines abgenutzten Pinto entspricht.[4, 5, 6, 7, 8]

Bei gesunden Menschen kann der Körper leicht Ketonkörper produzieren, die er zur Energiegewinnung verwendet, wann immer er sie benötigt. In Zeiten des Fastens, aber auch über Nacht beim Schlafen mit nüchternem Magen bildet die Leber mehr Ketonkörper und die Menge an Ketonkörpern im Blut nimmt zu. Wenn der Insulinspiegel niedrig genug ist, geht der Körper in die Fettoxidation über. Diese dadurch entstehenden Fettsäuren werden zur Leber transportiert, und die Leber verwendet sie, um Ketonkörper zu produzieren.

Das bedeutet, *dass sich hinter dem Begriff »ketogene Ernährung« eher ein Stoffwechselprozess als eine Diät verbirgt.* Den Zustand der Ketose gibt es schon so lange, wie es den Menschen gibt. Wenn unsere Vorfahren Fettsäuren nicht als Brennstoff hätten verwenden und die Leber sie nicht in Ketonkörper hätte umwandeln können, wären wir heute nicht hier! Unsere Vorfahren wären nicht in der Lage gewesen, bei der Nahrungssuche lange genug durchzuhalten, und hätten nicht überlebt.

Wenn Ketonkörper anstelle von Glukose zur Energiegewinnung verwendet werden, produzieren die Mitochondrien durch die mitochondriale Biogenese 400 Prozent mehr Energie. Dies liegt daran, dass eine kurzzeitige Ketose einen positiven Stress (Hormesis) für die Mitochondrien darstellt, der sie dazu zwingt, sich anzupassen und mehr Energie zu produzieren. Dadurch nimmt die Wärme im Körperinneren zu und die Stoffwechselrate wird erhöht. Schließlich verbrennt der Stoffwechsel mehr Kalorien – und zwar ohne Kalorienzählen oder übermäßigen Sport.

4. Erkrankungen des Gehirns

In manchen neueren Studien werden die Alzheimer- und die Parkinson-Krankheit teilweise als »Typ-3-Diabetes« kategorisiert. Dies unterstreicht einen entscheidenden Zusammenhang zwischen Insulinresistenz und neurodegenerativen Erkrankungen.[9] Diese neue Sichtweise deutet darauf hin, dass ebenso wie Typ-2-Diabetes durch eine Insulinresistenz im Körper gekennzeichnet ist, diese Gehirnerkrankungen auf eine vergleichbare Insulinresistenz im Gehirn zurückzuführen sein könnten.

Insulin ist nicht nur für die Regulierung des Blutzuckers, sondern auch für die Gesundheit und Funktion der Neuronen unerlässlich. Eine Insulinresistenz der Gehirnzellen greift in normale Zellprozesse ein, was zu einem Rückgang der kognitiven Funktionen und zur Neurodegeneration führt. Eine genauere Untersuchung dieses Zusammenhangs eröffnet neue Wege für die Behandlung und Prävention und unterstreicht, welche Bedeutung einem gesunden Stoffwechsel bei der Aufrechterhaltung der Gehirnfunktion und der Vorbeugung gegen diese beeinträchtigenden Krankheiten zukommt.

Bei bestimmten Erkrankungen des Gehirns kann es zu Problemen beim Transport von Glukose in die Neuronen und/oder andere Gehirn- und Nervenzellen kommen, wodurch Zellen absterben. Zu den Erkrankungen mit verminderter Glukoseaufnahme in Gehirn- und Nervenzellen gehören:

- Alzheimer-Krankheit
- Parkinson-Krankheit
- Multiple Sklerose
- Chorea Huntington
- Amyotrophe Lateralsklerose (ALS)
- Duchenne-Muskeldystrophie
- einige Autismusformen
- Down-Syndrom (Auftreten der Alzheimer-Krankheit im Alter von 30 bis 40 Jahren)[10]
- akute Hirnverletzung, begleitet von Sauerstoffmangel
- Typ-1- und Typ-2-Diabetes

Ketonkörper können von Neuronen, die Glukose nicht verwenden können, aufgenommen werden. Daher können Ketonkörper die Energiekrise bei neurodegenerativen Erkrankungen, die durch eine Verschlechterung des Glukosestoffwechsels

DIE ALZHEIMER-KRANKHEIT IN ZAHLEN

- Im Jahr 2020 lebten rund 5,8 Millionen Menschen in den Vereinigten Staaten mit der Alzheimer-Krankheit.
- Die meisten Menschen mit Alzheimer-Krankheit sind 65 Jahre alt und älter. Auch jüngere Menschen können von der Alzheimer-Krankheit betroffen sein, das ist jedoch seltener.
- Die Anzahl der Menschen, die mit der Alzheimer-Krankheit leben, verdoppelt sich nach dem 65. Lebensjahr alle fünf Jahre.
- Hochrechnungen gehen von einer Verdreifachung dieser Zahl bis zum Jahr 2060 aus: Voraussichtlich werden 14 Millionen Menschen betroffen sein.[15]

im Gehirn gekennzeichnet sind, lindern. Dadurch böte sich bei diesen Erkrankungen ein therapeutischer Vorteil. Die meisten klinischen Studien, die die neuroprotektive Rolle von Ketonkörpern untersuchen, wurden an Patienten mit Alzheimer-Krankheit durchgeführt. Bildgebende Untersuchungen des Gehirns unterstützen die Annahme, dass sich der Energiestoffwechsel des Gehirns durch Ketonkörper verbessern lässt.[11] Ebenso zeigen einige Studien leichte funktionelle Verbesserungen bei Patienten mit Parkinson-Krankheit und einen Nutzen für die kognitiven Funktionen bei Patienten mit – oder mit einem Risiko für die – Alzheimer-Krankheit nach einer Umstellung auf ketogene Ernährung.

Wir haben bereits gesehen, dass Ketonkörper den Mitochondrien signalisieren, bei Stress mehr Mitochondrien zu bilden, und das Gehirn hat die höchste Konzentration an Mitochondrien pro Zelle im ganzen Körper.[12] Deshalb berichten so viele Menschen über Klarheit und geistige Widerstandsfähigkeit, wenn sie sich in der Ketose befinden. Besonders hilfreich ist dies bei folgenden Störungen:

- Depression
- Aufmerksamkeitsdefizitstörung (ADS)
- Aufmerksamkeitsdefizit-/Hyperaktivitätsstörung (ADHS)
- Brain Fog

Die ketogene Diät hilft bei affektiven Störungen, indem sie den Blutzuckerspiegel stabilisiert und Entzündungen reduziert, die maßgeblich zu Stimmungsschwankungen beitragen. Durch die Verlagerung der primären Brennstoffquelle des Körpers von Glukose auf Ketonkörper wird das Gehirn stetig mit Energie versorgt, was die geistige Klarheit und emotionale Stabilität verbessern kann. Darüber hinaus fördert die Keto-Diät die Produktion von Gamma-Aminobuttersäure (GABA), einem Neurotransmitter, der beruhigend wirkt und möglicherweise die Symptome von Angstzuständen und Depressionen reduziert. Diese Stoffwechselverschiebung kann zu einer verbesserten Stimmungsregulierung und einem allgemein verbesserten psychischen Wohlbefinden beitragen.[13, 14]

5. Krebswachstum

Wissenschaftliche Untersuchungen ergaben, dass Krebszellen zur Energiegewinnung stark auf die Glykolyse angewiesen sind; dieses Phänomen wird als Warburg-Effekt bezeichnet.[16] Ketogene Diäten stellen einen vielversprechenden Weg für die Krebstherapie dar, indem sie die metabolischen Anfälligkeiten von Krebszellen ausnutzen.

Laut der National Library of Medicine beruht die Wirkung einer ketogenen Diät darauf, dass sie Tumoren ihre primäre Energiequelle – Glukose – entzieht und gleichzeitig einen alternativen Brennstoff für gesunde Zellen bereitstellt.[17] Durch die Reduzierung von Kohlenhydraten und die gesteigerte Produktion von Ketonkörpern löst die ketogene Diät einen dem Fasten ähnlichen Stoffwechselzustand aus, der sich gezielt auf Krebszellen auswirkt, während normales Gewebe nicht betroffen ist. Nach Aussage der National Library of Medicine sollen ketogene Diäten selektiv Tumoren aushungern, indem sie Fett und Proteine bereitstellen, die von glukoseabhängigen Tumorzellen nicht verwertet werden könnten.[18]

Ketogene Diäten entfalten außerdem ihre krebshemmende Wirkung über verschiedene andere Mechanismen, zum Beispiel indem sie den Insulin- und IGF-1-Rezeptor-Signalweg hemmen, den Tod von Tumorzellen auslösen sowie Tumorwachstum und -ausbreitung eindämmen. Diese Annahmen werden durch Hinweise untermauert, dass ketogene Diäten die Genexpression, die Chromatinstruktur – also die Regulation der Genexpression – und entscheidende Stoffwechselenzyme in Tumorzellen verändern können. Laufende klinische Studien untersuchen das Potenzial von ketogenen Diäten in der Krebsbehandlung und wollen ihre Wirksamkeit und Sicherheit bei verschiedenen Krebsarten auswerten. Grundsätzlich bieten ketogene Diäten, die auf die metabolische Anfälligkeit von Krebszellen abzielen, eine vielversprechende Ergänzung zu herkömmlichen Krebstherapien, was möglicherweise den Behandlungserfolg verbessern könnte.

❁

Sie sehen, es bringt zahlreiche Risiken mit sich, wenn Sie weiterhin »Zuckerverbrenner« bleiben wollen. Es geht nicht nur um Müdigkeit und Gewichtszunahme: Der erhöhte Insulinspiegel, der erhöhte oxidative Stress und die verminderte Anzahl an Mitochondrien setzen Sie einem erhöhten Risiko für neurodegenerative Erkrankungen und Krebs aus.

Nachdem Sie nun ein grundlegendes Verständnis dafür haben, wie sich diese hohen Glukose- und Insulinspiegel auf Ihren Stoffwechsel auswirken und wie negativ das ist, wollen wir die nächste Ursache für Stoffwechselstörungen besprechen: verarbeitete Lebensmittel.

KAPITEL 4

VERARBEITETE LEBENSMITTEL

Stellen Sie sich einen gewöhnlichen Supermarkt vor: An prominenter Position im Laden finden Sie verarbeitete Lebensmittel, die Zutaten enthalten, welche die meisten Menschen nicht einmal aussprechen können. Die Vermarktung dieser Lebensmittel ist erstklassig, und die Menschen lassen sich leicht zum Kauf verleiten. Leider handeln sie sich durch den Verzehr dieser Produkte leicht gesundheitliche Symptome ein, am häufigsten Gewichtszunahme, Kopfschmerzen, Sodbrennen, Müdigkeit und Gelenkschmerzen. Ärzte stellen dann ein Rezept gegen diese Symptome aus und schicken Betroffene in die Apotheke, um das Medikament gegen die Symptome abzuholen, die durch den Verzehr der verarbeiteten Lebensmittel verursacht wurden. Die Gesundheitsbranche verwandelt Symptome in Umsätze und Krankheiten in Geld. Ein geniales Geschäftsmodell!

Die traurige Wahrheit ist, dass ein geheilter Patient ein verlorener Kunde ist. Ich bin nicht zynisch, sondern realistisch. Ich kenne einige gewissenhafte Ärzte, aber das Gesundheitssystem, in dem sie arbeiten, ist kaputt. Es ist korrupt, es ist kein »Gesundheitswesen«, sondern ein »Krankheitswesen«. Die Pharmaindustrie hat uns jahrzehntelang Krankheiten verkauft, und es ist mittlerweile ein Punkt erreicht, an dem sie sogar Krankheiten für uns erzeugen. Das liegt daran, dass Medikamente nicht an die Ursache eines Leidens herangehen, sondern diese Ursache oft sogar verschlimmern.

Wir wissen, dass wir in die falsche Richtung gehen, und doch tun wir uns schwer, Lösungen zu finden. Das Problem ist nicht ein Mangel, sondern ein Überfluss an Informationen. Wir ertrinken in Informationen, hungern aber nach wahrer Weisheit. Informationen allein werden Ihr Leben nicht verändern – wenn sie es täten, wäre jeder Bibliothekar ein Multimillionär oder eine

Berühmtheit. Wenn Sie Ihr Leben verändern wollen, müssen Sie die richtigen Informationen Schritt für Schritt zur Anwendung bringen. Wie Sie auf den folgenden Seiten sehen werden, gibt es trotz des katastrophalen Zustands, in dem wir uns derzeit befinden, Hoffnung – aber wir müssen die richtigen Entscheidungen treffen. Damit der *Metabolic Reset* gelingt, müssen Sie sich selbst verantwortlich fühlen, die richtigen Informationen einzuholen und entsprechende Entscheidungen zu treffen. Wenn Sie Ihre Gesundheit vernachlässigen, werden Sie selbst am Ende leiden.

In diesem Kapitel werde ich Sie über die Nahrungsmittel- und Pharmaindustrie aufklären, damit Sie wissen, welchen Schaden verarbeitete Lebensmittel in Ihrem Körper anrichten. Sobald Sie verstanden haben, dass der beste Arzt und die beste Apotheke der Welt in Ihrem eigenen Körper zu finden sind, werden Sie in der Lage sein, Kontrolle über Ihre Gesundheit zu übernehmen.

Die Macht – und die Kosten – des Marketings

Wenn Sie das nächste Mal fernsehen, achten Sie darauf, wie viele der Werbespots pharmazeutische und kulinarische Botschaften enthalten. In den Vereinigten Staaten zum Beispiel werden meinen Recherchen zufolge 75 Prozent aller Fernsehwerbungen von der Pharmaindustrie finanziert![1] Nur zwei der 195 Länder der Welt erlauben der Pharmaindustrie die direkte Vermarktung aller Arten von Medikamenten an den Verbraucher über Fernsehwerbung: die Vereinigten Staaten und Neuseeland.[2] (Anmerkung der Redaktion: In Deutschland dürfen verschreibungspflichtige Medikament nicht im Fernsehen beworben werden, wohl aber frei verkäufliche und Nahrungsergänzungsmittel. Es gelten strenge Regeln. So dürfen zum Beispiel keine Heilungsversprechen gegeben werden.) Auch die Nahrungsmittelkonzerne sind rege und für bis zu 29 Prozent der Werbung im amerikanischen Fernsehen verantwortlich![3] Das Fernsehpublikum sieht damit ein Medikament nach dem anderen, gefolgt von Fast Food und noch mehr Medikamenten. Das ist Gehirnwäsche – wir haben nicht deshalb Symptome, weil es uns an Medikamenten mangelt!

Es kommt noch schlimmer. Warum dürfen in den Vereinigten Staaten Fast-Food-Restaurants in Krankenhäusern Geschäfte eröffnen? Krankenhäuser sollten ein heilendes Umfeld bieten. Dieses Vorgehen ist korrupt und darauf ausgelegt, Symptome in Verkäufe und Krankheiten in Dollar zu verwandeln.

Das US-Gesundheitssystem belegte in einer Analyse des gemeinnützigen Commonwealth Fund den letzten Platz unter den elf Ländern mit hohem Einkommen.[4] Darüber hinaus geben die Vereinigten Staaten jedes Jahr 4,6 Billionen Dollar für das Gesundheitswesen aus. Wäre dies das Bruttoinlandsprodukt (BIP) eines Landes, wäre es die Nummer vier der Welt!

Adipositas ist auch teuer. Im Jahr 2008 beliefen sich die geschätzten jährlichen medizinischen Kosten für Adipositas in den Vereinigten Staaten auf 147 Milliarden US-Dollar, und die medizinischen Kosten für Menschen mit Adipositas waren 1429 US-Dollar höher als für Menschen mit gesundem Gewicht.[5] Der Wirtschaftsbericht des Präsidenten, der alle fünf Jahre veröffentlicht wird, ergab, dass sich die jährlichen Gesamtkosten für Diabetes im Jahr 2022 auf 412,9 Milliarden US-Dollar beliefen, darunter 306,6 Milliarden US-Dollar an direkten medizinischen Kosten und 106,3 Milliarden US-Dollar an indirekten Kosten. Damit betrifft ein Viertel der Gesundheitsausgaben in den Vereinigten Staaten Menschen mit diagnostiziertem Diabetes.[6] Die durchschnittlichen Kosten für die Behandlung eines Menschen mit Typ-2-Diabetes betragen 14 000 US-Dollar pro Jahr.

Warum kostet uns unsere (unzureichende) Gesundheitsversorgung so viel? Warum sind die Kosten für Adipositas und Diabetes in die Höhe geschnellt? Wegen der Lebensmittel, die wir konsumieren.

Wie verarbeitete Lebensmittel die Stoffwechselgesundheit schädigen

Unsere Lebensmittelgeschäfte und Supermärkte sind mit verarbeitetem Junk Food überfüllt. Wenn man in der Öffentlichkeit eine Zigarette raucht, denken die meisten Menschen sofort an die Gesundheitsgefahren des Rauchens, wenn man jedoch verarbeitetes Junk Food isst, in dem viel Zucker verarbeitet ist, verschwendet niemand einen Gedanken an die damit verbundenen gesundheitlichen Risiken. Dabei töten verarbeitete Lebensmittel mehr Menschen als Zigaretten, und es gibt an jeder Ecke einen »Drogendealer«. Der Mensch ist die einzige Spezies, die schlau genug ist, ihre eigene Nahrung zu kreieren, und dumm genug, sie zu essen.

Eine Metaanalyse aus dem Jahr 2024 ergab, dass eine Ernährung mit hohem Anteil an hoch verarbeiteten Lebensmitteln einige alarmierende statistische Auffälligkeiten aufwies. Hoch verarbeitete Lebensmittel werden durch Zusatzstoffe und ungesunde Inhaltsstoffe stark verändert, was ein größeres Risiko für die Stoffwechselgesundheit darstellt als minimal verarbeitete Lebensmittel, die mehr von ihren natürlichen Nährstoffen behalten. Diese Studie zeigte, dass hoch verarbeitete Lebensmittel zu folgenden Anstiegen von Erkrankungen führen können:

- Diabetes um 37 Prozent
- Bluthochdruck um 32 Prozent
- hohe Triglyceride um 47 Prozent
- Adipositas um 32 Prozent[7]

Solche »Lebensmittel« zerstören die Gesundheit unseres Stoffwechsels. Sie wirken sich auf fünferlei Art negativ auf unseren Stoffwechsel aus:

1. Sie machen leicht süchtig.
2. Sie verursachen Entzündungen der Körperzellen.
3. Sie schädigen die Mitochondrien.
4. Sie geben dem Körper das Signal zur Fettspeicherung.
5. Sie stören das Darmmikrobiom.

Schauen wir uns jeden dieser Punkte im Detail an.

1. Verarbeitete Lebensmittel machen leicht süchtig

Die Wissenschaftler, die hinter den Kulissen großer Lebensmittelkonzerne arbeiten, sind genial. Sie stellen diese lebensmittelähnlichen Substanzen – genmanipulierte Lebensmittel – her und testen sie mehrmals, um sicherzustellen, dass sie alle Belohnungszentren in Ihrem Gehirn treffen.

Neuere wissenschaftliche Untersuchungen ergaben verblüffende Ähnlichkeiten zwischen Zucker und süchtig machenden Drogen wie Kokain. Studien an Ratten weisen darauf hin, dass Zucker ein höheres Suchtpotenzial als Opioide aufweisen kann. Diese Studien ließen darauf schließen, dass Zucker im Gehirn mit Drogen vergleichbare Reaktionen auslöst, darunter Fressattacken, Gier, gesteigertes Durchhaltevermögen, Entzugserscheinungen, Abhängigkeit und Belohnungsverhalten.[8] Dr. James DiNicolantonio, der Hauptautor einer im *British Journal of Sports Medicine* veröffentlichten Übersichtsarbeit, erklärt, dass Zucker den Dopaminspiegel des Gehirns beeinflusst und zu Symptomen wie Depressionen und ADHS führt, wenn der Konsum plötzlich reduziert wird. Dieser Dopaminmangel kann den Drang auslösen, mehr Zucker zu konsumieren, ähnlich wie der »Kick«, den Drogenabhängige suchen.

Im Gegensatz zu Salz, bei dem der Körper ein Zuviel natürlich signalisiert und so einen übermäßigen Verzehr verhindert, fehlt dem Zucker ein begrenzender Mechanismus, sodass man große Mengen konsumieren kann, ohne das Bedürfnis zu verspüren, damit aufzuhören. Dieser dauerhafte Konsum kann zu verschiedenen stoffwechselbedingten Gesundheitsproblemen führen, darunter Gewichtszunahme, Typ-2-Diabetes, Herzerkrankungen, Schlaganfall und einige Krebsarten.

Zwar lassen sich die bei Ratten beobachteten Suchtverhaltensweisen nicht direkt auf den Menschen übertragen, jedoch gibt der hohe Zuckerkonsum, insbesondere bei Kindern, Anlass zur Sorge. Nach Berichten der ehemaligen Gesundheitsbehörde Public Health England beträgt der Zuckerkonsum in Großbritannien fast das Dreifache des empfohlenen Grenzwerts, was einen erheblichen Anteil der Gesamtenergieaufnahme ausmacht.[9] Durch seine Verarbeitung führt Zucker zu einem übermäßigen Konsum, denn er aktiviert nicht das Hormon Leptin, das dem Körper und Gehirn signalisiert, mit dem Essen aufzuhören.

2. Verarbeitete Lebensmittel verursachen Entzündungen der Körperzellen

Schätzungsweise 80 Prozent der Nahrungsmittel in den Vereinigten Staaten enthalten entzündungsfördernde Samenöle. (Anmerkung der Redaktion: In Deutschland finden sich solche Fette vor allem in Fertigprodukten und Frittiertem.) Diese Öle werden auch als Pflanzenöle, Linolsäure, mehrfach ungesättigte Fettsäuren und Omega-6-Fettsäuren bezeichnet. Das Hauptproblem bei diesen Fetten ist, dass sie chemisch instabil sind. Sie enthalten viele Doppelbindungen, daher der Begriff »mehrfach ungesättigt«, und je mehr Doppelbindungen ein Fett enthält, desto instabiler ist es gegenüber Hitze und Druck. Diese Öle werden aber unter Hitze und Druck hergestellt und verarbeitet, sodass sie beschädigt und ranzig werden. Um dies zu überdecken, kommen chemische Substanzen wie Hexan, Phosphorsäure, Bleichmittel, Dampf und andere Methoden zum Einsatz.

Das bedeutet, dass Samenöle, die im Regal stehen, bereits ranzig sind, bevor Sie sie überhaupt kaufen. Wenn die Öle beim Kochen erhitzt werden, oxidieren sie weiter. Dadurch können sich die Körperzellen entzünden, was die

Aufnahme von Hormonen und Nährstoffen beeinträchtigt. Es ist ähnlich wie bei der Oxidation, die eintritt, wenn Sie in einen Apfel beißen und ihn stundenlang offen liegen lassen, sodass eine Bräunung durch Oxidation entsteht. Diese Öle führen zu einer »Bräunung« auf Zellebene.

3. Verarbeitete Lebensmittel schädigen die Mitochondrien

Gesundheitsexperten sind sich in vielen Dingen uneinig, aber wenn es eine Sache gibt, in der Einigkeit herrscht, dann ist es diese: Gesunde Mitochondrien sind für die Gesundheit des Stoffwechsels unerlässlich. Wenn die Mitochondrien gesund sind, produzieren die Zellen Energie, die ihnen den ganzen Tag lang zur Verfügung steht. Durch die Erhöhung der Stoffwechselrate wird Fett verbrannt. Verarbeitete Lebensmittel sind grundsätzlich Gift für die Mitochondrien.

Viele dieser verarbeiteten Lebensmittel enthalten hohe Mengen an High Fructose Corn Syrup (HFCS). (Anmerkung der Redaktion: Dabei handelt es sich um eine spezielle Form von Maissirup, bei der ein Großteil des Traubenzuckers (Glukose) in Fruchtzucker (Fruktose) umgewandelt wird. HFCS ist besonders in den Vereinigten Staaten verbreitet und kann bis zu 90 Prozent Fruchtzucker enthalten. In Deutschland muss ein Glukosesirup ab 5 Prozent Fruchtzuckeranteil als »Glukose-Fruktose-Sirup« und ab 50 Prozent Fruchtzuckeranteil als »Fruktose-Glukose-Sirup« deklariert werden.) HFCS erhöht den Harnsäurespiegel im Körper. Dies ist eine Katastrophe für den Stoffwechsel, da ein erhöhter Harnsäurespiegel mit einem erhöhten Risiko für Demenz und Alzheimer-Krankheit einhergeht. Darüber hinaus trägt Harnsäure direkt zur Insulinresistenz bei, was die Stoffwechselgesundheit zusätzlich beeinträchtigt.

Unser Körper neigt dazu, Harnsäure zurückzuhalten. Dies ist ein evolutionärer Überlebensmechanismus, den wir von unseren Primatenvorfahren geerbt haben. In der Vergangenheit trug ein höherer Harnsäurespiegel zur Aufrechterhaltung von Fettreserven für Notzeiten bei. Heutzutage ist dieser Mechanismus überholt, da wir weder in Winterschlaf fallen noch mit anhaltenden Nahrungsmittelknappheiten konfrontiert sind. Diese Zurückhaltungstendenz kann sich nun nachteilig auswirken, da Personen mit erhöhtem Harnsäurespiegel auch ein höheres Risiko für schwere Krankheitsverläufe, beispielsweise bei COVID-19, haben.

Der menschliche Körper kann eine begrenzte Menge an Fruchtzucker (Fruktose) verarbeiten, in Portionen von etwa 5 Gramm. Ein Fruchtzuckerkonsum in größeren Mengen, insbesondere aus Fruchtsäften, kann die Stoffwechselkapazität des Körpers überfordern. Übermäßiger Fruchtzuckerkonsum ist eine Hauptursache von Gicht, einer schmerzhaften Erkrankung, die durch hohe Harnsäurespiegel gekennzeichnet ist. In seinem Buch *Hüftgold und Winterspeck* (Kirchzarten bei Freiburg 2023) erklärt Dr. Richard Johnson, dass Tiere in freier Wildbahn vor dem Winterschlaf große Obstmengen verzehren, um ihre Fettreserven aufzufüllen. Beim Menschen können solche Ernährungsmuster jedoch die Ansammlung von Fett in der Leber begünstigen, was wiederum zu Insulinresistenz, Diabetes und einem erhöhten Risiko für Krebs und Herzerkrankungen führt.

Durch ein besseres Verständnis der Zusammenhänge zwischen Harnsäurespiegel und Fruchtzuckerkonsum können wir unsere Stoffwechselgesundheit erheblich verbessern und damit einhergehenden Krankheiten vorbeugen. Wenn wir HFCS und ranzige Samenöle zu uns nehmen, ist es so, als ob wir Sand in den Motor eines Autos streuen würden. Es kommt zu einem Anstieg der Harnsäure, die wie Sand wirkt und oxidativen Stress und Entzündungen verursacht.

Dieser Stress hindert die Mitochondrien – die Kraftwerke der Zelle – daran, effizient zu arbeiten, verringert ihre Fähigkeit, Energie in Form von ATP zu produzieren. Der gesamte Zellstoffwechsel wird gestört. Im Laufe der Zeit kann diese Fehlsteuerung zu größeren Problemen wie Adipositas, Insulinresistenz und anderen Stoffwechselstörungen führen. Deshalb ist es so wichtig, sich schadstofffrei zu ernähren, damit die Zellmotoren reibungslos laufen und chronischen Krankheiten vorgebeugt wird.

4. Verarbeitete Lebensmittel geben dem Körper das Signal zur Fettspeicherung

Wie wir festgestellt haben, sind Entzündungen der Zellmembranen und hohe Insulinspiegel die beiden Hauptursachen für eine Gewichtszunahme und einen stagnierenden Gewichtsabbau. Verarbeitete Lebensmittel sind ein Albtraum für den Stoffwechsel, weil sie *beide* Probleme verursachen. Verarbeitete Kohlenhydrate wie beispielsweise Frühstückscerealien, Kekse, Kuchen und Brot führen nach dem Verzehr zu Insulinspitzen, die dem Körper das Signal zur Fettspeicherung geben. Die künstlichen Inhaltsstoffe in verarbeiteten Lebensmitteln verursachen Entzündungen der Zellmembranen und erschweren damit den Hormonen ihre Aufgabe, Fett zu verbrennen und Energie zu produzieren.

Im Laufe der Zeit wird es für die Hormone immer schwieriger, diesen Aufgaben noch nachzukommen. Mit weiter ansteigenden Entzündungswerten tritt schließlich eine Hormonresistenz auf. Diese wiederum erhöht das Risiko für Adipositas und Gewichtszunahme und kann zu einer Stagnation bei der Gewichtsreduktion führen.

5. Verarbeitete Lebensmittel stören das Darmmikrobiom

Hippokrates brachte es vor langer Zeit auf den Punkt: »Alle Krankheiten beginnen im Darm.« Im Jahr 2020 veröffentlicht die Harvard Medical School eine Studie von Alessio Fasano mit dem Titel »All disease begins in the (leaky) gut: role of zonulin-mediated gut permeability in the pathogenesis of some chronic inflammatory diseases«, (»Alle Krankheiten beginnen im (porösen) Darm: Die Rolle der durch Zonulin vermittelten Darmpermeabilität bei der Pathogenese einiger chronischer Entzündungskrankheiten«).[10] In dieser Studie untersucht Fasano, welche Rolle die insbesondere durch das Protein Zonulin vermittelte Darmdurchlässigkeit bei chronisch-entzündlichen Erkrankungen spielt. Die Studie untersucht, wie durch eine gesteigerte Durchlässigkeit der Darmwand, die oft auch im Deutschen als »Leaky-Gut-Syndrom« bezeichnet wird, Giftstoffe und Antigene in den Blutkreislauf gelangen, wodurch Entzündungsreaktionen ausgelöst werden können. Die Studie unterstreicht, wie wichtig eine gesunde Darmbarriere für die allgemeine Gesundheit ist.

Verarbeitete Lebensmittel beeinträchtigen die Darmschleimhaut, indem sie Entzündungen und eine durchlässige Darmwand verursachen. Eine gesteigerte Durchlässigkeit entsteht, wenn sich die *Tight Junctions* – die Verbindungsstellen der Darmschleimhaut – zu weit öffnen und Schadstoffe, wie Toxine, Mikroben und unverdaute Nahrungspartikel, in den Blutkreislauf durchlassen. Dies kann Entzündungen und Immunreaktionen auslösen und zu verschiedenen Gesundheitsproblemen beitragen. Dazu zählen Autoimmunerkrankungen, chronische Entzündungen, Verdauungsstörungen, Stoffwechselstörungen und Brain Fog, der berüchtigte »Gehirnnebel«, der entsteht, da der Darm über den Vagusnerv mit dem Gehirn in Verbindung steht. Faktoren, wie schlechte Ernährung, Stress, Infektionen und bestimmte

Medikamente, können zur Entwicklung eines Leaky Gut beitragen. Deshalb ist es für das allgemeine Wohlbefinden so wichtig, eine gesunde Darmbarriere aufrechtzuerhalten.

Wenn Sie sich klar machen, von welchen Mengen an verstecktem Junk Food Sie umgeben sind, können Sie bessere Entscheidungen für Ihre Zukunft treffen. Nach Neville Goddard sind unsere einzigen Grenzen die Schwäche unserer Aufmerksamkeit und ein Mangel an Vorstellungskraft. Wir tun unser Bestes, und unser Erfolg hängt davon ab, wie bewusst wir leben. Aus diesem Grund ist es wichtig, dass Sie aufmerksam auf Beeinflussung durch Ihr Umfeld achten, sei es durch Fernsehwerbung, Plakate, Werbedisplays, Social Media oder durch Freunde und Familie.

Jetzt, da Sie sich der Allgegenwärtigkeit verarbeiteter Lebensmittel bewusst sind und um deren gefährliche Auswirkungen auf die Stoffwechselgesundheit wissen, wollen wir uns der nächsten Ursache für Stoffwechselstörungen widmen: den Umweltgiften.

KAPITEL 5

UMWELTGIFTE FÖRDERN ENTZÜNDUNGEN UND KRANKHEITEN

Wir leben in einer toxischen Welt. Die Environmental Working Group (EWG) untersuchte das Nabelschnurblut von Neugeborenen und stellte fest, dass sie zu Beginn ihres Lebens bis zu 287 der 413 giftigen Chemikalien ausgesetzt waren, die in der Studie untersucht wurden.[1] Von den gefundenen Chemikalien sind 180 dafür bekannt, Krebs zu verursachen. Auch die Krebsraten bei Kindern sind seit 1950 um 67,1 Prozent gestiegen. Laut der New Yorker Columbia University Mailman School of Public Health »... werden 95 Prozent der Krebserkrankungen durch die Ernährung und die Umwelt verursacht.«[2]

Giftige Chemikalien werden mit schwerwiegenden Gesundheitsproblemen, wie Fehlbildungen, Krebs und anderen chronischen Krankheiten in Verbindung gebracht, die sowohl den Einzelnen als auch die Gemeinschaft beeinträchtigen. Umweltgifte sind überall – wir finden sie in den mit Pestiziden behandelten Lebensmitteln, in Reinigungsmitteln, in Schönheitsprodukten und vielem mehr. Wir brauchen strengere Umweltvorschriften, um die öffentliche Gesundheit vor diesen allgegenwärtigen und gefährlichen Giftstoffen zu schützen.

Es wird weiterhin wissenschaftlich untersucht, wie sich Umweltgifte auf unsere Hormone auswirken, beispielsweise die chemische Verbindung Bisphenol A (BPA), die in Kunststoffen und Harzen verwendet wird. BPA kann in den Hormonhaushalt eingreifen und sich negativ auf die Gesundheit auswirken, wenn es in Lebensmittel und Getränke gelangt. Auch Flammschutzmittel in Stoffen, Möbeln, Vorhängen und Teppichen haben einen Einfluss auf unseren Hormonhaushalt. Wir wissen, dass viele der chemischen Substanzen in unserer Umwelt endokrine Disruptoren – Stoffe mit hormonähnlicher Wirkung – sind, die in den Hormonhaushalt und Stoffwechsel unseres Körpers eingreifen. Aber noch ist nicht alles verloren.

Die gute Nachricht ist, dass der Körper über natürliche Entgiftungssysteme verfügt, die darauf ausgelegt sind, schädliche Giftstoffe auszuscheiden. Am Ende dieses Kapitels werde ich konkrete Maßnahmen beschreiben, wie Sie diese Entgiftungswege aktivieren und unterstützen können. Aber zunächst wollen wir uns anschauen, woher diese Giftstoffe stammen.

Woher stammt die toxische Belastung?

Umweltgifte sind praktisch überall. Sie stecken in Reinigungsmitteln, Kosmetika, Pflegeprodukten, Duschvorhängen, Amalgamfüllungen in den Zähnen, in der Wasserversorgung und in Lebensmitteln und sogar in den allgegenwärtigen Lufterfrischern. Studien in den Vereinigten Staaten ergaben, dass einzelne Kassenbelege 250- bis 1000-mal mehr BPA enthalten können als eine Konservendose.[3] (Anmerkung der Redaktion: In der EU sind Kassenbons mit Bisphenol A seit 2020 verboten, allerdings ist das ebenfalls schädliche Bisphenol S (BPS) erlaubt. Ebenfalls seit 2020 gilt eine Bonpflicht für elektronische Kassensysteme, sodass man nicht einfach auf den Ausdruck des Belegs verzichten kann.)

Und dann ist da noch Mikroplastik: Eine Studie der britischen University of Newcastle, die vom World Wildlife Fund in Auftrag gegeben wurde, ergab, dass der durchschnittliche Mensch jede Woche etwa 2000 winzige Plastikteile zu sich nimmt. Dies entspricht etwa 5 Gramm Plastik, also dem Gewicht einer durchschnittlichen Kreditkarte.[4] Eine bahnbrechende Studie, die im März 2024 im *New England Journal of Medicine* veröffentlicht wurde, ergab einen signifikanten Zusammenhang zwischen Mikroplastik in arteriellen Plaques und einem erhöhten Risiko für Herzinfarkte, Schlaganfälle und Sterblichkeit. Die Studie analysierte Plaque-Proben von 304 Patienten, die sich einer Karotis-Endarteriektomie – einem chirurgischen Eingriff, bei dem Plaqueablagerungen in der Halsschlagader entfernt werden – unterzogen hatten. In

58,4 Prozent dieser Plaque-Proben wurde Mikroplastik gefunden, vor allem Polyethylen und Polyvinylchlorid. Über einen Nachbeobachtungszeitraum von zwei bis drei Jahren war die Wahrscheinlichkeit für schwere kardiovaskuläre Ereignisse, wie Herzinfarkt oder Schlaganfall, oder den Tod bei den Patienten mit Mikroplastik in den Plaque-Proben etwa 4,5-mal höher, was die potenziellen Gefahren einer Mikroplastikexposition unterstreicht.[5]

TIPPS, UM WENIGER PLASTIK AUFZUNEHMEN

Diese Maßnahmen reduzieren die Aufnahme von Mikroplastik:

- Kaufen Sie Getränke in Glasflaschen und nicht in Plastikflaschen.
- Erhitzen Sie keine Plastikbehältnisse in der Mikrowelle.
- Verwenden Sie Vorratsbehälter aus Glas.
- Tauschen Sie Schneidebretter aus Kunststoff gegen solche aus Holz aus.
- Spülen und trocknen Sie Geschirr ab, bevor Sie es verwenden, da sich eine beträchtliche Plastikmenge aus der häuslichen Umgebung auf dem Geschirr ansammelt, während es im Küchenschrank steht.

Glyphosat

Touristen aus den Vereinigten Staaten können auf ihrer Europareise einen großen Unterschied im Hinblick auf die Gesundheit der Einheimischen und der US-Amerikaner feststellen. Nehmen wir zum Beispiel Italien: Studien zeigen, dass nur 12 Prozent der Menschen, die in Italien leben, fettleibig sind. Dagegen sind in den Vereinigten Staaten fast 50 Prozent der Menschen fettleibig.[6] Auch die Diabetesrate ist in den Vereinigten Staaten mehr als doppelt so hoch wie in Italien, wo sie bei nur 5,3 Prozent liegt.[7] Die Lebenserwartung in Italien beträgt 82,8 Jahre, verglichen mit 76,3 Jahren in den Vereinigten Staaten.[8,9] Liegt es daran, dass in Italien mehr Menschen trainieren als in den Vereinigten Staaten? Eher nicht, denn in Italien gibt es deutlich weniger Fitnessstudios als in den Vereinigten Staaten. Der Unterschied besteht darin, dass Italien und viele andere europäische Länder die Anwendung von Glyphosat in der Landwirtschaft eingeschränkt haben.[10] (Anmerkung der Redaktion: Zu einem kompletten Verbot kam es 2023 allerdings nicht: Die EU-Kommission hat Glyphosat für weitere zehn Jahre zugelassen. Lediglich die Anwendung zum Austrocknen der Pflanzen ist in Deutschland untersagt.)

Glyphosat ist ein Breitbandherbizid, das häufig zur Unkrautbekämpfung eingesetzt wird, insbesondere in der Landwirtschaft. Seine Wirkweise beruht darauf, dass es einen spezifischen Enzymweg hemmt, der für das Pflanzenwachstum notwendig ist. Es wurden Bedenken hinsichtlich seiner möglichen Auswirkungen auf die menschliche Gesundheit geäußert, insbesondere hinsichtlich seiner Auswirkungen auf den Stoffwechsel.

Einige Studien deuten darauf hin, dass Glyphosat das Darmmikrobiom beeinflussen, die Gesundheit des Verdauungstrakts beeinträchtigen und zu Stoffwechselstörungen führen kann. Darüber hinaus wurde es mit möglichen endokrinen Schädigungen in Verbindung gebracht, die in den Hormonhaushalt eingreifen und zu Stoffwechselerkrankungen, wie Adipositas und Diabetes, beitragen können.[11] Von Stephanie Seneff und Anthony Samsel vom Massachusetts Institute of Technology (MIT) veröffentlichte Daten zu den Vereinigten Staaten zeigen starke Korrelationen zwischen der Anwendung von Glyphosat in der Lebensmittelindustrie und bestimmten Krankheiten, unter ihnen Demenz, Diabetes, Autismus, Alzheimer-Krankheit und Parkinson-Krankheit. Ihre wissenschaftlichen Untersuchungen weisen auf einen Zusammenhang zwischen der weitverbreiteten Anwendung dieses Herbizids und der Zunahme dieser schwerwiegenden Erkrankungen hin.[12]

Darüber hinaus stellt Seneff in ihrem Buch *Tödliches Vermächtnis: Wie das Unkrautvernichtungsmittel Glyphosat unsere Gesundheit und Umwelt zerstört* (Warschau 2025) Forschungsergebnisse dazu vor, wie Glyphosat Schwermetalle, wie Quecksilber, Blei, Aluminium und andere, tief in unser Gewebe transportieren kann. Glyphosat öffnet die Blut-Hirn-Schranke, sodass Giftstoffe in das Gehirn gelangen und sich dort anreichern können. Es wird geschätzt, dass in mindestens 60 Prozent der Niederschläge Glyphosat enthalten ist![13] Glyphosat entfernt Vitamine und Mineralstoffe aus dem Körper, hungert die Zellen aus und hindert die Mitochondrien an der Energieerzeugung und Fettverbrennung. Stoffwechselstörungen können die Folge sein. Zu den am häufigsten mit Glyphosat besprühten Pflanzen gehören die Kaffeepflanze, Weinreben, Hopfen, Mais, Soja und Weizen. Deshalb schlage ich das folgende Vorgehen vor:

- Wählen Sie so weit wie möglich Bio-Lebensmittel.
- Halten Sie Ihre Entgiftungswege offen (mehr dazu in Kürze).
- Um Informationen über die Pestizidbelastung verschiedener konventionell angebauter Obst- und Gemüsesorten zur Verfügung zu stellen und so die Verbraucher bei der Auswahl zu unterstützen, hat die amerikanische Environmental Working Group (EWG) zwei Listen zusammengestellt, die regelmäßig überprüft und aktualisiert werden. Die Liste »Clean 15« (»Saubere 15«) enthält die Empfehlungen, die Liste »Dirty Dozen« (»Schmutziges Dutzend«) enthält die Warnungen.
- Nehmen Sie hochwertige Mineralpulver mit Fulvo- und Huminsäuren ein, um Glyphosat zu entfernen. Fulvo- und Huminsäuren sind natürliche Verbindungen, die im Boden vorkommen und die Nährstoffaufnahme, die Darmgesundheit und die Entgiftung unterstützen, indem sie Giftstoffe binden und entfernen und Mineralien an die Zellen abgeben.

Endokrine Disruptoren

Chemische Substanzen in der Umwelt, die als »endokrine Disruptoren« bezeichnet werden, können das endokrine System des Körpers beeinflussen, indem sie natürlich vorkommende Hormone nachahmen. Als Reaktion darauf kann die Hormonproduktion des Körpers fehlgesteuert werden, sodass von einem Hormon entweder zu viel oder zu wenig zur Verfügung steht. Endokrine Disruptoren werden mit einer Summe von Problemen in Verbindung gebracht. Dazu zählen Störungen der körperlichen Entwicklung, der Fortpflanzung, der Gehirnfunktion, des Immunsystems und andere mehr.

Hormonschädigende Chemikalien können selbst in niedrigen Dosen eine Gefahr darstellen. Zur normalen Hormonfunktion des Körpers gehören geringfügige Schwankungen des Hormonspiegels, von denen wir wissen, dass selbst diese kleinen Veränderungen erhebliche entwicklungsbezogene und biologische Auswirkungen haben können.

Endokrine Disruptoren sind häufig in Alltagsprodukten, wie Kunststoffen (BPA), Körperpflegeprodukten (Phthalate), Pestiziden und Industriechemikalien (polychlorierte Biphenyle, PCB) enthalten. PCB sind giftige, vom Menschen hergestellte Chemikalien, die früher für industrielle Anwendungen eingesetzt, zwischenzeitlich aber verboten wurden, weil sie sich in der Umwelt anreichern und gesundheitsgefährdend sind. Wenn Sie endokrine Disruptoren möglichst vermeiden wollen, sollten Sie als BPA-frei gekennzeichnete Produkte wählen, Glas- oder Edelstahlbehälter anstelle von Plastik verwenden, Bio-Produkte kaufen, um die Exposition gegenüber Pestiziden zu reduzieren, und natürliche oder parfümfreie Körperpflegeprodukte bevorzugen. Darüber hinaus können das Filtern des Trinkwassers und die drastische Einschränkung von verarbeiteten Lebensmitteln dazu beitragen, die Exposition gegenüber diesen schädlichen Chemikalien zu verringern.

Giftige Obesogene

Das alte Modell des Kaloriendefizits, also die Vorstellung, dass man Gewicht verliere, wenn man weniger Kalorien zu sich nimmt als verbraucht, berücksichtigt nicht die Rolle von Umweltgiften. Laut einer im *Journal of Diabetes Investigation* veröffentlichten Studie sind Umweltchemikalien neue Risikofaktoren für Fettleibigkeit und Diabetes.[14] Weil diese Giftstoffe einen Einfluss auf die starke Verbreitung von Fettleibigkeit in der heutigen Zeit haben, werden sie als »obesogen«, »fettleibigkeitsfördernd« bezeichnet. Der Fachbegriff für »Fettleibigkeit« lautet »Obesitas« oder »Adipositas«, weshalb diese Giftstoffe

WIE GIFTSTOFFE ZUR GEWICHTSZUNAHME FÜHREN

- Sie erhöhen die Anzahl der Fettzellen.
- Sie vergrößern die Fettzellen.
- Sie verändern den Grundumsatz.
- Sie verändern die Hormone, die Appetit und Sättigungsgefühl regulieren.
- Sie verändern die endokrine Regulation des Körperfettgewebes.
- Sie verändern die Energiebilanz zugunsten der Speicherung von Kalorien.
- Sie verändern die Insulinsensitivität und den Fettstoffwechsel im endokrinen Gewebe.

manchmal auch als »adipogen« bezeichnet werden. Eine Studie in der wissenschaftlichen Fachzeitschrift *Environmental Health Perspectives* stellte einen engen Zusammenhang zwischen Giftstoffen und Gewichtszunahme her. Dort wird ausgeführt, in Medizin und Sportphysiologie sei nach wie vor die Ansicht verbreitet, dass schlechte Ernährung und Bewegungsmangel die Hauptursache für Adipositas seien. Jedoch mehrten sich die Hinweise auf chemische »Obesogene« – diätetische, pharmazeutische und industrielle Verbindungen, die Stoffwechselprozesse veränderten und einige Menschen zur Gewichtszunahme prädisponieren könnten.[15]

Weltweit haben sich die Fälle von Adipositas seit 1980 mehr als verdoppelt, und wenn sich die aktuellen Trends fortsetzen, werden bis 2030 voraussichtlich 50 Prozent der Erwachsenen in den Vereinigten Staaten fettleibig sein. Zudem mehren sich die Hinweise, dass auch endokrine Disruptoren eine Rolle spielen könnten. Es wurden zwei Begriffe geprägt, um die Rolle bestimmter chemischer Substanzen im Stoffwechsel und bei Fettleibigkeit zu beschreiben:

1. **Obesogene** sind chemische Stoffe, die in den Körper gelangen und den normalen Fettstoffwechsel stören können, was zu Fettleibigkeit (Fachbegriffe: Adipositas oder Obesitas) führen kann.
2. **Diabetogene** sind chemische Stoffe, die in den Körper eindringen und Betazellen der Bauchspeicheldrüse abtöten oder in ihrer Funktion beeinträchtigen können. Sie greifen damit in den normalen Energiestoffwechsel ein und können zu Diabetes führen.[16]

Der Körper speichert lipophile (»fettliebende«) chemische Substanzen in unserem Fettgewebe, um zu verhindern, dass diese chemischen Substanzen frei im Körper zirkulieren.[17] In aktuellen Berichten über Adipositas heißt es: »Es ist hervorzuheben, dass obesogene Strukturen hauptsächlich lipophil sind; ihre Fähigkeit, die Fettablagerung zu erhöhen, hat die zusätzliche Konsequenz, dass sich auch die Kapazität für ihre eigene Ablagerung im Körperfett erhöht.«[18] Diese Schadstoffbelastung kann also zu einem Teufelskreis führen, da nicht nur die Fettleibigkeit an sich zunimmt, sondern auch andere fettliebende Schadstoffe mit einem noch breiteren Spektrum an unerwünschten Wirkungen vermehrt im Körperfett gespeichert werden. Unsere hohe Schadstoffbelastung könnte eine Erklärung dafür sein, warum Adipositas für so viele Krankheiten, einschließlich Krebs, ein zugrunde liegender Risikofaktor ist.

Im Falle eines solchen Teufelskreises, in dem Obesogene die Menge an gespeichertem Fett vergrößerten – sei es durch ein größeres Zellvolumen oder eine erhöhte Zellzahl –, würden auch vermehrt fettliebende Obesogene im Fettgewebe zurückgehalten, wodurch immer mehr Körperfett und damit auch immer mehr fettliebende Schadstoffe gespeichert würden. Somit können Obesogene in der Lage sein, die Kapazität für ihre eigene Ablagerung im Körperfett zu erhöhen.[19]

Schwermetalle, zu denen Blei, Quecksilber, Aluminium, Arsen und Cadmium gehören, sind das, was ich als »Supertoxine« bezeichne. Sie können sich im Körper ansammeln, was zu chronischen Gesundheitsproblemen und Gewichtszunahme führt. Diese Metalle können Entzündungen verursachen, indem sie oxidativen Stress erzeugen, der Zellen und Gewebe schädigt, die normalen Zellfunktionen stört und eine Reaktion des Immunsystems auslöst. Im Laufe der Zeit kann diese chronische Entzündung zu einer Reihe von Krankheiten beitragen, darunter Herz-Kreislauf-Probleme, neurologische Störungen und Autoimmunerkrankungen. Häufige Quellen für die Exposition gegenüber Schwermetallen sind kontaminiertes Wasser, Silberamalgamfüllungen von Zähnen, bestimmte Lebensmittel, zum Beispiel Fisch mit hohem Quecksilbergehalt, industrielle Verschmutzung, bleihaltige Farben und einige Haushaltsprodukte. Um die Exposition zu verringern, ist es wichtig, das Trinkwasser zu filtern, Fische mit niedrigem Quecksilbergehalt zu wählen – je kleiner die Fische, desto weniger Giftstoffe –, Produkte mit bekannter Schwermetallbelastung zu vermeiden und vorsichtig mit Umweltschadstoffen umzugehen.

Einfache Möglichkeiten, nachgelagerte Entgiftungswege zu öffnen

Ihr Körper verfügt über natürliche Entgiftungswege, die darauf ausgelegt sind, Giftstoffe auszuscheiden. Das »30-Tage-Programm zum *Metabolic Reset*« (siehe S. 221) wurde speziell entwickelt, um diese Signalwege zu aktivieren und zu verbessern. Hier sind einige einfache Strategien, welche die Entgiftungsprozesse des Körpers unterstützen können:

- Sorgen Sie für regelmäßiges Schwitzen.
- Verfolgen Sie einen aktiven Lebensstil.

- Nehmen Sie bitterstoffreiche Lebensmittel in Ihre Ernährung auf (Näheres dazu später).
- Legen Sie eine Rizinusölkompresse auf Ihre Leber.
- Erwägen Sie Kaffee-Einläufe.
- Beschäftigen Sie sich mit Lymphdrainagemethoden.

Diese Strategien tragen dazu bei, dass Ihre Entgiftungswege wieder optimal funktionieren können.

❁

Sobald Sie mit dem Reset beginnen, öffnen sich Ihre Entgiftungswege, was die Ausscheidung dieser angesammelten Giftstoffe unterstützt. Dadurch verringert sich die Stressbelastung in ihrem Körper, und Sie werden sich besser fühlen.

Das nächste Kapitel widmet sich dem letzten Problem, das zu Stoffwechselfunktionsstörungen führt: der Mangel an gutem Schlaf.

KAPITEL 6

MANGEL AN GUTEM SCHLAF

Schlaf ist wie der Hauptschalter für den Stoffwechsel: Wenn Sie besser schlafen, wird auch Ihr Stoffwechsel in jeder Hinsicht besser, wenn Sie schlecht schlafen, hat das gesamte Stoffwechselsystem zu kämpfen. Bei mir persönlich hat eine schlechte Schlafhygiene schlimmere Auswirkungen als alle anderen schlechten Angewohnheiten. Guter Schlaf kann wichtiger sein als Ernährung und Bewegung zusammen. Das ist eine gewagte Aussage, aber ich weiß, dass Folgendes stimmt: Ich kann tagelang ohne Nahrung oder Bewegung auskommen und es geht mir gut, aber wenn ich nächtelang nicht schlafen würde, würde ich in einem halluzinierenden metabolischen Albtraum enden.

Schlaf bildet das Fundament der Gesundheit, und ohne Schlaf ist auch das Fundament schwach. Die Gesundheit bricht Stein für Stein in sich zusammen. Räumen Sie dagegen qualitativ hochwertigem Schlaf oberste Priorität ein, wird Ihr Stoffwechsel daraus in jeder Hinsicht enormen Nutzen ziehen.

Mein Klient Sandy wollte unbedingt abnehmen. Er hatte gut 40 Kilogramm Übergewicht, Prädiabetes und Bluthochdruck und war jede Nacht auf ein Schlafapnoe-Gerät angewiesen. Sandy hat eine Frau und eine Tochter im Teenageralter, und er hatte Angst, ihnen ein schlechtes Beispiel zu sein und nicht lange genug zu leben, um seine Tochter aufwachsen zu sehen. In unserem ersten Gespräch ließ ich mir seinen Tagesablauf beschreiben: Sandy stand jeden Tag früh auf, um vor der Arbeit ins Fitnessstudio zu gehen. Er opferte seinen Schlaf, um Sport zu treiben. Ich erklärte Sandy, dass Sport zwar fantastisch, aber Schlaf ein grundlegendes Bedürfnis ist. Bewegung ist eine Ergänzung, nachdem die Grundlagen stabil sind. Ich ermutigte ihn, nicht so früh aufzustehen, um Sport zu treiben, sondern stattdessen zwei zusätzliche Stunden zu schlafen.

Nach nur vier Wochen hatte Sandy gut 6 Kilogramm abgenommen, einfach indem er mehr schlief. Er hatte mehr Energie für seine Arbeit und seine Familie. Erst als seine Schlafgrundlage solide war, brachten wir langsam Bewegung ins Spiel. Bis heute hat er über 30 Kilogramm abgenommen, und er ist nicht mehr von seinem Schlafapnoe-Gerät abhängig. Das Beste daran ist, dass er seine Frau Margaret dazu bewegte, einen ähnlichen Lebensstil zu pflegen, und sie nahm knapp 16 Kilogramm ab.

Leider bekommen viele von uns nicht genug Schlaf, was sich auf unsere Stoffwechselgesundheit auswirkt, beispielsweise durch erhöhte Insulinspiegel oder eine Ansammlung von Giftstoffen. Ich werde die Gewohnheiten beschreiben, die sich am negativsten auf den Schlaf auswirken, damit Sie diese mit Sicherheit vermeiden und eine gute Schlafhygiene praktizieren können.

Statistische Fakten zum Schlaf

Schlafmangel ist in den Vereinigten Staaten ein alarmierendes Problem, da etwa 35 Prozent der Erwachsenen nicht die empfohlenen 7 Stunden Schlaf pro Nacht bekommen.[1] Dieser allgegenwärtige Schlafmangel wurde von den Centers for Disease Control and Prevention (CDC) als Krise der öffentlichen Gesundheit anerkannt. Der durchschnittliche Amerikaner schläft heute nur noch etwa 6,8 Stunden pro Nacht. Dieser deutliche Rückgang der Schlafdauer gegenüber den Vorjahren spiegelt einen beunruhigenden Trend hin zu chronischem Schlafmangel wider.[2]

Die Auswirkungen dieses weitverbreiteten Schlafmangels sind tiefgreifend und betreffen Millionen von US-Amerikanern. Zwischen 50 und 70 Millionen Erwachsene leiden unter Schlafstörungen, wobei Schlaflosigkeit am weitesten verbreitet ist.[3] Etwa 30 Prozent der Erwachsenen leiden unter Schlaflosigkeit, und 10 Prozent leiden unter chronischer Schlaflosigkeit, die sich erheblich auf ihren Tagesablauf auswirkt.[4] Dieses Problem hat weitreichende Folgen sowohl für die Gesundheit des Einzelnen als auch für die öffentliche Sicherheit.[5]

Es würde sich sehr vorteilhaft auswirken, wenn bessere Schlafgewohnheiten gefördert würden und ausreichende Ruhe an erster Stelle stünde: eine verbesserte körperliche Gesundheit, mehr geistige Klarheit und eine größere allgemeine Lebenszufriedenheit.[6] Die statistischen Erhebungen verdeutlichen die grundlegende Bedeutung von einer ausreichenden Schlafdauer für eine gesunde Lebensführung, die für die Aufrechterhaltung einer optimalen Stoffwechselgesundheit und eines optimalen Wohlbefindens unerlässlich ist.[7, 8]

Schlafmangel = Stoffwechselstörungen

Die gesundheitlichen Auswirkungen von unzureichendem Schlaf sind weitreichend. Schlafmangel geht mit einem erhöhten Risiko für Adipositas, Diabetes, Herz-Kreislauf-Erkrankungen und verschiedene psychische Störungen einher. Ein Mangel an Ruhe belastet den Körper, verschlimmert die genannten Erkrankungen und mindert den Behandlungserfolg. Außerdem kann Schlafmangel sich erheblich auf die Sicherheit auswirken: Er trägt zu fast 20 Prozent aller Autounfälle bei, was seine Rolle bei vielen vermeidbaren Verletzungen und Todesfällen unterstreicht.[9] Schlafmangel trägt auf vier Arten zu Stoffwechselstörungen bei:

1. durch erhöhte Blutzucker- und Insulinspiegel
2. durch verlangsamten Stoffwechsel
3. durch Anlagerung von Giften
4. durch eine Diskrepanz im zirkadianen Rhythmus

1. Erhöhte Blutzucker- und Insulinspiegel

Stellen Sie sich Ihren Körper als eine fein abgestimmte Symphonie vor, in der jedes Instrument einen anderen Aspekt Ihres Stoffwechsels darstellt. Der Schlaf fungiert als Dirigent und sorgt dafür, dass jedes Instrument seine Rolle harmonisch spielt. Wenn man nicht genug Schlaf bekommt, ist es, als ob der Dirigent abwesend wäre, was dazu führt, dass das Orchester aus dem Takt gerät. Die Stresshormone, zum Beispiel Cortisol, fangen an, zu laut zu spielen und übertönen den weichen, gleichmäßigen Rhythmus des Insulins, das für die Regulierung des Blutzuckers entscheidend ist. Gleichzeitig beginnen die Hungerhormone Ghrelin und Leptin unregelmäßige und gegensätzliche Melodien zu spielen, was zu übermäßigem Essen führt. Dieses Chaos führt dazu, dass der Blutzuckerspiegel unkontrolliert ansteigt.

Eine Studie ergab, dass nach einer Woche mit verkürztem Schlaf der Blutzuckerspiegel so stark gestört war, dass dies medizinisch als Prädiabetes eingestuft würde. Wenn qualitativ hochwertiger Schlaf fehlt, reagieren die Betazellen in der Bauchspeicheldrüse nicht mehr länger empfindlich auf das Signal eines hohen Blutzuckerspiegels.[10] Auf der Tagung Experimental Biology 2009 vorgestellte Forschungsergebnisse unterstreichen den Zusammenhang zwischen kurzem oder schlechtem Schlaf und einem erhöhten Risiko für übermäßiges Essen und Typ-2-Diabetes. Studien, wie sie unter anderem in den *Annals of Internal Medicine* und im *Journal of Clinical Endocrinology & Metabolism* veröffentlicht wurden, belegen, wie eine Einschränkung des Schlafs bei gesunden Erwachsenen zu einer verminderten Insulinsensitivität und hormonellen Veränderungen führt, die den Appetit anregen und die Kalorienaufnahme erhöhen.[11, 12, 13] Diesen Studien zufolge stört Schlafentzug die Appetitregulation, was zu übermäßigem Essen und in der Folge zu höherer Insulinresistenz führt. Stressreaktionen und hormonelle Veränderungen, darunter eine Erhöhung der Stresshormone und eine Verminderung des Insulins, verhindern erholsamen Schlaf, deregulieren das Essverhalten und steigern das Diabetesrisiko weiter.

Eine in der Fachzeitschrift *Diabetes* veröffentlichte Studie ergab, dass die Beschränkung des Schlafes auf fünf Stunden pro Nacht für eine Woche die Insulinsensitivität bei gesunden Männern signifikant reduziert. In der Studie, an der 20 gesunde Männer teilnahmen, verminderte sich die Insulinsensitivität nach Schlafeinschränkung um 20 Prozent. Diese Verminderung ging mit einem erhöhten Cortisolspiegel einher, wurde aber nicht durch das wachhaltende Medikament Modafinil beeinflusst. Die Ergebnisse unterstreichen die nachteiligen Auswirkungen von kurzfristigem Schlafentzug auf den Glukosestoffwechsel und geben Anlass zur Besorgnis hinsichtlich der möglichen langfristigen Auswirkungen auf die Insulinresistenz und damit einhergehende Stoffwechselstörungen.[14]

Schlechter Schlaf erhöht den Cortisolspiegel, was zum Abbau von Kollagen in der Haut sowie zum Abbau von Muskel- und Knochengewebe führt. Durch diese Vorgänge erhält die Leber Aminosäuren für die Glukoseproduktion, was einen höheren Blutzuckerspiegel zur Folge hat. Folglich kann daraus eine Insulinresistenz entstehen, da der Körper zu viel Glukose produziert, die wiederum die Bauchspeicheldrüse veranlasst, Insulin freizusetzen. Koffein, das oft konsumiert wird, um länger wach zu bleiben, kann die Cortisolproduktion verstärken. Cortisol wirkt sich direkt auf die Zellen aus und veranlasst indirekt die Leber, Glukose freizusetzen, wodurch die Zellen auch ohne Glukoseveränderungen insulinresistent werden. Dies wurde in mit Cortisol-ähnlichen Molekülen behandelten Zellkulturen beobachtet.[15, 16, 17]

Wenn Sie koffeinhaltige Getränke trinken, sollten Sie nach dem Aufwachen mindestens 90 Minuten lang damit warten. Diese Wartezeit hat mehrere Vorteile: Der Körper kann den Cortisolspiegel, der normalerweise beim Aufwachen hoch ist, auf natürliche Weise senken. Ein zu früher Koffeinkonsum kann den Cortisolspiegel weiter ansteigen lassen, was zu erhöhtem Stress und Angstzuständen führt. Wenn Sie die Koffeinaufnahme verzögern, tragen Sie dazu bei, einen ausgeglicheneren Cortisol-Rhythmus aufrechtzuerhalten, und bleiben auf natürliche Weise wach. Darüber hinaus kann diese Praxis den Energieabsturz am Mittag, der sich oft nach frühem Koffeinkonsum zeigt, verhindern und so über den ganzen Tag ein gleichbleibendes Energieniveau fördern.

2. Verlangsamter Stoffwechsel

Wissenschaftliche Untersuchungen zeigen, dass Schlafmangel den Stoffwechsel erheblich verlangsamen kann. Er verhält sich dann wie ein Automotor, der nicht richtig läuft, wenn er nicht regelmäßig gewartet wird. Schlafmangel wirkt sich auf das Gleichgewicht der Hormone aus, die Hunger und Appetit regulieren: Leptin, das den Appetit unterdrückt, wird gesenkt und Ghrelin, das den Appetit anregt, wird erhöht. Dieses hormonelle Ungleichgewicht kann zu einer vermehrten Nahrungsaufnahme und dadurch zu Gewichtszunahme führen. Darüber hinaus verringert Schlafentzug die Insulinsensitivität, wodurch es für den Körper schwieriger wird, Glukose effizient zu verarbeiten. Das kann zu einem höheren Blutzuckerspiegel und einem erhöhten Risiko für Typ-2-Diabetes führen. Unzureichender Schlaf kann den Ruheumsatz verringern, sodass der Körper im Ruhezustand weniger Kalorien verbrennt, was zur Gewichtszunahme beiträgt.

Erhöhte Spiegel des Stresshormons Cortisol aufgrund von Schlafmangel können das System stark belasten. Es ist dann wie ein Automotor, der überhitzt. Ein hoher Cortisolspiegel kann zu gesteigertem Appetit und Fetteinlagerungen führen, vor allem im Bauchbereich. Studien haben gezeigt, dass Personen, die weniger schlafen, tendenziell einen höheren Körperfettanteil haben. Die Verringerung des Schlafes führt oft zu Müdigkeit und Erschöpfung. Hinzu kommt eine mangelnde Motivation, sich körperlich zu betätigen, was den Gesamtenergieverbrauch weiter senkt.[18] Für die Aufrechterhaltung eines gesunden Stoffwechsels und die Vorbeugung von Stoffwechselstörungen ist es daher entscheidend, für ausreichenden Schlaf zu sorgen.

Das Wachstumshormon Somatotropin spielt eine entscheidende Rolle bei der Regulierung des Stoffwechsels, dem Verhältnis von Muskelmasse und Fett und der allgemeinen Gesundheit. Es ist wichtig für die Stimulierung des Wachstums, der Zellreproduktion und der Zellregeneration, fördert die Synthese von Proteinen, die für das Muskelwachstum und die Muskelreparatur unerlässlich sind. Außerdem verstärkt es den Abbau von Fetten in freie Fettsäuren, die als Energiequelle genutzt werden können, und hilft so dabei, Körperfett zu reduzieren. Das Wachstumshormon unterstützt die Aufrechterhaltung eines normalen Blutzuckerspiegels, indem es die Aufnahme von Glukose im Gewebe reduziert und die Glukoseproduktion in der Leber erhöht. Während des Tiefschlafs, der auch als Slow-Wave- oder Delta-Schlaf bezeichnet wird, ist die Wachstumshormonausschüttung auf ihrem Höhepunkt. Diese Schlafphase ist entscheidend für die Erholungs- und Reparaturprozesse des Körpers. Bei zu wenig Tiefschlaf wird deutlich weniger Wachstumshormon produziert, was Stoffwechselprozesse beeinträchtigen kann. Ein unzureichender Wachstumshormonspiegel kann zu einer verminderten Muskelmasse und einer erhöhten Fettansammlung führen. Er kann auch die Fähigkeit des Körpers zur Regulation des Blutzuckerspiegels beeinträchtigen, was das Risiko für Insulinresistenz und Typ-2-Diabetes erhöht.

Bei einem Mangel an Wachstumshormon wird der Stoffwechsel ineffizient, und die Fähigkeit des Körpers, Fett zu verbrennen und Muskeln aufzubauen, wird beeinträchtigt. Dies kann zu einer Gewichtszunahme und einem höheren Anteil an Körperfett führen. Darüber hinaus kann die gestörte Glukoseregulation, die mit einem reduzierten Wachstumshormonspiegel einhergeht, Stoffwechselprobleme verschlimmern und das Risiko für Stoffwechselstörungen weiter erhöhen. Ausreichender Tiefschlaf ist daher für die Aufrechterhaltung eines optimalen Wachstumshormonspiegels und die Unterstützung eines gesunden Stoffwechsels unerlässlich.

3. Anlagerung von Giften

In seinem Buch *Das große Buch vom Schlaf* (München 2018) befasst sich Dr. Matthew Walker mit der komplizierten Funktionsweise des glymphatischen Systems und betont seine entscheidende Rolle während des Schlafs. Das glymphatische System, ein hypothetisches Entsorgungssystem im Gehirn, wird während des Tiefschlafs hochaktiv. Es funktioniert ähnlich wie das Lymphsystem im Rest des Körpers und beseitigt Stoffwechselendprodukte, die sich im Laufe des Tages angesammelt haben. Dr. Walker erklärt, dass während des Schlafs, insbesondere in den tieferen Phasen, die Gehirn-Rückenmarks-Flüssigkeit (Liquor) freier durch das Gehirngewebe fließt und Giftstoffe wie Beta-Amyloid, das mit der Alzheimer-Krankheit in Verbindung gebracht wird, effektiv entfernt werden.

Laut Walker unterstreicht die Effizienz des glymphatischen Systems während des Schlafs, wie bedeutend ausreichender Schlaf ist, um die Gesundheit des Gehirns zu erhalten. Wenn wir nicht genug Schlaf bekommen, ist die Fähigkeit des Gehirns, diese Giftstoffe auszuscheiden, beeinträchtigt, sodass sie sich ansammeln und zu neurodegenerativen Erkrankungen beitragen können. Seine Untersuchungen weisen auf die alarmierende Tatsache hin, dass chronischer Schlafmangel das Risiko für die Entwicklung der Alzheimer-Krankheit und anderer kognitiver Beeinträchtigungen aufgrund der unzureichenden Entfernung dieser Schadstoffe erhöhen kann.

Walker betont, dass die Qualität des Schlafs und nicht nur die reine Schlafdauer für das optimale Funktionieren des glymphatischen Systems von entscheidender Bedeutung ist. Besonders wichtig ist der Non-REM-Schlaf, da das glymphatische System in dieser Phase am wirksamsten arbeitet. Eine gute Schlafhygiene mit dem Schwerpunkt auf Tiefschlaf kann sich erheblich auf die allgemeine Gesundheit des Gehirns auswirken, das Risiko eines kognitiven Abbaus verringern und das langfristige psychische Wohlbefinden unterstützen. In *Das große Buch vom Schlaf* liefert Walker überzeugende Nachweise dafür, dass Schlaf nicht nur ein passiver Zustand ist, sondern ein dynamischer Prozess, der für die Aufrechterhaltung der Gesundheit des Gehirns und die Vorbeugung gegen neurodegenerative Erkrankungen unerlässlich ist.

4. Diskrepanz des zirkadianen Rhythmus

Wissenschaftliche Untersuchungen deuten stark darauf hin, dass Schlafmangel und Nachtschichtarbeit mit einem erhöhten Risiko für verschiedene Gesundheitsprobleme einhergehen, einschließlich Krebs und einer verkürzten Lebenserwartung. Die Internationale Agentur für Krebsforschung (IARC) der Weltgesundheitsorganisation (World Health Organization, WHO) hat Nachtschichtarbeit als wahrscheinlich krebserregend eingestuft, vor allem, weil sie den zirkadianen Rhythmus stört.[19] Zirkadiane Rhythmen regulieren lebenswichtige physiologische Prozesse, einschließlich der Hormonfreisetzung, des Stoffwechsels und der Schlaf-Wach-Zyklen. Eine Störung dieser Rhythmen, die bei Nachtschichtarbeitern häufig vorkommt, kann zu hormonellen Disbalancen und einer Beeinträchtigung der Zellfunktion führen. Studien haben gezeigt, dass diese Störung das Risiko für verschiedene Krebsarten erhöhen kann, darunter Brust-, Prostata- und Darmkrebs.

Das erhöhte Krebsrisiko bei Nachtschichtarbeitern wird auf mehrere Mechanismen zurückgeführt. Ein Schlüsselfaktor ist die Unterdrückung von Melatonin, eines nachts produzierten Hormons, das den Schlaf reguliert und antioxidative Eigenschaften hat. Nächtliche Lichteinwirkung unterdrückt Melatonin, was zu erhöhtem oxidativem Stress und DNA-Schäden führt, die die Krebsentstehung fördern. Zudem beeinträchtigt ein gestörter Schlaf das Immunsystem, sodass es Krebszellen weniger effektiv erkennen und zerstören kann. Diese Ergebnisse unterstreichen, dass die Aufrechterhaltung regelmäßiger Schlafmuster und die Minimierung zirkadianer Störungen eine entscheidende Rolle bei der Minderung des Krebsrisikos spielen.

Neben dem erhöhten Krebsrisiko sind Schlafmangel und Nachtschichtarbeit mit einer verkürzten Lebenserwartung verbunden. Chronischer Schlafentzug und eine Lebensführung, die den zirkadianen Rhythmus ignoriert, tragen zu Stoffwechsel- und Herz-Kreislauf-Problemen bei, einschließlich Adipositas, Diabetes, Bluthochdruck und Herzerkrankungen. Eine in der Fachzeitschrift *SLEEP* veröffentlichte Studie ergab, dass Personen mit unregelmäßigen Schlafmustern ein höheres Sterberisiko jeglicher Ursache hatten als Personen mit regelmäßigen Schlafmustern.[20] Die kumulativen Auswirkungen von Schlafentzug und zirkadianen Störungen können den Alterungsprozess beschleunigen, was zu einem früheren Auftreten altersbedingter Krankheiten und letztendlich zu einer Verkürzung der Lebenserwartung führt.

Lebensgewohnheiten, die den Schlaf ruinieren

Nachdem Sie nun verstanden haben, wie wichtig qualitativ hochwertiger Schlaf für die Stoffwechselgesundheit ist, wollen wir uns einigen der schlimmsten Verhaltensweisen widmen, die zu schlechtem Schlaf führen. Die erste schlechte Angewohnheit ist es, zu kurz vor dem Schlafengehen zu essen. Wenn der Stoffwechsel Energie in Form von Nahrung erhält, diese dann aber nicht verwendet wird, weil Sie sich zum Schlafen hinlegen, erhält der Stoffwechsel das Signal, diese Energie komplett zu speichern. Nach dem Essen steigt die Körpertemperatur, doch vor dem Schlafengehen sollte sie eigentlich sinken. Um in den Tiefschlaf zu gelangen, muss unsere Körpertemperatur um etwa 0,5 bis 1 Grad Celsius fallen. Dieser Temperaturrückgang signalisiert dem Körper, dass es Zeit ist, in die tieferen Schlafphasen überzugehen, in denen erholsame Prozesse stattfinden. Der Abkühlprozess erleichtert den Schlafbeginn und sorgt für optimale Bedingungen für einen tiefen, erholsamen Schlaf.

Wenn Sie vor dem Schlafengehen essen, ist es, als ob Sie eine Überraschungsparty für Ihren Magen geben, gerade wenn er versucht, sich für die Nacht zu entspannen. Stellen Sie sich vor, Sie hätten es sich nach einem langen Tag gerade im bequemen Bett gemütlich gemacht und wären kurz vor dem Einschlafen, und plötzlich platzte eine Gruppe von feierfreudigen Freunden in Ihr Zimmer. Ihre friedliche Nacht wird gestört, und anstatt sich zu entspannen, sind Sie jetzt hellwach und müssen sich mit dem Trubel auseinandersetzen. Wenn Sie direkt vor dem Schlafengehen essen, erhält Ihr Verdauungssystem genau in dem Moment einen Weckruf, an dem es langsamer werden sollte. Der Verdauungsprozess läuft auf Hochtouren und erschwert es Ihrem Körper, sich zu entspannen und in die tiefen, erholsamen Schlafphasen einzutreten. Dies kann zu Verdauungsstörungen, Sodbrennen und gestörten Schlafmustern führen und eine unruhige Nacht verursachen. Genauso wie man keine Party geben würde, wenn es Zeit zum Schlafen ist, ist es besser, keine großen Mahlzeiten direkt vor dem Schlafengehen zu sich zu nehmen, um eine ungestörte Nachtruhe zu gewährleisten. Ich empfehle, mindestens drei Stunden vor dem Schlafengehen nichts zu essen.

Die nächste schlechte Angewohnheit ist, zu einer Zeit zu essen, die nicht zum eigenen zirkadianen Rhythmus passt. Zirkadiane Rhythmen sind die natürlichen inneren Prozesse, die den Schlaf-Wach-Zyklus regulieren und sich etwa alle 24 Stunden wiederholen. Diese Rhythmen werden von den biologischen Uhren des Körpers gesteuert, die in fast jeder Zelle vorhanden sind und von einer Hauptuhr im Gehirn synchronisiert werden, dem suprachiasmatischen Kern (SCN). Der SCN befindet sich im Hypothalamus und reagiert hauptsächlich auf Hell-/Dunkelsignale. Sie tragen dazu bei, verschiedene physiologische Prozesse, darunter die Hormonproduktion, den Stoffwechsel und den Schlaf zu regulieren.

Stellen Sie sich Ihren Körper als einen belebten Vergnügungspark vor. Alles in diesem Park läuft nach einem strengen Zeitplan ab, der von einem zentralen Zeitmesser in einem skurrilen Uhrturm vorgegeben wird. Diese Uhr sorgt dafür, dass alles synchron läuft, von der Achterbahn bis zu den Imbissständen. Im Körper entspricht der Uhr der suprachiasmatische Kern (SCN) des Gehirns, der physiologische Abläufe regelt.

Im Vergnügungspark halten energiegeladene Mitarbeiter alles am Laufen, von der Begrüßung der Gäste bis zur Schließung am Abend. Im Körper sind das die Hormone. Am frühen Morgen ist Cortisol bereits rege, sorgt für Schwung und bereitet uns auf einen Tag voller Spaß vor. Melatonin, der Nachtwächter, sorgt dafür, dass die Nacht ruhig und erholsam ist.

Wenn der Park in seinem Zeitplan bleibt, funktionieren die Fahrgeschäfte reibungslos, die Essensstände servieren pünktlich Leckereien und alle haben einen großartigen Tag. Aber wenn der Zeitplan des Parks durcheinandergerät – wenn die Achterbahnen um 3 Uhr in der Früh fahren und die Imbissstände das Frühstück um Mitternacht anbieten –, dann kommt es zum Chaos. Das Personal ist verwirrt, die Fahrgeschäfte fallen aus und den Gästen wird mulmig. Wenn unser zirkadianer Rhythmus durch unregelmäßige Schlaf- oder Essgewohnheiten aus dem Takt gerät, kommt es zu einem Ungleichgewicht der Hormone und damit zu Stoffwechselproblemen, Gewichtszunahme und sogar zu Stimmungsschwankungen.[21, 22]

Damit der Vergnügungspark immer traumhaft läuft, muss ein regelmäßiger Zeitplan eingehalten werden. Für unseren Körper gilt das ebenfalls. Zeitlich begrenztes Essen stellt sicher, dass der Stoffwechsel und die Hormone im Einklang arbeiten. Dies trägt zur Aufrechterhaltung des Gleichgewichts bei und fördert die allgemeine Gesundheit.[23, 24]

Dr. Sachin Panda, ein prominenter Forscher auf dem Gebiet der zirkadianen Biologie, hat unser Verständnis dafür, wie die innere Uhr des Körpers Gesundheit und Wohlbefinden beeinflusst, erheblich erweitert. In seinem bahnbrechenden Buch *Der Zirkadian-Code. Erholsam schlafen, Gewicht reduzieren, gesund sein* (Kirchzarten bei Freiburg 2019) erforscht Dr. Panda die komplizierte Beziehung zwischen unserem Biorhythmus und unseren täglichen Gewohnheiten, insbesondere unseren Essgewohnheiten.[25] Seine Untersuchungen zeigen, dass der Zeitpunkt, zu dem wir unsere Mahlzeiten einnehmen, den Stoffwechsel, das Gewichtsmanagement und die allgemeine Gesundheit tiefgreifend beeinflussen kann.

Wenn wir unseren Ernährungsplan an unserem natürlichen Biorhythmus ausrichten, können wir die Körperfunktionen optimieren, das Energieniveau verbessern und das Risiko chronischer Krankheiten verringern. Dr. Panda betont, dass unser Körper einem 24-Stunden-Zyklus mit bestimmten Zeiten für Aktivität, Ruhe und Ernährung folgt. Wenn wir diesen Zyklus durch unregelmäßige Essgewohnheiten, wie beispielsweise »Betthupferl« oder das Auslassen von Mahlzeiten, unterbrechen, können Unregelmäßigkeiten im Stoffwechsel und gesundheitliche Probleme auftreten.

Dr. Panda befürwortet regelmäßig jeden Tag eine zeitlich begrenzte Nahrungsaufnahme, die auf ein bestimmtes Zeitfenster beschränkt ist. Diese Vorgehensweise soll nicht nur unsere physiologischen Abläufe nach der inneren Uhr synchronisieren, sondern auch für einen wirksameren Stoffwechsel sorgen, die Gewichtsabnahme unterstützen und die Wahrscheinlichkeit für Krankheiten wie Diabetes oder Herzerkrankungen senken. Wenn wir Essgewohnheiten annehmen, die mit unserem zirkadianen Rhythmus in Einklang stehen, können wir die Kraft unserer biologischen Uhr nutzen, um optimale Gesundheit und Vitalität zu erreichen.

Die Forschung von Dr. Panda hat wesentliche Erkenntnisse darüber geliefert, wie sich der Zeitpunkt der Nahrungsaufnahme auf die Stoffwechselgesundheit auswirken kann. In einer Studie wurden Mäuse, die rund um die Uhr Zugang zu Nahrung erhielten, fettleibig und entwickelten verschiedene Stoffwechselstörungen, wie einen Cholesterinspiegel, eine Fettleber und Diabetes. Im Gegensatz dazu blieben Mäuse, die die gleiche fettreiche Nahrung zu sich nahmen, aber auf ein Fütterungsfenster von 8 bis 10 Stunden beschränkt waren, schlank und gesund. Dieser auffällige Unterschied wurde auf eine bessere Anpassung der Fütterungszeiten an ihre zirkadianen Rhythmen zurückgeführt, die die Genexpression, die Hormonspiegel und andere Stoffwechselprozesse regulieren.[26, 27]

Die Einbeziehung von Dr. Pandas Erkenntnissen in unsere Alltagsroutine kann unseren Gesundheitszustand erheblich verbessern. Seine Untersuchungen zeigen, wie wichtig nicht nur ist, *was* wir essen, sondern auch *wann* wir essen.

Wenn wir uns für einen Lebensstil im Einklang mit unseren zirkadianen Rhythmen entscheiden, richten wir uns nach der natürlichen Ordnung unseres Körpers aus und fördern ein harmonisches Gleichgewicht und damit ein langfristiges Wohlbefinden. In unserem Streben nach besserer Gesundheit kann das Verständnis und die Umsetzung der Prinzipien der zirkadianen Biologie als entscheidende Grundlage für eine dauerhafte Stoffwechselgesundheit und allgemeines Wohlbefinden dienen.

Schlaf ist der Schlüssel, um den *Metabolic Reset* freizuschalten. Stellen Sie sicher, dass Ihr Fundament felsenfest ist, denn alles andere wird dann leichter. Nachdem wir nun die Hauptursachen für Stoffwechselerkrankungen untersucht haben, wollen wir uns mit den effektivsten Lösungen zur Wiederherstellung Ihrer Stoffwechselgesundheit befassen. In Teil II werden wir einige der Lösungen für diese Probleme betrachten und zunächst herausarbeiten, warum die ketogene Diät für die Stoffwechselgesundheit so wertvoll ist.

TEIL II

DIE LÖSUNGEN

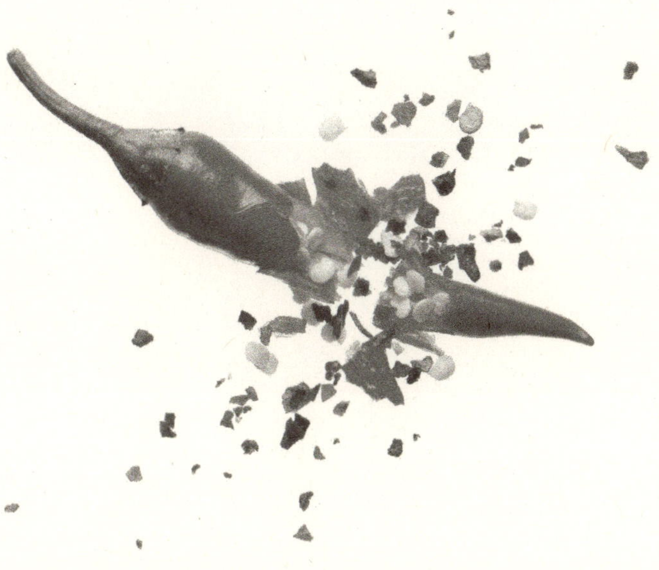

KAPITEL 7

WARUM DIE KETOSE DEN STOFFWECHSEL BEFREIT

Wenn es ein Wort gibt, das bei übergewichtigen Menschen eine Kombination aus Angst und Zynismus auslöst, dann ist es das Wort »Diät«. *Aber wir sprechen hier über »Ketose«, und das ist keine Diät, sondern ein Stoffwechselprozess.* Tatsächlich ist die Ketose nichts Neues. Die Ursprünge reichen tief in die Menschheitsgeschichte zurück, da jeder einzelne unserer Vorfahren den Zustand der Ketose kannte. Die Fettverbrennung und Nutzung von Ketonkörpern gab es schon immer – Ketose ist also ein Geburtsrecht.

Jede Körperzelle kann diesen Stoffwechselprozess der Fettverbrennung von Zeit zu Zeit nutzen. Wussten Sie, dass Säuglinge kurz nach der Geburt in einen natürlichen Zustand der Ketose eintreten? Ja, Sie haben richtig gelesen: Die Forschung zeigt, dass Neugeborene in diesem normalen, gesunden Zustand der Ketose sind und während des Stillens darin bleiben. Darüber hinaus bestätigt die Forschung, dass die Muttermilch gesunder Mütter tatsächlich aus 50 bis 60 Prozent Fett besteht *und* dass das Cholesterin in der Muttermilch Säuglinge mit fast der sechsfachen Menge versorgt, die die meisten Erwachsenen in ihrer Ernährung zu sich nehmen.[1] An die Ketose angepasste Säuglinge können Ketonkörper effizient in Acetyl-Coenzym A (Acetyl-CoA) und Myelin umwandeln. Dies unterstützt die Entwicklung des Gehirns, das hauptsächlich aus Fett besteht.

Wie wir wissen, kann der Körper nur zwei Arten von Brennstoff verbrennen: Fett und Zucker. Ich habe bereits auf eine Studie verwiesen, nach der

93 Prozent der Erwachsenen in den Vereinigten Staaten keinen gesunden Stoffwechsel haben, und ich werde beweisen, dass dies auf eine fehlende Ketose zurückzuführen ist! Der erste Schritt zur Befreiung Ihres Stoffwechsels besteht darin, dass Sie Ihrem Körper beibringen, wie er wieder Fett verbrennen kann.

In Kapitel 3 haben Sie herausgefunden, ob Sie hauptsächlich Zucker oder hauptsächlich Fett verbrennen. Jetzt werden wir Ihren Zellen beibringen, von Zucker (Glukose) auf Fett (Ketonkörper) als Brennstoffquelle umzustellen. In diesem Kapitel werde ich einige der außergewöhnlichen Vorteile von Ketonkörpern beschreiben und Ihnen erklären, welche Lebensmittel Sie vermeiden und welche Sie bevorzugt verzehren sollten und wie Sie Ihre Leber während dieses Prozesses unterstützen können.

Ketonkörper können Gene ein- und ausschalten

Wie wir in früheren Kapiteln gesehen haben, ist die Epigenetik von entscheidender Bedeutung. Ketonkörper können nachweislich schlechte Gene ausschalten, die durch schlechte Lebensgewohnheiten eingeschaltet worden sind. Im Zustand der Ketose werden diese Ketonkörper produziert.

In früheren Zeiten waren unsere Vorfahren in Zeiten von Hungersnöten oder dann, wenn nur begrenzt Kohlenhydraten zur Verfügung standen – beispielsweise im Winter – zur Fettverbrennung gezwungen. Das bedeutet, dass es die Ketose schon so lange gibt wie die Menschen. Ich würde sogar so weit gehen zu sagen, dass wir heute nicht existieren würden, wenn es den Stoffwechselprozess der Ketose nicht gäbe. Wenn unsere Vorfahren nichts zu essen hatten, fasteten sie notgedrungen – manchmal nur für Stunden, manchmal aber auch für Tage oder Wochen. Wenn der Glukosespiegel im Körper und im Gehirn sank, stellte der Stoffwechsel auf Fettverbrennung und die Produktion von Ketonkörpern um. Dadurch blieben Geist und Körper wach, und unsere Vorfahren hatten weiterhin genug Konzentration und Energie, um nach Nahrung zu suchen und zu jagen. Ohne diese Stoffwechselumstellung auf die Verbrennung von Fett und die Produktion von Ketonkörpern wären unsere Vorfahren brabbelnde, energielose Gestalten gewesen. Sie wären nicht in der Lage gewesen, Nahrung zu finden, und sie wären ausgestorben.

Wahrscheinlich haben Sie schon einmal den Ausdruck »Survival of the fittest« gehört, der im Deutschen häufig mit »das Überleben des Stärkeren« wiedergegeben wird. Darwin meinte mit »the fittest« aber nicht die Menschen oder Tiere mit der größten körperlichen Stärke im Sinne von Fitness, sondern die am besten Angepassten: »to fit« bedeutet »anpassen«. In diesem Zusammenhang sind die am besten angepassten Individuen diejenigen, die Gene aktivieren können, welche die Langlebigkeit fördern, und die Gene, die mit Krankheiten in Verbindung stehen, deaktivieren können, weil sie die dazu nötigen Ketonkörper zur Verfügung haben.

DIE 6 WICHTIGSTEN VORTEILE VON KETONKÖRPERN

- Erhöhung der zellulären Energie durch Mitogenese
- Reduzierung von Entzündungen und Entzündungsmarkern
- Erhöhung der Wachstumshormonspiegel und Schutz von Zellen und DNA vor oxidativem Stress
- Steigerung der zellulären Energie durch ATP-Produktion
- Bei ihrer Verbrennung werden weniger freie Radikale freigesetzt als bei der Glukoseverbrennung
- Schutz und Reparatur der inneren Mitochondrienmembran

Die Wirkungsmechanismen der Ketose

Die Ketose hat vielfältige positive Auswirkungen auf die Stoffwechselgesundheit. Sie senkt den Blutzucker- und Insulinspiegel. Ketonkörper dienen als wichtige Signalmoleküle und lösen eine Kaskade verschiedener Effekte im ganzen Körper aus, unter anderem eine Wirkung gegen Krampfanfälle, Veränderungen in Neurotransmittersystemen durch Erhöhung der GABA- und Adenosinspiegel und Verminderung der Glutamatspiegel und Veränderungen in der Regulierung der Ionenkanäle. Letzteres bezieht sich auf die Bewegung von Ionen durch die Zellmembranen und ist für Zellfunktionen, wie Signalübertragung, Muskelkontraktion und Aufrechterhaltung des Flüssigkeits- und Elektrolytgleichgewichts im Körper, unerlässlich.

Zudem verbessert die Ketose die Funktion und Produktion von Mitochondrien, reduziert Entzündungen, indem sie die Spiegel von Antioxidantien wie Glutathionperoxidase erhöht und die Spiegel entzündungsfördernder Zytokine senkt, und sie vermindert die Leptinspiegel. Darüber hinaus wirkt sich die Ketose positiv auf das Darmmikrobiom aus, beeinflusst die DNA-Methylierung und Genexpression und verstärkt die Autophagie. Die Ketose erhöht die NAD+-Spiegel – Nicotinamid-Adenin-Dinukleotid, ein lebenswichtiges Molekül für Energie, Stoffwechsel und Zellreparatur, das mit zunehmendem Alter abnimmt – und aktiviert Sirtuine, die Alterungsprozesse, Zellreparatur und Stoffwechsel regulieren. Alle diese Prozesse tragen zu einer besseren Zellgesundheit und Langlebigkeit bei.

Die Ketose hilft bei vielen Erkrankungen

Wissenschaftliche Untersuchungen ergaben, dass die Ketose eine wichtige Rolle bei der Behandlung und Verbesserung mehrerer chronischer und komplexer Erkrankungen spielen kann. So zeigte die Ketose einen Nutzen beim Polyzystischen Ovarialsyndrom (Polycystic Ovary Syndrome, PCOS): Studien deuten darauf hin, dass eine ketogene Diät dazu beitragen kann, den bei PCOS oft erhöhten Insulinspiegel zu regulieren, wodurch die Symptome gelindert und die Fruchtbarkeit verbessert werden.[2] Akne, eine weitere häufige Erkrankung, kann sich durch eine ketogene Diät verbessern, da diese den Insulinspiegel senkt und Entzündungen reduziert, die beide an der Pathogenese von Akne beteiligt sind. Ebenso wurden Adipositas und die Stoffwechselstörung Hyperlipidämie, beides Hauptrisikofaktoren für Herz-Kreislauf-Erkrankungen, durch Ketose wirksam behandelt.

Durch die Förderung des Fettabbaus und die Verbesserung des Lipidprofils bietet die Ketose einen überzeugenden Ansatz für das Gewichtsmanagement und die Stoffwechselgesundheit. Insbesondere arzneimittelresistente Formen der Epilepsie werden seit Langem mit ketogenen Diäten behandelt, wobei zahlreiche Studien deren Wirkung gegen Krampfanfälle bestätigen.[3] Darüber hinaus können Patienten mit neurodegenerativen Erkrankungen wie die Alzheimer- und die Parkinson-Krankheit von der Ketose profitieren, da Ketonkörper eine alternative Energiequelle für Gehirnzellen darstellen und sich so möglicherweise das Fortschreiten der Erkrankung verlangsamen und kognitive Funktionen verbessern lassen.[4,5] Auch bei Autismus-Spektrum-Störungen könnte eine ketogene Ernährung möglicherweise hilfreich sein, wobei vorläufige Untersuchungen auf Verbesserungen des Verhaltens und der Kognition hindeuten.[6]

Neuen Forschungsergebnissen zufolge könnte die Ketose auch eine Rolle in der Krebstherapie spielen. Einige Studien deuten darauf hin, dass eine ketogene Ernährung, die den Blutzucker senkt, das Tumorwachstum verlangsamen könnte, da viele Krebszellen stark auf Glukose angewiesen sind.

Im Bereich der Stoffwechselerkrankungen hat sich die Ketose als vielversprechend bei der Behandlung von Diabetes erwiesen, da sie die Insulinsensitivität und die Blutzuckerkontrolle verbessert. Darüber hinaus wurde die Ketose mit einer Verbesserung der Herz-Kreislauf-Gesundheit, der Senkung des Bluthochdrucks und der Linderung von Erkrankungen wie einer Fettleber in Verbindung gebracht, da sie das Leberfett verringert und die allgemeine Leberfunktion verbessert.

Lebensmittel, die während der Ketose vermieden werden sollten

Wenn Sie bei »Doktor Google« schnell nach den Begriffen »ketogenen Ernährung« oder »Keto-Diät« suchen, erhalten Sie mehr als 200 Millionen Ergebnisse! Derart viele Informationen können verwirren, aber sie spiegeln auch: Es gibt nicht den einen richtigen Weg. Viele Personen, die angeblich »Keto« lehren, berücksichtigen nicht den Körper auf Zellebene. Ja, es gibt bestimmte Lebensmittel, durch die Sie in den Zustand der Ketose gelangen, aber werden diese Ihnen tatsächlich helfen, eine perfekte Gesundheit zu erreichen? In diesem Abschnitt behandeln wir die Lebensmittel, die Sie auf jeden Fall vermeiden sollten, wie beispielsweise entzündungsfördernde Fette und künstliche Inhaltsstoffe.

Entzündungsfördernde Samenöle (sogenannte Pflanzenöle)

Eine der wichtigsten Erkenntnisse in der Ketoseforschung, auf die ich im Laufe der Jahre gestoßen bin, bezieht sich auf schlechte Fette. Diese gelten als schlecht, weil es sich um instabile, ranzige Fette handelt, die im Körper erhebliche Zellschäden anrichten. (Siehe Kapitel 4.) In einem Interview für meinen *Metabolic-Freedom*-Podcast fragte ich meinen Gesprächspartner Brian Peskin,

Forschungsprofessor am Massachusetts Institute of Technology (MIT) in Cambridge, Vereinigte Staaten, nach seiner Meinung zu diesen schädlichen Fetten. Ich wollte wissen, was seiner Meinung nach schlimmer für unsere Gesundheit sei: diese instabilen Fette oder das Rauchen von Zigaretten. Als jemand mit analytischem Verstand sagte er: »Schauen wir uns die Forschungsergebnisse an.« Es stellte sich heraus, dass bei einer Person, die 28 Jahre lang jeden Tag zwei Schachteln Zigaretten geraucht hat, die Wahrscheinlichkeit, innerhalb dieser 28 Jahre an Lungenkrebs zu erkranken, 16 Prozent beträgt. Und nun zum Vergleich eine Person, die 28 Jahre lang jeden Tag erhitzte Pflanzenöle zu sich nahm. Die Wahrscheinlichkeit, dass Krebs, Herzerkrankungen oder beides zusammen auftreten, liegt bei 86 Prozent. Hätten Sie das für möglich gehalten?

Später interviewte ich Dr. Cate Shanahan, M. D., die Autorin der beiden Bücher *Zellnahrung: Warum unsere Gene natürliche Lebensmittel brauchen* (München 2018) und *Dark Calories: How Vegetable Oils Destroy Our Health and How We Can Get It Back*, in meinem Podcast und fragte sie, ob ihre Forschungsergebnisse mit denen von Professor Peskin übereinstimmten. Sie sagte, dass der Konsum dieser industriell hergestellten Samenöle das Krankheitsrisiko eher auf fast 100 Prozent erhöht! Während dieses Interviews stellte ich Dr. Shanahan auch drei Szenarien vor, die zu Krankheiten führen:

1. täglich Zigaretten rauchen
2. täglich verarbeiteten Zucker essen
3. täglich Pflanzenöle verzehren

Ich fragte sie dann, welches Szenario wohl schneller zu einer körperlichen Erkrankung führen würde. Sie kicherte und sagte: »Einfache Frage, Ben. Es sind die Pflanzenöle.«

Dr. Martin Grootveld schätzt, dass in der durchschnittlichen Portion Pommes frites von knapp 150 Gramm »der Aldehydgehalt demjenigen, der durch das Rauchen einer täglichen Ration von 25 Zigaretten entsteht, nicht unähnlich ist.« Eine große Portion Pommes frites bei McDonald's enthält 20 bis 25 Pommes frites. Sie könnten sich also bei jeder einzelnen gegessenen Fritte vorstellen, dass Sie gerade eine Zigarette geraucht haben.[7]

Diese instabilen Fette haben keinerlei Wert für den Körper, im Gegenteil: Sie verstopfen die Zellmembranen sowie ihre Membranproteine und damit die

Rezeptorstellen, sodass vermehrt Entzündungen auftreten. Fettsäuren aus der Nahrung werden innerhalb von Stunden nach dem Verzehr durch den Prozess der Neuorganisation der Lipidmembran in die Zellmembranen eingebaut. Ja, es stimmt tatsächlich: »Du bist, was du isst!«

Wenn ranzige Fettsäuren in die Zell- und Mitochondrienmembranen eindringen, blockieren sie die Kommunikation mit Hormonen, Nährstoffen und Sauerstoff. Ist die Zellmembran entzündet, können Giftstoffe nicht aus der Zelle herauskommen und Nährstoffe und Hormone nicht in die Zelle hineingelangen. Mit der Zeit entstehen dadurch Krankheiten, die sich zunächst in Symptomen äußern.

Darüber hinaus bleibt die Entzündung der Zellmembran noch lange nach einem Verzicht auf die entzündungsfördernden Pflanzenöle bestehen. Studien deuten darauf hin, dass die Halbwertszeit von Linolsäure, einer Omega-6-Fettsäure, 680 Tage beträgt! Das heißt, wenn Sie ab heute auf diese schlechten Fette verzichten würden, wäre in 680 Tagen noch immer die Hälfte davon in Ihrem Körperfett vorhanden und könnte Probleme verursachen. Stellen Sie sich einmal vor, jemand aus Ihren Kindertagen würde uneingeladen bei Ihnen zu Hause auftauchen. Die Person fällt in Ihr Haus ein, lässt sich auf Ihre Couch fallen, isst Ihr Essen, veranstaltet ein Chaos in Ihrem Badezimmer und bleibt 680 Tage stur bei Ihnen sitzen! Genau das muten Sie Ihren Zellen jedes Mal zu, wenn Sie diese instabilen Fette essen. Ja, diese Fette können Ihnen helfen, in die »Ketose« einzutreten, haben aber schädliche Folgen.

Hier noch ein wichtiger Hinweis: Nicht alle Samenöle sind schlecht für die Gesundheit, sondern es sind die verarbeiteten, verfälschten Versionen dieser Öle, die so stark entzündungsfördernd sind. Die meisten konventionellen Öle im Supermarkt sind solche stark verarbeiteten und ungesunden Versionen. Wenn Sie unverfälschte Samenöle finden, wie beispielsweise kalt gepresstes Sonnenblumen-, Färberdistel- oder Traubenkernöl in Bioqualität, können diese dazu beitragen, die Zellmembranen zu schützen – vorausgesetzt, die Öle werden nicht erhitzt.

Nach Schätzungen enthalten 80 Prozent der Nahrungsmittel in den Vereinigten Staaten entzündungsfördernde, stark verarbeitete Samenöle.[8] Es ist eine Schande, dass die American Heart Association diese Öle positiv bewertet und als »gesund für das Herz« bezeichnet, während in Wirklichkeit meist das Gegenteil der Fall ist.

Auf gehärtete Fette und die folgenden Öle in ihrer raffinierten Variante sollten Sie verzichten:

- Rapsöl einschließlich Canola-Öl (eine Raps-Varietät)
- Maiskeimöl
- Sojaöl
- Baumwollsamenöl
- Reisöl
- Sonnenblumenöl
- Erdnussöl
- Fischöl
- Traubenkernöl
- Palmöl
- Färberdistelöl

(Anmerkung der Redaktion: In Deutschland, Österreich und der Schweiz sind Sie mit kalt gepressten Ölen und Fetten in Bio-Qualität auf der sicheren Seite.)

Obesogene

Sie sollten auch Lebensmittel vermeiden, die sehr viele chemische Substanzen enthalten, welche zu Entzündungen im Körper führen und Ihnen eine ketogene Ernährung erschweren können. Wie in Kapitel 5 beschrieben, werden diese chemischen Substanzen oft als »Obesogene« bezeichnet. Sie können sowohl die Glukose- als auch die Insulinspiegel in die Höhe treiben und die Hungerzentren im Gehirn stimulieren, wodurch es für Sie schwieriger wird, den Keto-Lebensstil aufrechtzuerhalten. Obesogene sind in vielen Produkten enthalten, zum Beispiel in Müsli, Joghurtzubereitungen, Proteinriegeln, kalorienarmen Snacks, zuckerfreien Getränken und Salatdressings, die als »light« gekennzeichnet sind.

Häufige synthetische Stoffe, die Sie vermeiden sollten:

- Acesulfam-Kalium (Acesulfam-K)
- Aspartam
- Sucralose
- Saccharin
- künstliche Farbstoffe
- künstliche Aromastoffe

Wie viele Kohlenhydrate können Sie bei einer ketogenen Diät zu sich nehmen?

Ich rate weder dazu, Kohlenhydrate ganz wegzulassen, noch dazu, sie zu essen, sodass sie nicht wirklich in die Rubriken der bei einer Keto-Ernährung zu vermeidenden Lebensmittel oder der zu ergänzenden Lebensmittel fallen. Im Allgemeinen können die meisten Menschen eine Ketose erreichen, indem sie die Gesamtkohlenhydrate auf 50 Gramm pro Tag senken. Andere Personen müssen sich vielleicht stärker einschränken, und das sind meist diejenigen, die schon lange Zucker verbrennen.

Ich empfehle nicht, Kohlenhydrate zu früh auf unter 50 Gramm zu reduzieren, sondern bevorzuge ein schrittweises Vorgehen. Eine zu aggressive Reduzierung von Kohlenhydraten kann zu Symptomen wie Schwäche, Müdigkeit und Kopfschmerzen führen, was dann oft das Ende der Keto-Diät bedeutet.

In Kapitel 12 werden die genauen Schritte aufgelistet, mit denen Sie in weniger als einer Woche einen Zustand der Fettverbrennung erreichen. Der größte Teil Ihrer Kohlenhydrataufnahme sollte aus nicht stärkehaltigem Gemüse stammen, wie beispielsweise Brokkoli, Rucola, Blumenkohl, Pilze, Rosenkohl, Zucchini und Spargel. Dieses nährstoffreiche Gemüse liefert gesunde Kohlenhydrate, die keinen signifikanten Anstieg der Glukose verursachen und Ihnen helfen, in der fettverbrennenden Ketose zu bleiben.

Zu ergänzende Lebensmittel

Wenn Sie beginnen, einige der schädlichen Lebensmittel, die Sie Ihr ganzes Leben lang verzehrt haben, von Ihrem Speiseplan zu streichen, fragen Sie sich vielleicht, was Sie stattdessen essen sollten. Ziel ist es, unerwünschte Symptome, wie beispielsweise Heißhungerattacken, zu verhindern. Der beste Weg besteht darin, den Blutzucker zu stabilisieren und das Hungerhormon Ghrelin zu unterdrücken.

Dies können Sie erreichen, indem Sie die Aufnahme von Kohlenhydraten allmählich reduzieren – wie Sie am besten dabei vorgehen, wird im »30-Tage-Programm zum *Metabolic Reset*« auf S. 221 beschrieben. Integrieren Sie stattdessen mehr gute Fette und Proteine in Ihre Ernährung.

Gesunde Proteine, die Sie ergänzen können:

- reines Weidefleisch von Rind und Lamm, das von Tieren stammt, die ihr ganzes Leben auf der Weide verbracht haben, sodass das Fleisch mehr nützliche Nährstoffe wie Omega-3-Fettsäuren und Antioxidantien enthält
- Truthahn und Huhn aus Freilandhaltung
- Bison
- Schweinefleisch aus Freilandhaltung
- Eier aus Freilandhaltung
- Wurstwaren wie Salami und luftgetrockneter Schinken (auf nitratfreie Produkte achten)
- Sardinen
- Lachs
- Sardellen
- Hering
- Makrele

Die besten Fette zum Kochen und Braten bei hohen Temperaturen:

- Butter aus Weidemilch
- Butterschmalz aus Weidemilch
- Rindertalg
- Entenfett
- Kokosöl
- Schweineschmalz (ungehärtet, von Schweinen aus Freilandhaltung)

Die besten Öle für Salatdressings, Dips und Kochen bei schwacher Hitze:

- Avocadoöl
- natives Olivenöl extra

Zulässige alternative Süßungsmittel:

- Erythrit
- Xylit, Xylitol (Birkenzucker)

- Swerve (eine Erythrit-Variante mit zuckerähnlichem Volumen)
- reines Stevia (starke Süßkraft bei geringem Volumen)
- Mönchsfruchtpulver (Luo Han Guo)

Unterstützen Sie Ihre Leber

Die Leber ist ein äußerst wichtiges Organ, da sie viele wichtige Aufgaben, insbesondere im Hinblick auf Entgiftung und Fettabbau, erfüllt. Nachdem ich über 5000 Menschen bei einer ketogenen Diät begleitet hatte, erkannte ich den wichtigsten Grund für einen fehlenden Erfolg: eine träge, gestaute Leber.

Viele Menschen haben durch Medikamente, Giftstoffe, verarbeitete Lebensmittel und Alkohol eine träge Leber. Eine der Aufgaben der Leber ist die Produktion von Gallenflüssigkeit, die Gallensäuren enthält. Die Galle wird von der Leber hergestellt und in die Gallenblase abgegeben, wo sie gespeichert wird. Neben den Gallensäuren enthält sie Wasser, Cholesterin, Bilirubin – ein Abbauprodukt des roten Blutfarbstoffs – und weitere Spurenelemente und hilft beim Abbau der fettlöslichen Vitamine A, D, E und K. Wenn Sie vermehrt gesunde Fette essen, Ihr Körper diese aber nicht richtig abbauen kann, kommt es zu Verdauungsbeschwerden. Die häufigsten Symptome sind weicher Stuhl und Durchfall. Wird die Gallenflüssigkeit dickflüssig, führt dies zu Müdigkeit und Erschöpfung, da ihre Produktion und ihre als »Cholerase« bezeichnete Ausschüttung in die Gallenkapilaren – das sind Zellzwischenräume in der Leber – stoffwechselaktive Prozesse sind, die sehr viel Energie benötigen. Zudem befindet sich eine erhebliche Menge des Zuckers, den der Körper im Laufe der Jahre gespeichert hat, in Form von Glykogen in der Leber. Die Leber spielt eine Schlüsselrolle bei der Regulierung des Blutzuckerspiegels, indem sie Glukose speichert und bei Bedarf freisetzt, insbesondere während des Fastens, bei intensiver körperlicher Betätigung oder zwischen den Mahlzeiten. Wenn Sie zuckerreiche Lebensmittel zu sich nehmen, wird überschüssige Glukose, die nicht sofort zur Energiegewinnung verwendet wird, in der Leber gespeichert. Im Laufe der Zeit können sich große Reserven aufbauen und die Leber überlasten, was zu einer Stoffwechselstörung beitragen kann. Wird der gespeicherte Zucker reduziert, kann die Leber effizienter arbeiten, was sich positiv auf die Blutzuckerstabilität, den Fettstoffwechsel und die allgemeine Stoffwechselgesundheit auswirkt.

Stellen Sie sich Ihre Leber als eine Fabrik vor, die pausenlos arbeitet und ständig ein spezielles Reinigungsmittel namens Galle produziert. Dieses Reinigungsmittel ist wichtig für den Abbau von Fetten in der Nahrung und funktioniert ähnlich wie ein Geschirrspülmittel, das Fett auf dem Geschirr entfernt. Selbst wenn die Küche geschlossen ist und keine Mahlzeiten serviert werden, produziert diese Fabrik weiterhin Geschirrspülmittel, um für die nächste Mahlzeit bereit zu sein. Wenn die Produktion unverändert weiterläuft und sich das Reinigungsmittel anhäuft, muss die Fabrik zusätzliche Energie aufwenden, um das Zuviel an Reinigungsmittel zu verarbeiten und zu recyceln. Diese Energie stammt aus der Energiequelle der Fabrik, dem ATP, das auch für andere wichtige Aufgaben wie die Fettverbrennung benötigt wird. Wenn die Fabrik nun ihre Energie für den Umgang mit dem überschüssigen Reinigungsmittel aufwenden muss, steht ihr weniger Energie zur Verfügung, um die Fettverbrennungsprozesse effizient am Laufen zu halten.

Eine träge Gallenproduktion kann die Stoffwechselenergie aufzehren, was sich auf den gesamten Stoffwechsel und die Fähigkeit zur Fettverbrennung auswirkt. Forschende der amerikanischen Harvard Medical School in Boston haben den Zusammenhang zwischen Gallensäuren und gesundem Stoffwechsel untersucht. Studien des Department of Molecular Metabolism in Harvard deuten darauf hin, dass Gallensäuren eine entscheidende Rolle bei der Regulierung des Stoffwechsels spielen, indem sie die Darmmikrobiota und die Immunfunktion beeinflussen. So können Gallensäuren bestimmte Signalwege aktivieren, die Stoffwechselprozesse verbessern und Entzündungen reduzieren, was möglicherweise zu einer besseren allgemeinen Stoffwechselgesundheit führt.[9]

Eine am Universitätskrankenhaus Tampere in Finnland durchgeführte Studie ergab, dass Menschen mit vermindertem Gallenfluss siebenmal häufiger an einer Hypothyreose, einer Schilddrüsenunterfunktion, leiden. Man nimmt an, dass dies darauf zurückzuführen ist, dass die Galle bei der Umwandlung von Schilddrüsenhormonen eine Rolle spielt. Die Galle hilft dabei, die Freisetzung eines Enzyms auszulösen, das das inaktive Schilddrüsenhormon T4 in seine aktive Form T3 umwandelt. Dieser Prozess ist für die Aufrechterhaltung einer ordnungsgemäßen Schilddrüsenfunktion entscheidend. Eine weitere Verbindung zwischen gesunder Galle und gesunder Schilddrüse besteht darin, dass am Gallenstoffwechsel beteiligte Darmbakterien ebenfalls eine Rolle bei dieser hormonellen Umwandlung spielen.[10,11]

Forschungsergebnisse deuten auch auf eine mögliche Verbindung zwischen schwacher Gallenproduktion und schlechtem Gallenfluss und chronischer Müdigkeit und Erschöpfung (Fatigue) und dem Chronischen Fatigue-Syndrom (ME/CFS) sowie Migräne hin. So wiesen Studien darauf hin, dass die Prävalenz von Migräne bei Personen mit ME/CFS höher ist, wobei die Symptome oft durch chronische Müdigkeit und systemische Schmerzen verschlimmert werden.[12,13] Außerdem wurde eine Darmentzündung, die durch eine erhöhte Gallenproduktion verstärkt werden kann, als signifikanter Faktor bei ME/CFS identifiziert. Bei ME/CFS-Patienten wurden veränderte Darmmikrobiota und eine erhöhte Durchlässigkeit der Darmwand beobachtet, was zu erhöhten Entzündungsmarkern führt.[14]

Bitterstoffe helfen der Leber

Die Lösung für Leber und Galle sind Bitterstoffe. Haben Sie sich schon einmal gefragt, warum Kaffee so beliebt ist? Hier ist ein Grund: Kaffee ist eines der wenigen wirklich bitteren Lebensmittel, die in der typischen US-amerikanischen Ernährung noch einen Platz haben. Außerdem ist Kaffee eines der wenigen Lebensmittel, die reich an Antioxidantien sind. Forschungsergebnissen zufolge liefert Kaffee bis zu 45 Prozent der Antioxidantien in der typischen westlichen Ernährung.[15] Kaffee macht zwar nur einen kleinen Prozentsatz unseres gesamten Lebensmittel- und Getränkeverbrauchs aus, aber einen verhältnismäßig großen Prozentsatz der aufgenommenen Antioxidantien, da er so reich an Antioxidantien ist, die ihn auch bitter machen.

Diese bitteren Antioxidantien bieten eine Fülle von gesundheitlichen Vorteilen, insbesondere wenn sie in ketosefreundlichen Lebensmitteln im Rahmen Ihrer normalen Ernährung gegessen werden. Untersuchungen haben gezeigt, dass sie Entzündungen reduzieren, die Blutzuckerkontrolle und die Insulinsensitivität verbessern, den Stoffwechsel in Fettzellen erhöhen und den Blutdruck senken. Sie unterstützen auch das Darmmikrobiom und können sogar vor Krebs schützen.[16]

Sie können den bitteren Geschmack vieler Gemüsesorten abschwächen und gleichzeitig die gesundheitlichen Vorteile beibehalten, indem Sie köstliche Gerichte mit Fett zubereiten. Die berühmte US-amerikanische Köchin Julia Child, die die französische Küche in den Vereinigten Staaten bekannt machte und in Deutschland vielen durch die Filmkomödie »Julie & Julia« mit Meryl Streep in der Hauptrolle bekannt ist, sagte: »Mit genug Butter schmeckt alles, und wenn Sie Angst vor Butter haben, verwenden Sie Sahne.« Ihre Liebe zu Butter widersprach schon damals dem Mainstream. Viele »Experten« predigten, dass Butter zu Herzinfarkten führe. Wie üblich war Julia Child ihrer Zeit voraus. Ein weiteres Zitat von ihr: »Wenn Sie Brokkoli nicht mögen, geben Sie mehr Butter dazu.«

Bittere Lebensmittel – darunter viele Kräuter, Blattgemüse, Ingwer, Zitronen, Limetten, Apfelessig, Kakao und Bittermelone – enthalten fettlösliche Vitamine sowie leberfördernde Nährstoffe wie Schwefel. Diese sind notwendig, damit der Körper Galle produzieren kann, die für eine optimale Verdauung benötigt wird und der Leber hilft, auf höchstem Niveau zu arbeiten. Sie zerlegt Fette in Fettsäuren, die über den Verdauungstrakt in den Körper aufgenommen werden können.

Seit Tausenden von Jahren sind Bitterstoffe als Verdauungsstärkungsmittel bekannt, meist in Form von Kräuterschnaps oder Kräuterlikör aus Blättern, Wurzeln oder Blüten, die in Alkohol eingelegt wurden. Diese Kräuterschnäpse werden meist zur besseren Verdauung nach einer reichhaltigen Mahlzeit getrunken, ein Brauch, der durchaus durch solide wissenschaftliche Erkenntnisse gestützt werden könnte. Die Hauptwirkung liegt darin, dass Bitterstoffe die Produktion von Magensäure auslösen können, die verschiedene Verdauungsprozesse erleichtert, wenn die verzehrte Nahrung ihren Weg in die Darmregion findet. Darüber hinaus können Bitterstoffe die Produktion von Verdauungsenzymen erhöhen, wodurch Nährstoffe besser aufgenommen werden können.

Bitterstoffe, welche die Leber beim Fettabbau unterstützen:

- Rucola
- Bio-Kaffee
- Apfelessig
- Zitronen und Limetten
- Radicchio
- Rosmarin (getrocknet oder frisch)
- Thymian (getrocknet oder frisch)
- Basilikum (getrocknet oder frisch)
- Dill (getrocknet oder frisch)
- Ingwer und Ingwertee
- Mariendisteltee

- Rosenkohl
- Brokkoli
- Löwenzahnblätter
- Topinambur
- Safran
- Sesamsamen
- Kurkuma
- Grapefruit
- Pfefferminze
- Grüntee

Sobald der Körper durch Ketose an die Verbrennung von Fett angepasst ist, besteht der nächste Schritt darin, dass Sie Intervallfasten in Ihren Lebensstil integrieren. Ketose und Fasten passen so perfekt zusammen wie Eier und Speck. Es sind uralte Heilungsstrategien, die es schon seit Beginn der Menschheit gibt. Im nächsten Kapitel stelle ich die unglaublichen Vorteile des Fastens für den Stoffwechsel vor.

KAPITEL 8

WIE FASTEN IHREN STOFFWECHSEL AUF VORDERMANN BRINGT

Viele Menschen denken beim Thema Fasten an einen dünnen Mann in einem schlichten Gewand, der im Lotossitz in einem Kloster auf einem Berggipfel sitzt. Fasten steht hier in einem spirituellen Kontext, in dem die Reinigung des Körpers mit der sprituellen Reinigung verbunden ist. In einem solchen Kontext ist Fasten weit vom »wirklichen Leben« entfernt, in dem man zur Arbeit gehen, die Kinder zur Schule bringen, das Haus putzen und all die alltäglichen Aufgaben erledigen muss.

In diesem Buch betrachten wir das Fasten anders. Verantwortungsvolles, cleveres Fasten ist für den Alltag gedacht. Tag für Tag ist es wichtig für Gesundheit und Wohlbefinden – deshalb müssen Sie so viel wie möglich darüber wissen. Meiner Meinung nach ist Fasten der Resetschalter der Natur. Es gibt viele verschiedene Möglichkeiten, es zu praktizieren, vom täglichen Intervallfasten bis hin zu ausgedehntem Wasserfasten – entscheidend ist aber, dass Sie einen Zeitplan befolgen, durch den Sie in Ihrem hormetischen Bereich bleiben. Stellen Sie sich das Fasten wie eine Kettensäge vor. Wenn Sie sich die Zeit nehmen, die Gebrauchsanleitung zu lesen, bevor Sie die Kettensäge benutzen, werden Sie mit diesem leistungsstarken Werkzeug großartige Ergebnisse erzielen. Wenn Sie diesen Schritt jedoch überspringen und versuchen, ohne Vorkenntnisse eine Kettensäge zu benutzen, könnten Sie sich leicht verletzen. Das Werkzeug selbst ist wichtig, aber wie es richtig eingesetzt wird, ist von entscheidender Bedeutung.

Wenn Sie mit dem »30-Tage-Programm zum *Metabolic Reset*« (siehe S. 221) beginnen, führe ich Sie durch verschiedene Protokolle zum Intervallfasten. Wir beginnen mit 12-stündigem Fasten, damit Sie sich an das Fasten gewöhnen. Allmählich arbeiten wird uns zu längeren Fastenzeiten vor, damit gewährleistet ist, dass Sie für einen optimalen Erfolg in Ihrem hormetischen Bereich bleiben. Mir ist klar, dass der Gedanke an Fasten Sie so sehr entmutigen kann wie die Vorstellung, fünf Minuten lang den Atem anzuhalten. Aber wenn Sie sich an die Anweisungen halten, werden Sie feststellen, dass es immer leichter wird, weil Sie sich bereits die Mühe gemacht haben, Ihre Stoffwechselmaschinerie zu stärken.

In diesem Kapitel werde ich die neuesten Forschungsergebnisse zu den Vorteilen des Fastens vorstellen: Senkung des Blutdrucks, Gesundheit von Verdauungssystem und Gehirn sowie Effizienz des Stoffwechsels.

Die bemerkenswerten Vorteile des Fastens

Im Jahr 2014 begann ich, die Vorteile des Fastens zu erforschen. Ich war so begeistert, als ich von diesem uralten Heilmittel erfuhr, dass ich sofort damit loslegte und unglaubliche Ergebnisse erzielte. Ich postete auf meiner Facebook-Seite über Intervallfasten und erhielt zahlreiche besorgte Rückmeldungen: »Ben, du wirst verhungern. Du förderst eine Essstörung. Du wirst deinen Stoffwechsel ruinieren.« Mit so viel Gegenwind hatte ich nicht gerechnet! Fasten war damals noch nicht so weit erforscht, aber mittlerweile belegen viele Untersuchungen, wie effektiv Fasten sein kann. »Fasten« ist sogar zu einem der Top-Suchbegriffe bei Google geworden.

Eine der umfassendsten und wichtigsten Metastudien, die jemals zu diesem Thema durchgeführt wurden, wurde im Dezember 2019 im *New England Journal of Medicine* veröffentlicht. Die Autoren überprüften mehr als 85 Studien und waren von den Ergebnissen stark beeindruckt. Sie schlugen vor, dass Intervallfasten als Erstlinientherapie für Diabetes, Adipositas, Krebs, neurodegenerative Hirnerkrankungen und Herz-Kreislauf-Erkrankungen eingesetzt werden sollte. Die Studie untersuchte eine 18:6-Intervallfastenmethode mit einer täglichen Fastendauer von mehr als 18 Stunden, gefolgt von einem 6-stündigen Essensfenster. Die Studie ergab darüber hinaus, dass Intervallfasten Anti-Aging-Vorteile hat.

Diese Metaanalyse unterstrich mehrere wichtige Vorteile für die Zellheilung, darunter:

- eine Erhöhung antioxidativer Abwehrkräfte
- eine Intensivierung der Zellreparatur durch Autophagie
- eine Erhöhung der Menge an Ketonkörpern
- eine Erhöhung der mitochondrialen Stressresistenz
- eine Verbesserung der DNA-Reparatur
- eine Reduzierung von Glykogen
- eine Verminderung der Proteinsynthese
- eine Reduzierung von mTOR
- eine Reduzierung von Insulin

In diesem Buch konzentrieren wir uns auf vier entscheidende Vorteile des Fastens für die Wiederherstellung des Stoffwechsels:

1. die Senkung des Bluthochdrucks
2. die Gesundheit des Verdauungssystems
3. die Gesundheit des Gehirns
4. die Effizienz des Stoffwechsels

Werfen wir nun einen genaueren Blick auf jeden dieser Punkte.

1. Die Senkung des Bluthochdrucks

In den Vereinigten Staaten leiden schätzungsweise 103 Millionen Erwachsene an Bluthochdruck, so die jüngsten Statistiken der American Heart Association.[1] Das ist fast die Hälfte aller Erwachsenen in den Vereinigten Staaten. Die Sterblichkeitsrate durch Bluthochdruck stieg in den Vereinigten Staaten zwischen 2005 und 2015 um fast 11 Prozent, und die tatsächliche Zahl der Todesfälle stieg um fast 38 Prozent – bis 2015 auf fast 79 000, so die Statistik.[2] Nach Professor Paul Muntner, stellvertretender Vorsitzender der Abteilung für Epidemiologie an der amerikanischen University of Alabama at Birmingham (UAB), ist weltweit fast ein Drittel der erwachsenen Bevölkerung von Bluthochdruck betroffen, der häufigsten Ursache für Todesfälle durch Herz-Kreislauf-Versagen.

Nach Ansicht der National Kidney Foundation und der American Heart Association kann Bluthochdruck nicht geheilt, aber mit Medikamenten reguliert werden. Ist das wahr?

Bereits zu Beginn des 20. Jahrhunderts hatten Wissenschaftler festgestellt, dass der Blutdruck von Bluthochdruckpatienten zu sinken begann, wenn diese Patienten keine Nahrung erhielten. Im Verlauf mehrerer Tage sank der Blutdruck immer weiter ab, bis er schließlich ein normales Niveau erreichte und abflachte. Beobachtet wurde dies 1915 in einer Studie der Carnegie Institution, in der die Patienten über unterschiedlich lange Zeiträume, teilweise bis zu 31 Tage lang, fasteten.[3]

In den 1990er-Jahren begann Alan Goldhamer die Auswirkungen des Fastens auf eine große Gruppe von Individuen zu untersuchen. Goldhamer betreibt das TrueNorth Health Center in Nordkalifornien, die größte medizinisch überwachte Fastenklinik. Hier wird ausschließlich Wasserfasten angeleitet. Es wurden 174 Patienten untersucht, die mit Bluthochdruck das TrueNorth Health Center aufsuchten und im Durchschnitt anderthalb Wochen lang nur mit Wasser fasteten. Von diesen Patienten konnten 154 – das sind fast 9 von 10 – ihren Blutdruck normalisieren.[4] Alan Goldhamer und seine Kollegen reichten die bahnbrechenden Ergebnisse bei 30 Fachzeitschriften ein, doch die Veröffentlichung wurde jedes Mal abgelehnt. Warum sollte die medizinische Gemeinschaft auch an einem kostenlosen Heilmittel interessiert sein? Der Pharma- und Nahrungsmittelindustrie würden Milliarden Dollar entgehen, wenn die Menschen erkennen würden, dass sie die heilende Wirkung des Fastens für sich nutzen können. Übrigens: Piloten besuchen einmal im Jahr Goldhamers TrueNorth-Klinik, um ein 10-tägiges Wasserfasten durchzuführen, damit ihr Blutdruck optimal bleibt, was für das Fliegen eines Flugzeugs erforderlich ist.

Aber machen Sie sich keine Sorgen: Ich werde Sie nicht auffordern, tagelang auf Essen zu verzichten. Das »30-Tage-Programm zum *Metabolic Reset*« (siehe S. 221) soll Ihnen helfen, ähnliche Ergebnisse mit kürzeren Fastenzeiten zu erzielen. Stellen Sie sich das wie das Tuning eines Automotors vor: Sie müssen nicht den gesamten Motor überholen, um die Leistung zu verbessern. Manchmal reicht es aus, ein paar Blockaden zu entfernen, damit wieder alles reibungslos läuft. Wenn Sie Ihrem Stoffwechsel erlauben, effizienter zu arbeiten und mögliche Störfaktoren auszuschalten, werden Sie die Vorteile sehen, ohne dass Sie längere Fastenzeiten ertragen müssen.

2. Die Gesundheit des Verdauungssystems

Wir gehen davon aus, dass Nahrung uns Energie liefert, aber die Verdauung der gegessenen Nahrung *erfordert* tatsächlich Energie, wie wir in Kapitel 2 besprochen haben. Nach einer reichhaltigen Mahlzeit müssen schätzungsweise 65 Prozent der Körperenergie in die Verdauungsorgane geleitet werden. Der Körper muss eine große Aufgabe bewältigen: das Kauen der Nahrung, die Aufnahme der Makronährstoffe und deren Umwandlung in Mikronährstoffe, was erforderlich ist, damit sie im Körper verteilt werden können. Wenn wir fasten, bewahren wir unser System vor dem ständigen Ansturm der Nahrung und können unsere Energie auf Heilung und Erholung lenken. Der Körper kann dann entgiften, Zellen reparieren und fremde Giftstoffe und natürliche Stoffwechselabfälle ausscheiden.

Stellen Sie sich eine Büromitarbeiterin namens Jennifer vor, die jeden Tag von 9:00 bis 17:00 Uhr arbeitet. Nach einem langen Arbeitstag macht sie Feierabend und geht zu ihrem Auto. Während sie sich ihrem Fahrzeug nähert und sich darauf freut, sich zu Hause ausruhen und erholen zu können, erhält sie einen Anruf ihres Chefs, der sie bittet, ins Büro zurückzukehren, um in den nächsten fünf Stunden an einem wichtigen Projekt zu arbeiten. Widerwillig geht sie zurück und leistet zusätzliche Arbeit. Es ist jetzt 22:00 Uhr, Jennifer ist erschöpft und will endlich nach Hause fahren und sich ausruhen. Als sie sich wieder ihrem Auto nähert, erhält sie einen weiteren Anruf ihres Chefs, der sie bittet, ins Büro zurückzukehren, um an einem anderen Projekt zu arbeiten. Stellen Sie sich vor, das würde Jennifer tage- und sogar wochenlang passieren – sie würde allmählich nicht mehr funktionieren. Genau das passiert mit Ihrem Verdauungssystem, wenn Sie nicht gerade Intervallfasten praktizieren. Aus der Perspektive des Darms geben Sie ihm nicht die Zeit, die er braucht, um sich zwischen den Mahlzeiten auszuruhen.

Nach jeder Mahlzeit entstehen im Darm Endotoxine, das sind giftige Substanzen, die hauptsächlich aus Lipopolysacchariden (LPS) bestehen. Sie kommen in der äußeren Membran bestimmter Darmbakterien vor. Wenn die Darmbarriere beeinträchtigt ist, können diese Endotoxine in den Blutkreislauf freigesetzt werden. Das Immunsystem reagiert auf die Bedrohung durch die Toxine, und es kommt zu einer Entzündungsreaktion im Körper. In solchen Fällen spricht man von einer »Endotoxämie«. Im Laufe der Zeit kann eine wiederholte Exposition gegenüber Endotoxinen zu chronischen Entzündungen und verschiedenen Stoffwechselstörungen beitragen. Eine Endotoxämie kann sich abhängig von der Art der verzehrten Lebensmittel und Fette unterschiedlich stark auswirken und sich verschlimmern, wenn Sie einen durchlässigen Darm haben. Wenn Sie fasten, reduzieren Sie diese Endotoxämie. Damit geben Sie dem Körper die Gelegenheit, seine Aufräumarbeit zu leisten, die Entzündung zu reduzieren und sich wieder ins Gleichgewicht zu bringen.

Vor 50 Jahren wurden grundsätzlich drei Mahlzeiten pro Tag gegessen, heute sind es durch Zwischenmahlzeiten häufig fünf oder sechs. Das gibt dem Körper nicht genug Zeit, um die Blutzucker- und Insulinspiegel zu senken und in einen Zustand zu kommen, der Ihre Empfindlichkeit gegenüber Insulin verbessert. Wenn Sie zu häufig essen, fehlt dem Körper die erforderliche Ruhephase, um zwischendurch den Resetschalter zu betätigen.

Wir sind von Anfang an nicht dazu bestimmt gewesen, mit einem kontinuierlichen Zustrom von Kalorien zu leben. Für die Verdauung einer Mahlzeit muss der Körper bis zu 72 Stunden lang Energie aufwenden, was etwa 70 bis 80 Prozent des Energieniveaus entspricht. Denken Sie einmal darüber nach. Ich spreche von der Ernährungsweise eines durchschnittlichen Amerikaners, der Standard American Diet, die eine traurige Angelegenheit ist und sich sehr passend abkürzt mit SAD (»sad« bedeutet »traurig«). Wir überfordern das Verdauungssystem, und es kann mit der Nachfrage nicht Schritt halten.

Fasten verschafft dem Verdauungssystem eine Pause, damit es seine Ressourcen zur Heilung nutzen kann. Meinen Beobachtungen zufolge funktioniert dies bei den folgenden Verdauungsbeschwerden gut:

- Sodbrennen
- Blähungen
- Völlegefühl
- abdominale Schwellung
- gastroösophageale Refluxkrankheit
- Durchfall
- Leaky-Gut-Syndrom
- Autoimmunerkrankungen

Meine Klientin Patricia hatte jahrelang mit Müdigkeit und Brain Fog, dem berüchtigten »Gehirnnebel«, zu kämpfen. Obwohl sie verschiedene extreme Diäten ausprobiert hatte, von denen viele zu häufigen kleinen Zwischenmahlzeiten anregten, fühlte sie sich eher schlechter als besser. Ihr Energieniveau war durchweg niedrig, sie fühlte sich benommen und kämpfte mit anhaltenden Verdauungsproblemen, insbesondere Sodbrennen. Es schien, als könne nichts etwas an dem ständigen Gefühl der Erschöpfung und geistigen Trägheit ändern.

Als Patricia vom Fasten erfuhr und wir damit begannen, ihre Fähigkeit dazu langsam aufzubauen, änderte sich alles. Indem wir die Zeit zwischen den Mahlzeiten allmählich verlängerten, ermöglichten wir ihrem Stoffwechsel, sich neu auszurichten und effizienter zu funktionieren. Patricia hat heute die Energie eines Teenagers und ihr Gehirn läuft auf Hochtouren. Ihr einst lähmender Brain Fog hat sich gelichtet, und ihre Verdauungsprobleme, einschließlich des anhaltenden Sodbrennens, sind vollständig verschwunden. Deshalb nenne ich das Fasten den »Resetschalter der Natur«!

Regeneration von Darmstammzellen

Stammzellen sind spezielle menschliche Zellen, die sich zu vielen verschiedenen Zelltypen – von Gehirnzellen bis hin zu Muskelzellen – entwickeln können. In einigen Fällen können sie auch beschädigtes Gewebe reparieren. Man könnte sagen, dass Stammzellen die allgegenwärtigen Allzweckzellen des Körpers sind, aus denen alle anderen Zellen mit spezialisierten Funktionen hervorgehen.

Mit zunehmendem Alter verlieren die Darmstammzellen ihre Regenerationsfähigkeit. Da aus diesen Stammzellen alle neuen Darmzellen entstehen, kann es aufgrund dieses Rückgangs für alternde Menschen schwieriger werden, sich von Magen-Darm-Infektionen oder anderen Darmerkrankungen zu erholen.

Nach Untersuchungen von Biologen am Massachusetts Institute of Technology (MIT) in Cambridge, Vereinigte Staaten, könnte dieser altersbedingte Verlust der Stammzellfunktion durch ein 24-Stunden-Fasten möglicherweise rückgängig gemacht werden.[5] Die Forschenden stellten fest, dass Fasten die Regenerationsfähigkeit von Stammzellen drastisch verbessert, und zwar sowohl bei älteren als auch bei jungen Mäusen.

»Fasten hat viele Auswirkungen auf den Darm, darunter die Förderung der Regeneration. Man könnte es anwenden bei jeder Art von Krankheit, die sich auf den Darm auswirkt, wie Infektionen oder Krebs«, sagte Omer Yilmaz, Assistenzprofessor für Biologie am Koch Institute for Integrative Cancer Research at MIT und einer der leitenden Autoren der Studie.

»Diese Studie bewies, dass Fasten eine Umschaltung des Stoffwechsels in den Darmstammzellen von der Verwertung von Kohlenhydraten hin zur Fettverbrennung induziert«, ergänzte David Sabatini, Professor für Biologie am MIT, Mitglied des Whitehead Institute for Biomedical Research und des Koch Institute for Integrative Cancer Research at MIT sowie einer der leitenden Autoren der Studie. »Interessanterweise verbesserte die Umschaltung dieser Zellen auf Fettsäureoxidation ihre Funktion erheblich.«[6]

Das Intervallfasten kann auch die Mikrobenvielfalt im Darm wiederherstellen, die Toleranz gegenüber »schlechten« Darmmikroben erhöhen und die Integrität des Darmepithels wiederherstellen. Eine im *Scandinavian Journal of Immunology* veröffentlichte Studie zeigte, dass Intervallfasten – in diesem Fall tageweises Fasten jeden zweiten Tag über 12 Wochen – mit Salmonellen infizierten Mäusen half, die pathogenen Bakterien durch eine erhöhte Immunantwort schneller zu beseitigen.[7] Eine weitere, in der Fachzeitschrift *Cell Metabolism* veröffentlichte Studie ergab, dass das Fasten jeden zweiten Tag die Zusammensetzung des Darmmikrobioms so veränderte, dass eine Erhöhung der Mitochondrienanzahl im Fettgewebe von Mäusen gefördert wurde.[8]

Eine 2022 in *Frontiers in Microbiology* veröffentlichte Studie untersuchte die Auswirkungen von Intervallfasten auf die mikrobielle Vielfalt des Darms und die damit verbundenen Auswirkungen auf das Körpergewicht und die Lipidwerte. An der Studie nahmen 45 Personen (14 Frauen und 31 Männer) teil, und es wurden Blut- und Stuhlproben analysiert, die vor und nach dem Fastenzeitraum gesammelt wurden. Die Studie ergab, dass Intervallfasten zu signifikanten Verbesserungen führte. Insbesondere kam es zu einem Anstieg des High-Density-Lipoproteins (HDL, das »gute« Cholesterin) und einer Abnahme des Gesamtcholesterins, der Triglyceride und des Low-Density-Lipoproteins (LDL). Diese Veränderungen gingen mit günstigen Verschiebungen der Darmmikrobiota einher, darunter eine Zunahme nützlicher Bakterien wie Lactobacillus und Bifidobacterium und einer Abnahme pathogener Bakterien.[9]

3. Die Gesundheit des Gehirns

Auch das enterische Nervensystem, auch »Bauchhirn« genannt, ist an der Produktion von etwa 30 Neurotransmittern beteiligt. Es wird geschätzt, dass 90 Prozent des Wohlfühl-Neurotransmitters Serotonin im Darm gebildet werden. Wir haben gerade festgestellt, dass Fasten den Darm repariert, jetzt wollen wir untersuchen, was Fasten für das Gehirn tun kann.

Wenn im Darm etwas vor sich geht, werden Signale an das Gehirn gesendet. Dies kann zu unerwarteten Symptomen und Störungen führen, wie zum Beispiel:

- Angst
- Depressionen
- Stress
- Schizophrenie
- andere veränderte emotionale Zustände

Wenn im Gehirn etwas vor sich geht, beispielsweise Stressreaktionen, kann dies Symptome im Darm verursachen, wie zum Beispiel:

- Übelkeit
- Sodbrennen
- Durchfall
- Verstopfung
- Krämpfe
- Geschwüre

Der Wachstumsfaktor BDNF (Brain-derived Neurotrophic Factor, zerebraler neurotropher Faktor) ist wie ein Dünger für das Gehirn. BDNF lässt Neuronen wachsen und stärkt die Verschaltung an den Synapsen. Im nüchternen Zustand oder bei einem hohen Maß an körperlicher Aktivität beginnt der Körper, mehr BDNF zu produzieren. Dies hilft den Neuronen dabei, zu wachsen und sich zueinander zu verzweigen, was ihnen die Kommunikation miteinander erleichtert. Dadurch verringert sich die bereits erwähnte synaptische Aktivität, was erhebliche Auswirkungen hat. Wenn wir die gesamte synaptische Aktivität, also die Menge an Impulsen, die im Rahmen der Kommunikation von Neuron zu Neuron geht, *verringern*, aber die Verschaltung *erhöhen*, erhöhen wir die Wirksamkeit der Impulse der synaptischen Aktivität.

Stellen Sie sich vor, Sie haben zwei Personen, die versuchen, sich über ein kabelgebundenes Haustelefon zu verständigen, aber das Kabel ist brüchig und verknotet. Was gesagt wird, ist am anderen Hörer nur verzerrt und bruchstückhaft zu hören. Wenn Sie nicht fasten, sind Ihre Neuronen wie die Menschen, die sich abmühen, über diese schlechte Kabelverbindung zu kommunizieren.

Während des Fastens werden die neuronalen Verbindungen jedoch so leistungsstark wie ein Glasfaserkabel – Nachrichten werden effizient übertragen. Mit einem höheren Prozentsatz an Energie, die durch eine ununterbrochene Verbindung fließt, können die Neuronen effektiv kommunizieren, was sicherstellt, dass die Signale klar und verlustfrei übertragen werden.

BDNF lässt nicht nur Neuronen wachsen, sondern auch die Verbindung zwischen ihnen. Es hat eine antidepressive Wirkung, was erklärt, warum man sich beim Fasten und nach dem Training so gut fühlt. Die Kombination aus BDNF und der verminderten Aktivität im Gehirn erweist sich als sehr wirkungsvoll. Intervallfasten führt zu einer erhöhten Produktion von BDNF, was in Tiermodellen zu neurodegenerativen Erkrankungen die Widerstandsfähigkeit der Neuronen im Gehirn gegen Funktionsstörungen und Degeneration erhöhte. Die BDNF-Signalgebung könnte auch positive Auswirkungen des Intervallfastens auf die Glukoseregulation und die Herz-Kreislauf-Funktion vermitteln.[10]

4. Die Effizienz des Stoffwechsels

Viele Menschen suchen nach Möglichkeiten, ihren Stoffwechsel zu beschleunigen, aber ich bezweifle, dass sie dabei ihr Leben verkürzen wollen. Für das Tierreich postuliert jedoch die Lebensratentheorie des Alterns, dass die Lebensspanne eines Organismus umso kürzer ist, je schneller der Stoffwechsel arbeitet. Die Theorie wurde erstmals 1908 von Max Rubner vorgestellt (*Das Problem der Lebensdauer und seine Beziehung zu Wachstum und Ernährung*. München 1908) und beruht auf seiner Beobachtung, dass kleinere Tiere einen schnelleren Stoffwechsel und eine kürzere Lebensspanne haben als größere Tiere mit langsamerem Stoffwechsel.

Nichts verlängert die Lebensspanne mehr als eine Kalorienrestriktion. Es stimmt zwar, dass die Einschränkung der Kalorien die Lebensspanne verlängert, jedoch geht dies auf Kosten des Stoffwechsels. Studien zur Kalorienrestriktion zeigen positive Resultate im Hinblick auf die Langlebigkeit durch die Senkung der Blutzucker- und Insulinspiegel, die Aktivierung von Sirtuin und andere Faktoren, aber es entstehen auch neue Probleme: Der Stoffwechsel und der Körper gehen in den Hungermodus. Studien zeigen, dass das Immunsystem geschwächt wird, Organe schrumpfen, die Schilddrüse sich verlangsamt und hormonelle Ungleichgewichte auftreten. Außerdem sind die Teilnehmenden an Studien zur Kalorienrestriktion die ganze Zeit unglücklich und frieren.[11,12]

Wird der Körper beim Intervallfasten nicht in den Hungermodus übergehen? Nein! Eine aktuelle Studie zeigt eine 13-prozentige Steigerung der Stoffwechseleffizienz nach vier Tagen Fasten. Der menschliche Körper weiß, was zu tun ist. Wenn wir eine Zeit ohne Nahrung durchmachen, beginnen unglaubliche Prozesse im menschlichen Körper. Es gibt keine Verlangsamung des Stoffwechsels, sondern das Gegenteil ist der Fall. Der Körper beginnt, in den »Überlebensmodus« zu gehen. Dass zielt darauf ab, dass wir unsere nächste Mahlzeit finden, damit wir am Leben bleiben. Hormone, die dem Insulin entgegenwirken, steigen an. Wenn wir keine Nahrung zu uns nehmen, sinkt der Insulinspiegel und die Spiegel dieser gegenregulierenden Hormone, zu denen Katecholamine, Cortisol, Glukagon und Wachstumshormon gehören, steigen. Auf diese Art pumpt unser Körper uns mit Energie voll und steigert unsere Konzentration, damit wir unsere nächste Mahlzeit erjagen können.

Einer der Hauptunterschiede zwischen Kalorienrestriktion und Intervallfasten liegt in ihrem Einfluss auf den Stoffwechsel. Wenn Sie einfach nur Kalorien reduzieren, indem Sie weniger, dafür aber über den ganzen Tag verteilt essen, neigt Ihr Stoffwechsel dazu, sich anzupassen und weniger effizient zu werden. Im Gegensatz dazu verlangsamt sich beim Intervallfasten der Stoffwechsel nicht, selbst wenn Sie sich in einem Kaloriendefizit befinden. Stattdessen wird er durch den Einfluss von gegenregulierenden Hormonen optimiert.

Diese Hormone sind der Grund, warum unsere Stoffwechseleffizienz mit dem Fasten steigt. Der Adrenalinspiegel steigt an, sodass wir genügend Energie für die Nahrungssuche haben. Beispielsweise führt 48-stündiges Fasten zu einer Steigerung der Stoffwechselrate um 3,6 Prozent und nicht zu einem Herunterfahren des Stoffwechsels. Als Reaktion auf ein viertägiges Fasten stieg in einer Studie der Ruheumsatz um bis zu 14 Prozent. Der Stoffwechsel wurde also nicht langsamer, sondern effizienter.[13]

Es gibt drei wichtige stoffwechselaktive Gewebe in Ihrem Körper:

- braunes Fettgewebe
- schlanke Muskelmasse
- Darmmikrobiom

Uralte heilende Ernährungsstrategien wie Ketose und Fasten stärken alle drei wichtigen stoffwechselaktiven Gewebe. Diese wollen wir jetzt untersuchen.

Das braune Fettgewebe

Fettgewebe besteht aus Fettzellen, aber es gibt einen großen Unterschied zwischen weißem Fettgewebe und braunem Fettgewebe. Weiße Fettzellen speichern Energie in Form eines einzigen großen, öligen Tröpfchens. Ansonsten sind sie relativ träge. Im Gegensatz dazu enthalten braune Fettzellen viele kleinere Tröpfchen sowie Mitochondrien. Diese Organellen können die Tröpfchen verbrennen, um Wärme zu erzeugen. Der Mensch ist ein Säugetier, und im Gegensatz zu Reptilien erzeugen wir unsere eigene Körperwärme. Wenn sich der Körper in einer kalten Umgebung befindet, werden diese braunen Fettzellen aktiviert und erzeugen Wärme durch chemische Reaktionen, die die öligen Tröpfchen als Brennstoff verwenden. Dies hilft uns, unsere Standardbetriebstemperatur zu halten, die für die meisten Menschen bei 37 Grad Celsius liegt. Säuglinge haben braunes Fettgewebe, vermutlich, weil sie bei Kälte noch nicht zittern können, sodass ihre Körperwärme stärker auf die Verbrennung von braunem Fettgewebe angewiesen ist.

Lange Zeit ging man davon aus, dass das braune Fettgewebe bei Erwachsenen gänzlich verschwindet. Im Jahr 2009 veröffentlichten jedoch drei verschiedene Gruppen unabhängig voneinander Artikel im *New England Journal of Medicine*, in denen sie ihre Entdeckungen über aktive braune Fettzellen bei gesunden Erwachsenen vorstellten. Forschende versuchen seitdem herauszufinden, wie man braunes Fettgewebe einfacher und detaillierter untersuchen kann.

Wissenschaftliche Untersuchungen deuten darauf hin, dass braunes Fettgewebe mehr Vorteile als weißes Fettgewebe bietet, vor allem weil es mehr Energie (Kalorien) für die Erzeugung von Körperwärme verbrennen kann.[14,15] Während dieses Prozesses steigt die Innentemperatur des Körpers, was zur Reduzierung anderer Fettdepots aus weißem Fettgewebe beiträgt, also dem Fettgewebe, das viele von uns gerne verlieren würden. Einige Studien ergaben sogar, dass braunes Fettgewebe bis zu fünfmal mehr Kalorien verbrennen kann als andere Arten von Körperfett![16] Interessanterweise könnten unsere Vorfahren – selbst die vor einigen Generationen – von der Fettverbrennungsfähigkeit des braunen Fettgewebes profitiert haben, da eine kalte Umgebung braunes Fettgewebe aktiviert und unsere Vorfahren keine Zentralheizung kannten. Studien haben gezeigt, dass Menschen, die kühleren Innentemperaturen (etwa 17 Grad Celsius) ausgesetzt sind, mehr Kalorien aus Fett verbrennen als Menschen in einer wärmeren Umgebung.

Wenn Sie sich aus einer Stagnation beim Abnehmen befreien wollen, muss Ihr Körper mehr braunes Fettgewebe erzeugen. Am effektivsten erreichen Sie dies, wenn Sie den Stoffwechsel in Ketose bringen, das Fastenprotokoll und die hochmodernen Biohacks anwenden, die später in diesem Buch beschrieben werden. Dies sind Ihre Schlüssel zum *Metabolic Reset.*

Die schlanke Muskelmasse

Muskeln sind das nächste stoffwechselaktive Gewebe im Körper, dem wir Priorität einräumen wollen. Sie müssen nicht gleich Gewichte heben, aber eine schlanke Muskelmasse schützt den Stoffwechsel auf vielfältige Weise. Muskeln enthalten sehr viele Mitochondrien, da sie eine große Menge an Energie benötigen, um zu funktionieren.

Muskelmasse hilft beim Ausgleich der Blutzucker- und Insulinspiegel. Wir haben bereits besprochen, warum hohe Blutzucker- und Insulinspiegel Entzündungen und Gewichtszunahme verursachen. Je mehr Muskelmasse Sie haben, desto insulinempfindlicher werden Sie. Stellen Sie sich einen Muskel wie einen Schwamm vor, der überschüssige Glukose aus dem Blutkreislauf aufsaugt, damit nicht so viel Insulin benötigt wird. Sie können sich also bei Festen und Feiern amüsieren, denn der Körper weiß, was er mit dem überschüssigen Zucker anfangen soll.

Als ich 2015 noch mein CrossFit-Fitnessstudio besaß, hielt ich für die Mitglieder Seminare zum Thema Fasten ab. Ich erinnere mich, dass viele von ihnen zögerten, das Fasten auszuprobieren, weil sie befürchteten, dass es ihre hart erarbeiteten Trainingserfolge zunichtemachen würde. Das Fasten stimuliert jedoch tatsächlich die Produktion des menschlichen Wachstumshormons Somatotropin (*Human Growth Hormone*, HGH), das nicht nur einen Muskelabbau verhindert, sondern auch die Fähigkeit zum Aufbau schlanker Muskulatur verbessert. Fasten verringert also nicht etwa den Trainingserfolg, sondern kann im Gegenteil Sportlern helfen, ihren Muskelaufbau und ihre allgemeine Fitness zu verbessern.

Das Darmmikrobiom

Das Darmmikrobiom spielt eine entscheidende Rolle im Stoffwechsel. Wenn man 1500 Kalorien pro Tag zu sich nimmt, der Körper aber nur 900 Kalorien benötigt, gelangt der Überschuss in den Blutkreislauf und löst eine Entzündungsreaktion aus. Das Darmmikrobiom ist für die Regulierung des Stoffwechsels entscheidend und beeinflusst alles von der Nährstoffaufnahme bis zur Energiebilanz. Die vielfältigen Mikroorganismen im Darm helfen dabei, komplexe Kohlenhydrate und Ballaststoffe in kurzkettige Fettsäuren wie Butyrat, Acetat und Propionat aufzuspalten. Diese kurzkettigen Fettsäuren versorgen nicht nur die Zellen, die den Darm auskleiden, mit Energie, sondern spielen auch eine Schlüsselrolle bei Signalwegen, die die Fettspeicherung, die Insulinsensitivität und Entzündungen regulieren. Durch die Modulation dieser Prozesse kann sich das Darmmikrobiom direkt auf die Stoffwechselgesundheit auswirken und, wenn sein Gleichgewicht gestört ist, zu Erkrankungen wie Adipositas, Diabetes und Herz-Kreislauf-Erkrankungen beitragen.[17, 18]

Das Darmmikrobiom steht in Wechselwirkung mit verschiedenen Hormonen und Stoffwechselprodukten, die Hunger und Sättigung beeinflussen, wie Ghrelin und Leptin. Die ordnungsgemäße Funktion dieser Hormone wird vom Darmmikrobiom unterstützt und hilft, den Appetit zu regulieren und übermäßiges Essen zu verhindern. Dysbiose oder ein Ungleichgewicht im Darmmikrobiom kann zu einer Beeinträchtigung der Signalübertragung führen und zu Stoffwechselstörungen, zum Beispiel zu Insulinresistenz oder Metabolischem Syndrom, beitragen. Daher ist die Aufrechterhaltung eines gesunden Darmmikrobioms für eine optimale Stoffwechselfunktion und die allgemeine Gesundheit unerlässlich.[19]

Fasten ist eine der schnellsten Methoden zur Reparatur des Darmmikrobioms. Kombinieren Sie Fasten mit einer Ernährung, die reich an kurzkettigen Fettsäuren ist – wie im »30-Tage-Programm zum *Metabolic Reset*« beschrieben –, und Sie haben das perfekte Rezept! Dies liegt wiederum daran, dass das Fasten eine durchlässige Darmwand repariert, sodass für die Stoffwechselfunktion wichtige Vitamine und Mineralien verdaut werden können.

❁

Sie kennen jetzt die außergewöhnlichen Vorteile, die das Fasten für die Stoffwechselgesundheit bietet, sowie sein Potenzial zur Behandlung verschiedener Krankheiten. Im nächsten Kapitel schauen wir uns die Lebensmittel an, die den Stoffwechsel am besten unterstützen, wenn Sie das Fasten brechen.

KAPITEL 9

LEBENSMITTEL, DIE DEN STOFFWECHSEL UNTERSTÜTZEN

Die richtigen Lebensmittel können den Stoffwechsel ankurbeln, während die falschen Lebensmittel eine Stoffwechselkatastrophe verursachen können. Lebensmittel an sich sind nicht das Problem, sondern das, was wir mit Lebensmitteln gemacht haben. Wie in Teil I besprochen, sind die meisten Lebensmittel in den US-amerikanischen Supermärkten gentechnologisch erzeugt und stark verarbeitet, wodurch echte Lebensmittel in lebensmittelähnliche Substanzen umgewandelt wurden. (Anmerkung der Redaktion: In der EU unterliegen gentechnisch veränderte Lebensmittel der Kennzeichnungspflicht. Diese machen nur einen geringen Teil der in den Supermärkten angebotenen Produkte aus. Stark verarbeitete Lebensmittel sind jedoch auch bei uns stark vertreten.) Wenn Sie den Jo-Jo-Effekt bereits kennen, dann wissen Sie auch, wie sich dieser Teufelskreis aus Abnehmen und Zunehmen anfühlt. Es ist wichtiger, die Stoffwechselreaktion, die nach dem Verzehr auftritt, zu berücksichtigen, als die Kalorien aus der Nahrung zu zählen. In diesem Kapitel werden Sie die vier Schlüsselfaktoren kennenlernen, die beim Kauf von stoffwechselfördernden Lebensmitteln zu berücksichtigen sind:

1. die Glukosereaktion nach der Mahlzeit,
2. die Qualität der Zutaten,
3. die Vielfalt der Lebensmittel, die Sie essen, und
4. die Anzahl der Aminosäuren.

Schlüsselfaktor 1: die Glukosereaktion nach der Mahlzeit

Als ich fettleibig war, bemerkte ich, dass ich mich nach dem Essen extrem müde und träge fühlte. Ich dachte, das Problem sei mein Verdauungssystem, aber der tatsächliche Grund war, dass ich Lebensmittel aß, die meinen Blutzuckerspiegel in die Höhe trieben. Dies wird als »postprandiale Glukose« bezeichnet – »postprandial« bedeutet »nach dem Essen«. Eine einfache Methode, damit Sie besser verstehen, in welche Richtung sich Ihre Gesundheit bewegt, ist die Messung des Blutzuckers nach dem Essen. Wenn dieser Blutzucker außerhalb des gesunden Bereichs liegt, kann dies auf eine Stoffwechselkatastrophe hinweisen. In Kapitel 3 wurde bereits beschrieben, dass hohe Blutzucker- und Insulinwerte zu Herz-Kreislauf-Erkrankungen, Bluthochdruck, erhöhten LDL-Cholesterinspiegeln, Diabetes, Fettlebererkrankungen, zunehmendem Taillenumfang und Viszeralfett – das sind Fettablagerungen um die inneren Organe – führen können. Der Blutzucker wird durch viele Faktoren beeinflusst, am stärksten aber durch die Lebensmittel, die Sie essen.

Vielleicht haben Sie schon vom Glykämischen Index gehört, der Lebensmittel auf einer Zahlenskala von 1 bis 100 einstuft. Lebensmittel, die näher an 100 liegen, lassen den Blutzucker schneller ansteigen als Lebensmittel, die näher an 1 liegen. Dieses System klingt nach einer großartigen Möglichkeit, um herauszufinden, welche Lebensmittel Sie konsumieren sollten und von welchen Sie sich fernhalten sollten, aber es ist nicht so einfach, wie es sich anhört. Wir alle sind einzigartige biochemische Individuen, und es gibt mehrere Faktoren, die unsere Blutzuckerreaktion auf den Verzehr von Lebensmitteln beeinflussen, beispielsweise Genetik, Alter, Krankengeschichte, Umwelt, psychische Gesundheit und andere.

In den letzten 17 Jahren habe ich bei Tausenden von Menschen, die an meinen Online-Programmen teilgenommen oder mit mir persönlich gearbeitet haben, den Blutzuckerspiegel gemessen – sowohl nüchtern als auch nach der Mahlzeit. Durch diese umfangreichen Erfahrungen konnte ich wertvolle Erkenntnisse sammeln und meinen Ansatz zur Optimierung der Stoffwechselgesundheit verfeinern. Die gesammelten Daten sowie die Forschungsstudien[1,2] haben mir geholfen, die bestmöglichen Lebensmittel für den Ausgleich von Hormonen und die Fettverbrennung auszuwählen.

Wir beginnen mit den drei Makronährstoffen, das sind die Kohlenhydrate, die Proteine und die Fette. Jeder dieser Makronährstoffe hat einen direkten

Einfluss auf Hormone und Stoffwechsel; die Wirkung ist unterschiedlich und die Auswirkungen auf den Blutzuckeranstieg sind einzigartig.

In Abbildung 3 sehen Sie, dass nach dem Verzehr von Kohlenhydraten der Anstieg von Glukose und Insulin im Blut am stärksten ist. Natürlich sind Kohlenhydrate aus vollwertigen Lebensmitteln besser als verarbeitete Kohlenhydrate, aber alle Kohlenhydrate lassen Glukose und Insulin ansteigen. Dagegen zeigt Protein eine geringe sogenannte Phase-2-Insulinreaktion. Die wichtigste Erkenntnis aus der untenstehenden Abbildung aber ist, dass Fett Glukose und Insulin überhaupt nicht erhöht.

Je höher die postprandiale Glukose ist, desto länger verbleibt der Zucker im Blutkreislauf und kann oxidativen Stress und Schäden verursachen. So verblüffend es auch klingen mag: Fast die Hälfte der US-Amerikaner ab 20 Jahren – das sind mehr als 122 Millionen Menschen – haben laut einem Bericht der American Heart Association aus dem Jahr 2023 Bluthochdruck.[3] Die meisten Menschen glauben, dass Bluthochdruck das Ergebnis einer salzreichen Ernährung ist. Der Glaube, dass Salzkonsum den Blutdruck erhöht, stammt jedoch von französischen Wissenschaftlern, die vor mehr als 100 Jahren geforscht haben und »...ihre Ergebnisse auf nur sechs Patienten stützten«.[4] Die unausgesprochene Wahrheit ist jedoch, dass nicht das Salz, sondern der Zucker der Übeltäter ist!

Abbildung 3: Die Insulinreaktion im Blut auf verschiedene Makronährstoffe

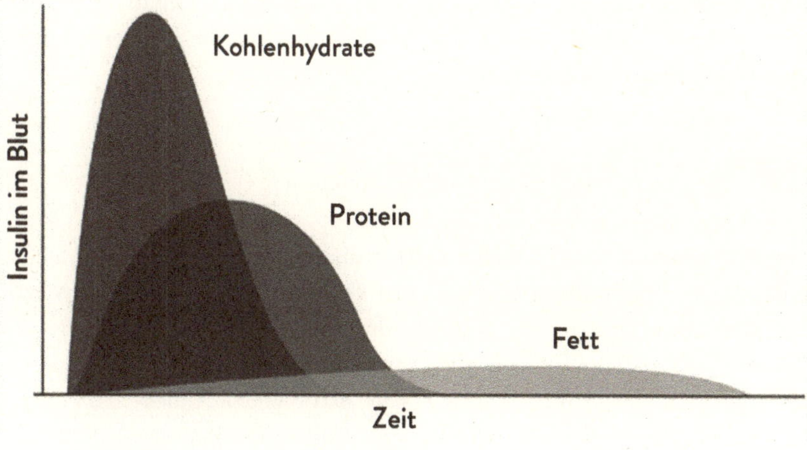

Ein erhöhter Blutzuckerspiegel nach dem Essen hemmt die Produktion von Stickstoffmonoxid (NO). Stickstoffmonoxid ist ein vom Körper produziertes Molekül, das eine entscheidende Rolle bei der Gefäßerweiterung spielt und zur Regulierung des Blutflusses und des Blutdrucks beiträgt. Es ist auch an verschiedenen Zellprozessen beteiligt, darunter Immunantwort und Neurotransmission. Wenn sich die Blutgefäße aufgrund des Mangels an Stickstoffmonoxid durch hohen Blutzucker verengen, muss das Herz mehr arbeiten. Das erhöht den Blutdruck!

Wenn der Körper ständig mit Zucker versorgt ist, wird er diesen verbrennen und nicht auf das Körperfett als Brennstoff zurückgreifen. Je länger der Zucker nach dem Essen im Blutkreislauf verbleibt, desto mehr Insulin wird von der Bauchspeicheldrüse ausgeschüttet. Insulin reguliert den Energiestoffwechsel. Wenn Insulin ausgeschüttet wird, befindet sich der Körper in einem fettspeichernden Zustand und Sie sind satt. Je schneller Sie nach dem Essen Zucker aus dem Blutkreislauf entfernen, desto leichter geht der Stoffwechsel in den Fettverbrennungsmodus.

Aus diesem Grund ist einer der ersten Schritte im »30-Tage-Programm zum *Metabolic Reset*«, dass Sie mehr gesunde Fette und weniger Kohlenhydrate essen. Zu den gesunden Fetten gehören gesättigte und einfach ungesättigte Fettsäuren, wie sie in Butter, Rindfleisch, Eiern, Meeresfrüchten, Avocados und Geflügel enthalten sind. Während des *Metabolic Reset* werde ich Sie dabei anleiten, die Menge an verzehrten Kohlenhydraten auf richtige und nachhaltige Weise schrittweise zu verringern, damit Sie den größten Nutzen aus den gesunden Fetten ziehen können. Und wenn Sie derzeit an Bluthochdruck leiden, werden Sie bereits wenige Tage nach dem *Metabolic Reset* einen deutlichen Abfall Ihrer Werte feststellen.

Schlüsselfaktor 2: die Qualität der Zutaten

Viele von uns sind darauf konditioniert, lediglich auf das Etikett auf der Vorderseite eines Produkts zu schauen, aber viele wichtige Informationen befinden sich im Kleingedruckten oder auf der Rückseite. Beim Gang durch Lebensmittelgeschäfte sehen wir viele Lebensmittel mit auffälligen, farbenfrohen Etiketten und mit Aufdrucken wie »aus natürlichem Anbau«, »naturrein«, »glutenfrei«, »fettarm« oder »proteinreich«. Dadurch soll unsere Aufmerksamkeit auf das jeweilige Produkt gelenkt werden und wir sollen glauben, dass wir eine gesunde Wahl treffen. Die wirklich wichtigen Informationen finden wir jedoch in der Liste der Inhaltsstoffe und in den Nährwertangaben, wo häufig versteckte Zuckerarten, ungesunde Fette oder künstliche Zusatzstoffe zu finden sind. Alte Gewohnheitsmuster beim Einkaufen führen dazu, dass wir uns in erster Linie auf das ansprechende Äußere der Produkte konzentrieren und dabei die detaillierten Fakten außer Acht lassen. Dadurch übersehen wir Bestandteile von Produkten, die sich negativ auf unsere Gesundheit auswirken könnten.

Es ist sehr wichtig, dass Sie die vollständige Liste der Inhaltsstoffe auf der Rückseite des Etiketts lesen. Hochwertige Lebensmittel enthalten nur wenige Zutaten. Denken Sie einmal darüber nach: Wenn Sie Avocados oder Eier kaufen, gibt es kein Etikett mit Zutatenliste. Sie bekommen das, was Sie vor sich sehen: die Avocado oder das Ei, und wenn es »bio« ist, umso besser.

Ein vollwertiges Lebensmittel wird durch Verarbeitung zu einem insulinogenen Lebensmittel. Insulinogen bezieht sich auf die Fähigkeit eines Lebensmittels oder einer Substanz, die Insulinproduktion im Körper anzuregen. Nehmen wir zum Beispiel einen Apfel. In seiner ganzen Form ist er reich an Ballaststoffen, Vitaminen und natürlichem Zucker. Bei der Verarbeitung zu Saft wird jedoch ein Großteil der Ballaststoffe entfernt, sodass hauptsächlich Zucker und einige Vitamine übrig bleiben. In ihrer ganzen Form liefern Kartoffeln Ballaststoffe, Vitamine und Mineralstoffe. Doch wenn sie zu Chips verarbeitet werden, werden sie oft in ungesunden Ölen frittiert und mit Salz überzogen, wodurch der Kalorien- und Natriumgehalt deutlich ansteigt, während die ernährungsphysiologischen Vorteile verringert werden.

Lebensmittel, bei denen gesunde Inhaltsstoffe, wie beispielsweise die richtigen Fette und Proteine, von Natur aus enthalten oder auf dem Etikett angegeben sind, unterstützen die Hormonproduktion. Dagegen enthalten genmanipulierte Lebensmittel mit chemischen Substanzen überfrachtete Inhaltsstoffe, bei denen ein Zusammenhang mit negativen Auswirkungen auf den Hormonhaushalt angenommen wird. Diese können den Stoffwechsel ruinieren! Denken Sie daran: Jeder Bissen, den Sie essen, fördert entweder Krankheiten oder das Wohlbefinden. Wenn Sie eine lange Liste mit Zutaten sehen, deren Namen Sie nicht aussprechen können, sind dies warnende Hinweise auf schädliche synthetische Stoffe, die in die Gesundheit Ihres Stoffwechsels eingreifen und unbedingt vermieden werden sollten.

Für den Stoffwechsel schädliche Inhaltsstoffe

Die traurige Wahrheit ist, dass der Verzehr vieler »gesunder« Lebensmittel für den Stoffwechsel mit Risiken verbunden ist. Für Unternehmen sind günstige Herstellungskosten und Haltbarkeitsdauer entscheidend, nicht Ihre Gesundheit und Ihr Wohlbefinden – es geht um Profit. Die Menge an giftigen Inhaltsstoffen in Lebensmitteln ist rasant angestiegen, und wenn Sie einem gesunden Stoffwechsel die höchste Priorität einräumen, müssen Sie sich dieser Tatsache bewusst sein. Konservierungsstoffe, künstliche Süßstoffe, Farbstoffe und künstliche Aromen sind gängige Inhaltsstoffe auf Lebensmitteletiketten, dazu kommt noch die Pestizidbelastung. Was Begriffe wie »light« oder »naturrein« betrifft: Produkte mit solchen Labels könnte man ohne Weiteres als »chemieverseuchten Mist« bezeichnen.

Es bereitet Ihnen vielleicht Schwierigkeiten, sich mit der Tatsache zu konfrontieren, dass giftige Inhaltsstoffe in Lebensmitteln in Ihren Stoffwechsel eingreifen können, aber wenn Sie sich dessen bewusst sind, können Sie bessere Entscheidungen treffen. In der EU herrschen, was die Verwendung von Zusatzstoffen und den Pestizideinsatz angeht, striktere Regeln als in den Vereinigten Staaten – tatsächlich enthalten viele verarbeitete Lebensmittel, die in den Vereinigten Staaten verkauft werden, in Europa aufgrund der strengen Vorschriften andere Zutaten. Zum Beispiel enthalten Frühstückscerealien in den Vereinigten Staaten oft künstliche Farbstoffe wie Tartrazin (E 102, Yellow 5) und Allurarot AC (E 129, Red 40), während europäische Versionen natürliche Farbstoffe wie Kurkuma verwenden. In den Vereinigten Staaten enthalten Erfrischungsgetränke wie die Zitruslimonade Mountain Dew bromiertes Pflanzenöl (BVO), das in Europa als gesundheitsgefährdend verboten ist. Sogar Fast-Food-Produkte unterscheiden sich: Die Pommes frites von McDonald's in den Vereinigten Staaten enthalten Konservierungsstoffe und Schaumverhüter wie Polydimethylsiloxan (E 900), während sie in der EU aus Kartoffeln, ungehärtetem Raps- oder Sonnenblumenöl, Dextrose und Salz bestehen.

Der Einkauf auf Bauernmärkten oder direkt bei lokalen Erzeugern ist eine weitere effektive Strategie zur Vermeidung schädlicher Inhaltsstoffe, da dort Produkte angeboten werden, die nicht mit handelsüblichen Beschichtungen behandelt wurden. Bio-Bauern unterlassen solche Behandlungen grundsätzlich, sodass die Entscheidung für Bio-Produkte Ihnen helfen kann, Pestizidbelastungen zu vermeiden. Trotzdem ist es immer noch ratsam, sich beim Bauern oder Händler zu erkundigen.

Die Gesundheitsgefahren durch verarbeitetes Fleisch

Eine 1994 veröffentlichte Studie ergab, dass Kinder, die mehr als 12 Hotdogs pro Monat verzehren, ein signifikant erhöhtes Risiko haben, an Leukämie im Kindesalter zu erkranken, verglichen mit Kindern, die keine Hotdogs essen. Das Risiko ist neunmal höher! Diese Studie deutet auf einen möglichen Zusammenhang zwischen dem Verzehr von verarbeitetem Fleisch, das Nitrite enthält, und der Entwicklung von Leukämie hin. Es wäre also möglich, dass ein hoher Verzehr von solchem verarbeiteten Fleisch ein Faktor ist, der zu Leukämie bei Kindern beiträgt, es sind jedoch weitere wissenschaftliche Untersuchungen erforderlich, um diese Ergebnisse zu bestätigen.[5]

Und um das Ganze noch schlimmer zu machen, können stark verarbeitete Fleischsorten auch noch andere schädliche Chemikalien enthalten. Zu diesen giftigen Inhaltsstoffen gehören Nitrite und Nitrate, künstliche Aromen und Farbstoffe, Phosphate und Transfette. Eine Studie ergab, dass nur ein halber Hotdog pro Tag das Brustkrebsrisiko um 21 Prozent erhöhte.[6] Der Verzehr von verarbeitetem Fleisch, wie beispielsweise Hotdogs, birgt nicht nur erhebliche Risiken für die Entstehung von Krebs, sondern auch für die Gesundheit des Stoffwechsels. Das Vorhandensein schädlicher Chemikalien in diesen Lebensmitteln kann zu Stoffwechselstörungen beitragen, die zu Insulinresistenz, Entzündungen und oxidativem Stress führen. Diese Faktoren greifen in normale Stoffwechselprozesse ein und können das Risiko für Adipositas, Typ-2-Diabetes und andere Stoffwechselstörungen erhöhen.

High Fructose Corn Syrup (HFCS) – Maissirup mit hohem Fruktosegehalt

Es gibt noch eine weitere versteckte Zutat in vielen Lebensmitteln, die den Fettabbau bremst, weil sie eine gefährliche Wirkung auf die Mitochondrien hat. Sie ist in vielen angeblich gesunden Produkten unter verschiedenen Namen enthalten. Sie wissen bereits, dass Mitochondrien die Kraftwerke der Zelle sind, aber ich möchte nun genauer darauf eingehen, wie Mitochondrien dazu beitragen, Bauchfett zu verbrennen.

Mitochondrien sind für die Produktion einer Energiewährung namens Adenosintriphosphat (ATP) verantwortlich. Gesunde Mitochondrien erzeugen eine beträchtliche Menge an ATP, das Sie nicht nur mit Energie versorgt, sondern auch die Wärmeproduktion in Ihrem Körper erhöht. Ein erhöhter Energieverbrauch erfordert einen ebenfalls erhöhten Grundumsatz. Dies bedeutet, dass Sie im Ruhezustand mehr Kalorien verbrennen, ohne dass Sie sich zusätzlich bewegen oder Kalorien zählen müssten. Im Wesentlichen ermöglichen Ihnen gesunde Mitochondrien, mehr Bauchfett zu verbrennen, während Sie einfach auf der Couch sitzen! Es gibt jedoch eine Zutat, die in vielen Fertigprodukten vorkommt und Gift für die Mitochondrien ist: High Fructose Corn Sirup (HFCS). (Anmerkung der Redaktion: Wie bereits erläutert, handelt es sich bei HFCS um eine spezielle Form von Maissirup, bei der ein Großteil des Traubenzuckers (Glukose) in Fruchtzucker (Fruktose) umgewandelt wird. HFCS kann bis zu 90 Prozent Fruchtzucker enthalten. Er ist besonders in den Vereinigten Staaten verbreitet. Auch in der EU nimmt die Verwendung von HFCS seit der Zulassung 2017 stetig zu.)

HFCS hat tiefgreifende Auswirkungen auf die Stoffwechselgesundheit: Indem es die Funktionsfähigkeit der Mitochondrien beeinträchtigt, reduziert es die ATP-Produktion, wodurch sich wiederum der Stoffwechsel verlangsamt und ineffizient wird. Diese Beeinträchtigung verstärkt auch zelluläre Entzündungen, sodass der Körper Fett weniger effektiv verbrennen kann.[7, 8] Weiterhin ist problematisch, dass HFCS kein Sättigungsgefühl auslöst, das uns sagt, dass wir mit dem Essen aufhören sollen.[9] Im Gegensatz zu anderen Nährstoffen, die unserem Gehirn signalisieren, die Nahrungsaufnahme zu reduzieren, umgeht HFCS diesen Mechanismus, was zu übermäßigem Essen und in der Folge zur Gewichtszunahme führt. Dieses fehlende Sättigungsgefühl ist besonders problematisch, da es einen übermäßigen Kalorienverbrauch fördert und die Beibehaltung eines gesunden Körpergewichts erschwert.

HFCS spielt auch eine nachteilige Rolle bei der Insulinresistenz.[10,11] Ein hoher Konsum dieses Süßungsmittels führt dazu, dass die Körperzellen weniger auf Insulin reagieren, wodurch sich der Blutzuckerspiegel erhöht. Mit der Zeit wird – insbesondere im Bauchbereich – vermehrt Fett gespeichert: ein Risikofaktor für verschiedene Stoffwechselstörungen. Durch die Unfähigkeit des Körpers, Insulin effizient zu verarbeiten, ergibt sich eine Kaskade an Stoffwechselproblemen, die zu Adipositas und anderen Gesundheitsproblemen beitragen.

Darüber hinaus wird Fruktose, ein Hauptbestandteil von HFCS, hauptsächlich in der Leber verstoffwechselt.[12] Wenn Fruktose in großen Mengen konsumiert wird, wird sie in Fett umgewandelt, was zu einer Ansammlung von Fett in der Leber und einer allgemeinen Zunahme des Körperfetts führt. Dieser Prozess trägt zur Gewichtszunahme bei und birgt erhebliche Risiken für die Leber, welche die Stoffwechselfunktionen weiter erschweren.

HFCS stört das Gleichgewicht von bestimmten Hormonen wie Leptin und Ghrelin, die eine entscheidende Rolle bei der Regulierung des Appetits und des Energiehaushalts spielen. Wenn ihre normale Funktion gestört ist, kann dies zu stärkerem Appetit und Heißhunger führen, sodass es schwierig wird, mit dem Essen aufzuhören. Dieses hormonelle Ungleichgewicht ist ein erhebliches Hindernis für die Gewichtsabnahme und die allgemeine Stoffwechselgesundheit.

Es besteht auch ein Zusammenhang zwischen dem Konsum von HFCS und dem Metabolischen Syndrom, das durch eine bestimmte Kombination von Symptomen charakterisiert ist, darunter erhöhter Blutdruck, hoher Blutzucker, übermäßig viel Körperfett um die Taille und hohe Cholesterinwerte.[13, 14] Dieses Syndrom erhöht deutlich das Risiko für Herz-Kreislauf-Erkrankungen, Diabetes und andere schwerwiegende Gesundheitsprobleme. Die durch HFCS verursachten Stoffwechselstörungen machen es äußerst schwierig, das Gewicht zu kontrollieren und die Gesundheit zu erhalten.

Darüber hinaus kann HFCS die Triglyceridspiegel im Blut erhöhen.[15] Hohe Triglyceridspiegel gehen mit einem erhöhten Risiko für Herzerkrankungen einher und tragen zur Fettspeicherung – insbesondere im Bauchbereich – bei. Diese fördert die Gewichtszunahme und erschwert die Bemühungen um ein gesundes Körpergewicht.

Schließlich kann der Konsum von HFCS zu oxidativem Stress und Entzündungen im Körper führen.[16] Chronische Entzündungen sind ein bekannter Faktor bei der Entstehung von Adipositas und anderen Stoffwechselstörungen. Durch den Eingriff in Stoffwechselprozesse erschweren oxidativer Stress und Entzündungen dem Körper das Abnehmen und die Aufrechterhaltung eines gesunden Stoffwechsels.

Es ist von entscheidender Bedeutung, dass Sie die Auswirkungen von HFCS auf den Stoffwechsel und die Gesundheit im Allgemeinen verstehen. Die Vermeidung dieses Inhaltsstoffs kann dazu beitragen, eine gesunde mitochondriale Funktion aufrechtzuerhalten, den Stoffwechsel zu verbessern und die Gewichtsabnahmeziele zu unterstützen. HFCS versteckt sich hinter verschiedenen Bezeichnungen wie:

- Maissirup,
- Glukose-Fruktose-Sirup bzw. Fruktose-Glukose-Sirup oder
- Isoglukose

Anmerkung der Redaktion: In Deutschland gelten folgende Regelungen:

- Ein Glukosesirup ab 5 Prozent Fruchtzuckeranteil muss als »Glukose-Fruktose-Sirup« deklariert werden.

- Ein Glukosesirup ab 50 Prozent Fruchtzuckeranteil muss als »Fruktose-Glukose-Sirup« deklariert werden.

Hier ist eine Liste von Produkten, die besonders häufig einen Sirup aus Glukose und Fruktose enthalten:

- Süßigkeiten
- Eistee
- Erfrischungsgetränke
- Frühstückscerealien
- Backwaren
- Marmelade
- Ketchup
- Fertiggerichte
- Eiscreme

FRAGEN, DIE SIE SICH BEIM EINKAUF STELLEN SOLLTEN

Beim Einkauf gesunder Lebensmittel sind viele verschiedene Dinge zu beachten, was sehr verwirrend sein kann. Sie können sich die folgenden Fragen stellen, um den Kauf von Lebensmitteln zu vermeiden, die sich nachteilig auf den Stoffwechsel auswirken:

- Ist die Zutatenliste sehr lang?
- Gibt es unaussprechliche Inhaltsstoffe?
- Ist eines der in diesem Buch erwähnten schlechten Öle enthalten?
- Sehen Sie künstliche Farbstoffe, Aromen oder die in diesem Buch erwähnten Farbstoffe?
- Ist HFCS enthalten?

Den Stoffwechsel unterstützende Lebensmittel

Nachdem Sie nun wissen, welche schädlichen Inhaltsstoffe Sie vermeiden sollten, können Sie sich auf die Lebensmittel konzentrieren, die den Stoffwechsel ankurbeln. Wenn Sie echte Lebensmittel essen, die Ihre Stoffwechselgesundheit unterstützen, reduziert der Körper Entzündungen ganz natürlich, gleicht Hormone aus und verbrennt hartnäckiges Fett.

Für die hochwertigsten Lebensmittel ist keine Zutatenliste erforderlich, da sie nicht durch Zubereitungen verfälscht sind und Sie genau das bekommen, was Sie sehen. Rindfleisch, Avocados und Beeren haben zum Beispiel keine Zutatenliste, weil sie in ihrer ursprünglichen Form vorliegen. Hier können Sie chemiehaltige genmanipulierte Lebensmittel vermeiden. Wenn Sie diese vollwertigen Lebensmittel noch dazu in Bio-Qualität kaufen, geben Sie Ihrem Körper die besten Chancen auf Gesundheit.

Gesunde und hochwertige Lebensmittel erfüllen mindestens eine der folgenden Funktionen:

1. Sie unterstützen den Stoffwechsel,
2. sie bauen das Darmmikrobiom wieder auf,
3. sie bauen die schlanke Muskulatur auf.

Hormone spielen eine wichtige Rolle im Stoffwechsel. Es handelt sich bei ihnen um chemische Botenstoffe, die mit jeder Zelle im Körper kommunizieren. Zum Beispiel werden die Sexualhormone – Östrogen und Testosteron – stark davon beeinflusst, was man isst und was nicht. Aber es geht nicht nur um die Sexualhormone: Das von Fettzellen freigesetzte Hormon Adiponektin beispielsweise spielt eine wichtige Rolle beim Abbau von Körperfett. Wenn Sie verstehen, wovon jedes dieser Hormone am meisten profitiert, können Sie dieses Wissen für Ihren Stoffwechsel nutzen.

Östrogen

Östrogen wird aufgebaut, wenn die Glukose- und Insulinspiegel sinken. Das bedeutet, dass Sie den Hamburger besser ohne Brötchen bestellen, da die stärkehaltigen Kohlenhydrate aus dem Brötchen den Blutzucker in die Höhe treiben, was dazu führt, dass der Östrogenspiegel sinkt, und ein niedriger Östrogenspiegel kann die Gesundheit und das Wohlbefinden einer Frau erheblich beeinträchtigen.

Fünf häufige Symptome durch Östrogenmangel sind:

1. Hitzewallungen, bei denen es sich um plötzliche Wärmegefühle handelt, die oft von Schwitzen und Hautrötungen begleitet werden,
2. Nachtschweiß, ein ähnliches Phänomen, das während des Schlafs auftritt und die Ruhe stören und die Müdigkeit verstärken kann,
3. Scheidentrockenheit, die zu Beschwerden und Schmerzen beim Geschlechtsverkehr führen kann,
4. Stimmungsschwankungen, einschließlich Gefühle der Reizbarkeit, Depressionen und Angstzustände, und
5. Verminderung der Knochendichte, was das Risiko von Osteoporose und Knochenbrüchen erhöhen kann.

Niedrige Östrogenspiegel können auch bei Männern erhebliche gesundheitliche Auswirkungen haben. Ein häufiges Symptom ist eine verminderte Libido, die zu einer Abnahme des sexuellen Verlangens und der sexuellen Aktivität führt. Bei Männern kann es auch zu erektiler Dysfunktion kommen, die es schwierig macht, eine Erektion zu erreichen oder aufrechtzuerhalten.

Ein weiteres Symptom eines zu niedrigen Östrogenspiegels ist Fatigue, ein anhaltendes Gefühl von Müdigkeit und Energiemangel. Stimmungsschwankungen wie erhöhte Reizbarkeit, Depressionen und Angstzustände sind ebenfalls häufig. Darüber hinaus kann ein niedriger Östrogenspiegel zu einer verminderten Knochendichte beitragen, was das Risiko von Knochenbrüchen und Osteoporose erhöht.

Ein niedriger Östrogenspiegel ist nicht gut, ein zu hoher Östrogenspiegel ist es aber auch nicht. Es geht darum, die richtige Balance zu finden. Die Östrogendominanz ist im Laufe der Jahre aufgrund endokriner Disruptoren, das sind hormonaktive Substanzen, sprunghaft angestiegen. Es handelt sich dabei um chemische Verbindungen, die in das endokrine System von Säugetieren, also in die hormonelle Steuerung, eingreifen können. Diese Substanzen können die Funktion von Hormonen nachahmen, blockieren oder verändern, wodurch sich verschiedene gesundheitliche Probleme ergeben können. Endokrine Disruptoren sind praktisch überall zu finden: in Pestiziden, Kunststoffen, Kosmetika, Lebensmitteln und sogar im Trinkwasser.

Ketose und Fasten sind ein starkes Team zum Ausgleich des Östrogens, da sie die Glukose- und Insulinspiegel im Körper senken, und deshalb liebe ich die ketogene Ernährung und das Fasten. Neben einer kohlenhydratarmen ketogenen Diät gibt es verschiedene Lebensmittel, die zum Ausgleich des Östrogenspiegels beitragen können. Gesunde Fette stehen ganz oben auf der Liste, weil sie gesundes Cholesterin enthalten, das die Vorstufe zum Aufbau von Östrogen ist. Wenn Ihnen der Gedanke, Cholesterin zu essen, Angst macht, sind Sie nicht allein. Viele Menschen haben mit Lipophobie zu kämpfen – der Angst vor Nahrungsfett, die auf mehr als 50 Jahren Fehlinformation beruht.

Die Hypothese, dass Cholesterin Herzkrankheiten verursacht, entstand in den 1950er-Jahren, als man damit begann, den Zusammenhang zwischen Nahrungsfett, Cholesterin und Herzerkrankungen zu untersuchen. Der US-amerikanische Physiologe Ancel Keys war maßgeblich an der Verbreitung dieser Hypothese beteiligt. Die von ihm initiierte einflussreiche Sieben-Länder-Studie – beteiligt waren damals die Vereinigten Staaten, Finnland, Italien, Griechenland, Jugoslawien, die Niederlande und Japan –, die in den späten 1950er-Jahren begann und in den 1970er-Jahren veröffentlicht wurde, deutete auf einen Zusammenhang zwischen der Aufnahme von gesättigten Fettsäuren über die Nahrung, dem Cholesterinspiegel im Serum und dem Auftreten von Herzerkrankungen hin. Was Ancel Keys nicht veröffentlichte, waren die Ergebnisse aus 15 anderen Länder in seiner Studie, die nicht zu seiner Theorie passten. Diese waren: Australien, Kanada, Chile, England, Deutschland, Guatemala, Indien, Irland, Israel, Mexiko, Philippinen, Portugal, Südafrika, Schweden und die Schweiz. Die Ergebnisse aus diesen Ländern zeigten keine klare Bestätigung seiner Hypothese, woraufhin er diese Daten nicht in seiner Abschlussanalyse berücksichtigte.[17]

Bevor die Forschungsarbeiten von Ancel Keys Aufmerksamkeit erregten, hatten bereits Autopsien von Herzinfarktopfern ergeben, dass in den Koronararterien durchweg erhebliche atherosklerotische Plaques – Ansammlungen von Cholesterin und Fettablagerungen – vorlagen. Bereits im Jahr 1912 führte Dr. James Herrick eine bahnbrechende Studie durch, die erstmals den Zusammenhang zwischen Koronarthrombose und Myokardinfarkt feststellte.[18] Bei Autopsien von Herzinfarktopfern beobachteten Forschende und Pathologen, dass viele dieser Personen erhebliche Mengen an Cholesterin und Fettablagerungen, bekannt unter der Bezeichnung »atherosklerotische Plaques«, in ihren Arterien aufwiesen. Es wurde festgestellt, dass diese Plaques die Arterien verengen, die Durchblutung verringern und das Risiko von Verstopfungen erhöhen. Die Plaques bestanden hauptsächlich aus Cholesterin, fettigen Substanzen, zellulären Abfallprodukten, Kalzium und

LEBENSMITTEL, DIE ÖSTROGEN UNTERSTÜTZEN

Gute Fette

- Lachs
- Sardinen
- Makrele
- Avocados
- Leinöl
- Korianderöl
- Kokosnuss und Kokosöl
- Avocadoöl
- Oliven
- Olivenöl
- Sesamöl
- MCT-Öl
- Butter aus Weidemilch
- Butterschmalz aus Weidemilch

Obst und Gemüse

- Granatäpfel
- Blaubeeren
- Erdbeeren
- Cranberrys
- Äpfel
- Pflaumen
- Pfirsiche
- Brokkoli
- Blumenkohl
- Rosenkohl
- Karotten
- Süßkartoffeln
- Kohl
- Sprossen
- Zwiebeln
- Knoblauch

Samen und Nüsse

- Leinsamen
- Sesamsamen
- Sonnenblumenkerne
- Kürbiskerne
- Chiasamen
- Walnüsse
- Pistazien
- Paranüsse
- Cashewkerne
- Pinienkerne

Hülsenfrüchte

- Kichererbsen
- Linsen
- schwarze Bohnen
- Kidneybohnen
- Erbsen
- Pintobohnen
- Mungbohnen
- Schwarzaugenbohnen

Fibrin, einem der Stoffe, die für die Blutgerinnung verantwortlich sind. Daher kamen die Forscher zu dem Schluss, dass Cholesterin die Ursache für die Verengung der Arterien war, die zu Herzerkrankungen mit hohem Blutdruck und zu Herzinfarkten führte.

Genauso wie es ein Fehlschluss wäre, dass Feuerwehrleute Brände legen, nur weil sie an Brandorten zu finden sind, könnte es ein Fehler sein, Cholesterin als alleinige Ursache von Herzinfarkten anzusehen, nur weil es in atherosklerotischen Plaques vorhanden ist. In beiden Fällen kann das Vorhandensein als Reaktion auf ein Problem und nicht als Ursache angesehen werden. Feuerwehrleute sind dazu da, Brände zu löschen und Schäden zu mindern. In ähnlicher Weise könnte die Ansammlung von Cholesterin in den Arterien ein Teil der Reaktion des Körpers auf zugrunde liegende Probleme, wie beispielsweise Entzündungen, arterielle Schäden oder andere Faktoren, die zu Herzerkrankungen beitragen, sein. Wenn Sie die richtigen Fette essen, erhöht dies das gute HDL-Cholesterin, das eine Schutzwirkung hat und Entzündungen im Körper entgegenwirkt.

Neben gesunden Fetten liebt Östrogen gesunde Phytoöstrogene, natürliche Verbindungen in bestimmten Pflanzen. Phytoöstrogene können den Östrogenspiegel des Körpers nachahmen oder modulieren und so zur Aufrechterhaltung des hormonellen Gleichgewichts beitragen. Lebensmittel, die viele Phytoöstrogene enthalten, wie Sojaprodukte, Leinsamen, Sesam und Hülsenfrüchte, können dazu beitragen, Symptome hormoneller Ungleichgewichte, darunter Hitzewallungen, Stimmungsschwankungen und unregelmäßige Menstruationszyklen, zu lindern.

Testosteron

Testosteron ist ein weiteres Hormon, das stark von der Wahl der Lebensmittel beeinflusst wird. Männer haben zwar mehr Testosteron als Frauen – und die meisten Menschen betrachten Testosteron als männliches Sexualhormon –, aber auch weibliche Nebennieren und Eierstöcke produzieren kleine Mengen davon. In den Wechseljahren geht die Testosteronproduktion stark zurück. Da dieses Hormon zum Muskelaufbau und zur Verbrennung von Kalorien beiträgt, kommt es zu Muskelabbau, einer Verlangsamung des Stoffwechsels und zur Gewichtszunahme.

Ein ausreichender Testosteronspiegel fördert den Erhalt und das Wachstum der Muskelmasse, was wiederum die Stoffwechselrate und die Fettverbrennung erhöht. Dieses Hormon steigert auch das Energieniveau, die Motivation und die körperliche Leistungsfähigkeit, wodurch regelmäßige Bewegung für das Gewichtsmanagement effektiver wird. Darüber hinaus hilft Testosteron, die Verteilung von Körperfett zu regulieren und die Ansammlung von Viszeralfett,

LEBENSMITTEL, DIE TESTOSTERON UNTERSTÜTZEN

Fette und Proteine

- Eier
- Avocados
- Lachs
- Sardellen
- Sardinen
- Makrele
- rotes Fleisch
- Olivenöl

Obst und Gemüse

- Granatäpfel
- Rucola
- Mangold
- Knoblauch
- Zwiebeln

Samen und Nüsse

- Samen und Nüsse
- Paranüsse
- Kürbiskerne
- Walnüsse
- Macadamianüsse

das sich um die Organe ansammelt, zu reduzieren – größere Mengen von Viszeralfett sind mit höheren gesundheitlichen Risiken verbunden. Zudem trägt Testosteron zur Knochendichte, zur Herz-Kreislauf-Gesundheit sowie zur allgemeinen Stimmung und kognitiven Funktion bei. Ein gesunder Testosteronspiegel ist für das Erreichen und Aufrechterhalten der Gesundheit und eines optimalen Wohlbefindens unerlässlich.

Bei Männern erreicht der Testosteronspiegel in der Regel in der Jugend und im frühen Erwachsenenalter seinen Höhepunkt. Nach dem 30. Lebensjahr beginnt der Testosteronspiegel mit einer durchschnittlichen Rate von etwa 1 Prozent pro Jahr zu sinken. Bei 70- und 80-jährigen Männern ist der Testosteronspiegel deutlich niedriger als in ihren jüngeren Jahren. Dieser allmähliche Rückgang kann zu Symptomen wie verminderter Muskelmasse, erhöhtem Körperfett, verminderter Libido und niedrigerem Energieniveau führen.[19, 20]

Bei Frauen erreicht der Testosteronspiegel ebenfalls im frühen Erwachsenenalter seinen Höhepunkt und geht mit zunehmendem Alter zurück. Allerdings verläuft der Rückgang in der Regel etappenweise und ist weniger ausgeprägt als bei Männern. Bei Frauen sinkt der Testosteronspiegel zwischen dem 20. und 40. Lebensjahr um etwa 50 Prozent. Nach der Menopause kommt es zu einem weiteren Rückgang. Bei 70- und 80-jährigen Frauen kann der Testosteronspiegel sehr niedrig sein, was mit einer verringerten Muskelmasse, einer verminderten Knochendichte und Veränderungen der Stimmung und des Energieniveaus einhergeht.[21]

Adiponektin

Adiponektin ist ein Hormon, das vom Fettgewebe produziert wird und eine entscheidende Rolle bei der Regulierung des Glukosespiegels und des Fettsäureabbaus spielt. Es erhöht die Insulinsensitivität und erleichtert es den Zellen, Glukose aus dem Blutkreislauf aufzunehmen, wodurch es zur Aufrechterhaltung eines gesunden Blutzuckerspiegels beiträgt. In Bezug auf den Fettabbau steigert Adiponektin die Fähigkeit des Körpers, Fett abzubauen, und reduziert die Ansammlung von Fettzellen. Es unterstützt auch die Gesundheit der Haut: Adiponektin hat entzündungshemmende Eigenschaften, die dazu beitragen, die Haut vor Schäden durch Entzündungen und oxidativen Stress zu schützen. Außerdem unterstützt es die Kollagenproduktion, die für die Aufrechterhaltung der Hautelastizität und die Minderung von Falten unerlässlich ist. Da Adiponektin einen besseren Stoffwechsel fördert und Entzündungen verringert, trägt es zur allgemeinen Vitalität der Haut und zu einer gesünderen Körperzusammensetzung mit einem günstigen Verhältnis von Körperfett zu Muskelmasse bei.

Sie können sich Adiponektin wie einen fleißigen Verkehrspolizisten an einer Kreuzung in der Nachbarschaft vorstellen. Genauso wie ein Verkehrspolizist für den reibungslosen und effizienten Verkehr an Kreuzungen sorgt, reguliert Adiponektin den Fluss und die Nutzung von Energie im Körper. Bei geringem Verkehrsaufkommen kann sich der Verkehrspolizist entspannen, bleibt aber immer wachsam und bereit, bei Bedarf einzugreifen. In den Hauptverkehrszeiten dirigiert der Verkehrspolizist aktiv die Fahrzeuge, um Staus und Unfälle zu vermeiden. Im Körper erhöht Adiponektin in Zeiten erhöhten Energiebedarfs oder Stresses die Insulinsensitivität und stimuliert den Abbau von Fettsäuren, wodurch der Aufbau von Fett verhindert und eine reibungslose Stoffwechselfunktion beibehalten wird. Diese Regulierung hilft dabei, »Staus« im Stoffwechsel zu verhindern, die zu Erkrankungen führen können, darunter Insulinresistenz und Typ-2-Diabetes.

Durch die effiziente Steuerung von Glukose und Fetten sorgt Adiponektin dafür, dass der Energiefluss konstant bleibt und die Zellen optimal funktionieren, was zur allgemeinen Stoffwechselgesundheit beiträgt. Sie können Adiponektin durch Bewegung oder durch den Verzehr eines dieser Lebensmittel aktivieren:

- Olivenöl
- Fisch aus Wildfang
- Oliven
- Avocados
- Beeren

Lebensmittel, die das Darmmikrobiom wieder aufbauen

Ob Sie es glauben oder nicht: Wir haben 10-mal mehr Bakterienzellen als menschliche Zellen in unserem Körper, und die meisten Bakterien im Darm haben 100 bis 150 Gene mehr als das menschliche Genom. Das bringt mich dazu, über die Frage nachzudenken, sind wir Menschen mit Bakterien oder sind wir Bakterien, die eine menschliche Erfahrung machen?

Wenn Sie die richtigen Lebensmittel essen, stärken Sie die guten Bakterien im Darmmikrobiom, was die Funktion des Stoffwechsels unterstützt, Hormone für den Fettabbau ausgleicht und es dem Gehirn ermöglicht, Neurotransmitter herzustellen. 90 Prozent aller Bakterien, die im Körper leben, befinden sich im Darm. Tatsächlich befindet sich der Großteil des Immunsystems im Verdauungstrakt. Wenn Sie also entzündungsfördernde Lebensmittel, wie beispielsweise Samenöle, Zucker oder Fertigprodukte mit chemielastigen Zutaten, zu sich nehmen, töten Sie Ihre guten Bakterien ab und schaffen eine Umgebung, in der schlechte Bakterien gedeihen können.

Die gute Nachricht ist, dass Sie gesunde Bakterien in nur wenigen Tagen zurückbringen können. Bakterien gedeihen, wenn diese vier Kriterien erfüllt sind:

- hormetischer Stress durch Fasten,
- Verzehr von Lebensmitteln, die reich an Probiotika sind,
- Verzehr von Lebensmitteln, die reich an Präbiotika sind, und
- Verzehr von Lebensmitteln, die reich an Polyphenolen sind.

Sie sind vielleicht überrascht, dass ein positiver Stress wie Fasten dazu beiträgt, Vielfalt im Darmmikrobiom zu schaffen, doch nicht jede Form von Stress ist schlecht.

ANTIBIOTIKA UND ANDERE DARMDISRUPTOREN

Für die Bekämpfung bakterieller Infektionen ist die Gabe von Medikamenten mit antibiotischen Wirkstoffen unerlässlich. Antibiotika haben jedoch einen unerwünschten Nebeneffekt: Sie können die Bakterienvielfalt im Darm erheblich einschränken, indem sie wahllos sowohl die schädlichen als auch die nützlichen Bakterien abtöten. Die Einnahme von Antibiotika ist vergleichbar mit dem Abwurf einer Bombe: Ja, man trifft mit ziemlicher Sicherheit das beabsichtigte Ziel, dabei wird jedoch auch sehr viel Gutes und Nützliches vernichtet. Diese ausgedehnte Zerstörung hinterlässt eine verwüstete mikrobielle Umgebung und löscht die guten Bakterien aus, die für die Aufrechterhaltung eines gesunden, ausgewogenen Mikrobioms unerlässlich sind.

So wie man nach einer Bombenexplosion Zeit für den Wiederaufbau braucht, benötigt der Darm nach einem Antibiotikazyklus Zeit und Pflege, um seine mikrobielle Vielfalt wiederherzustellen und seine funktionelle Harmonie wiederzuerlangen. Diese verminderte Bakterienvielfalt schwächt das Mikrobiom und beeinträchtigt seine Fähigkeit, die Verdauung, die Immunfunktion und die allgemeine Gesundheit zu unterstützen.

Weitere Faktoren, die zum Verlust der Bakterienvielfalt beitragen, sind eine schlechte Ernährung mit einem hohen Anteil an verarbeiteten Lebensmitteln und wenig Ballaststoffen, chronischer Stress, die Antibabypille, mangelnde körperliche Aktivität und Umweltgifte. Diese Faktoren können das empfindliche Gleichgewicht der Bakterien zusätzlich schädigen, was zu vielfältigen Problemen führt, wie beispielsweise Verdauungsstörungen, eine geschwächte Immunantwort und eine erhöhte Anfälligkeit für chronische Krankheiten. Der Verzehr von probiotischen Lebensmitteln ist der schnellste und unkomplizierteste Weg, um die Vielfalt des Darmmikrobioms wiederherzustellen.

Wenn Sie sich in einem nüchternen Zustand befinden, ist Anpassung das A und O. Der Stress, der dadurch entsteht, dass keine Nahrungsenergie durch Verdauung zur Verfügung steht, erzeugt hormetischen Stress, der den Bakterien signalisiert, dass eine Anpassungsreaktion erforderlich ist. Dadurch erhöht sich die mikrobielle Vielfalt, in der gute Bakterien gedeihen und schlechte Bakterien nicht überleben.

Probiotikareiche Lebensmittel

Probiotikareiche Lebensmittel spielen eine entscheidende Rolle bei der Aufrechterhaltung eines gesunden Darmmikrobioms, das für die allgemeine Gesundheit und das Wohlbefinden unerlässlich ist. Diese Lebensmittel sind reich an nützlichen Bakterien und tragen zu einem Ausgleich der Darmflora bei, indem sie die Besiedelung mit guten Mikroben verstärken.

Der regelmäßige Verzehr von probiotischen Lebensmitteln, wie Joghurt, Kefir, Sauerkraut, Kimchi und anderen fermentierten Produkten, kann Entzündungen reduzieren, die Stoffwechselgesundheit unterstützen und sogar die psychische Gesundheit beeinflussen, indem Neurotransmitter, zum Beispiel Serotonin, produziert werden. Weil sie ein vielfältiges und robustes Mikrobiom fördern, tragen probiotische Lebensmittel zur Vorbeugung von Magen-Darm-Problemen bei, unterstützen ein gesundes Gewichtsmanagement und schützen vor verschiedenen chronischen Krankheiten. Wenn Sie diese Lebensmittel in Ihre Ernährung aufnehmen, folgen Sie einem natürlichen und effektiven Weg zur Förderung der Darmgesundheit und unterstützen die allgemeine Vitalität.

Der Fermentationsprozess ist eine natürliche Methode der Lebensmittelkonservierung, bei der Zucker durch Bakterien, Hefen oder andere Mikroorganismen abgebaut wird. Während der Fermentation verbrauchen diese Mikroorganismen Zucker und wandeln ihn in Alkohol, Gase oder organische Säuren um. Dies verlängert nicht nur die Haltbarkeit des Lebensmittels, sondern verbessert auch sein Nährwertprofil und führt zu probiotikareichen Produkten. Die nützlichen Bakterien, die während der Fermentation entstehen, wie beispielsweise die der Spezies *Lactobacillus* und Bifidobakterien, spielen eine entscheidende Rolle bei der Aufrechterhaltung eines gesunden Darmmikrobioms. Sie helfen, schädliche Bakterien zu verdrängen, Entzündungen zu reduzieren und die Gesundheit des Verdauungssystems zu fördern, indem sie die Darmschleimhaut gesund und widerstandsfähig erhalten.

PROBIOTIKAREICHE FERMENTIERTE LEBENSMITTEL

- Joghurt
- Sauerkraut
- saure Gurken
- Kimchi
- Kombucha
- Kefir
- Wasserkefir
- Natto
- Tempeh

Durch die Fermentation wird Zucker in Lebensmitteln abgebaut, sodass ihre glykämische Last niedriger ist. Aufgrund des niedrigeren Gesamtkohlenhydratgehalts der Nahrung wird Glukose langsamer in den Blutkreislauf freigesetzt. Dies trägt zur Stabilisierung des Blutzuckerspiegels bei und kann besonders für Personen mit Insulinresistenz oder Diabetes von Vorteil sein. Durch die Senkung der glykämischen Last können fermentierte Lebensmittel Spitzen der Blutzucker- und Insulinspiegel verhindern, die oft mit Gewichtszunahme und Stoffwechselstörungen in Verbindung gebracht werden. Die Aufnahme von fermentierten Lebensmitteln in die Ernährung unterstützt nicht nur die Darmgesundheit, sondern trägt auch zu einem besseren Blutzuckermanagement bei – eine wertvolle Strategie zur Aufrechterhaltung der allgemeinen Stoffwechselgesundheit.

Jedes fermentierte Lebensmittel hat heilende Vorzüge anderer Art. So bietet beispielsweise Sauerkraut aufgrund seines hohen Gehalts an Probiotika und seiner hohen Nährstoffdichte zahlreiche gesundheitliche Vorteile. Der Fermentationsprozess erhöht die Verfügbarkeit nützlicher Bakterien, die ein gesundes Darmmikrobiom unterstützen, die Verdauung verbessern und die Immunfunktion stärken. Darüber hinaus enthält Sauerkraut die Vitamine C und K, reichlich Ballaststoffe und verschiedene Antioxidantien, die zur allgemeinen Gesundheit beitragen. Der regelmäßige Verzehr von Sauerkraut kann helfen, Entzündungen zu reduzieren, die Herzgesundheit zu fördern und sogar das psychische Wohlbefinden zu verbessern, da eine ausgewogene Darm-Hirn-Verbindung gefördert wird. Die Aufnahme von Sauerkraut in die Ernährung ist eine natürliche Möglichkeit, die Nährstoffzufuhr zu verbessern und die allgemeine Vitalität zu unterstützen.

Glücklicherweise sind fermentierte Lebensmittel sehr beliebt geworden, sodass sie in jedem Lebensmittelgeschäft erhältlich sind und auch das Fermentieren wieder Eingang in unsere Küchen gefunden hat.

Präbiotikareiche Lebensmittel

Auch präbiotikareiche Lebensmittel sind für ein gesundes Darmmikrobiom unerlässlich, da sie die Nährstoffe für nützliche Bakterien liefern. Präbiotikareiche Lebensmittel sind wie der Dünger im Garten, der den Boden nährt, damit gesunde Pflanzen wachsen und gedeihen können. So wie Dünger essenzielle Nährstoffe liefert, damit Pflanzen gedeihen, liefern präbiotikareiche Lebensmittel die lebenswichtigen Ballaststoffe, die nützliche Darmbakterien für ihre Vermehrung und die Bildung eines robusten und ausgewogenen Darmmikrobioms benötigen. Diese Umgebung ermöglicht es den »guten« Bakterien, schädliche Eindringlinge zu verdrängen und so die Gesundheit des Verdauungssystems zu fördern. Diese Lebensmittel, zu denen Knoblauch, Zwiebeln, Lauch, Spargel, Bananen und Vollkornprodukte gehören, enthalten unverdauliche Ballaststoffe, die das Wachstum von Probiotika im Darm fördern.

Da sie die Vermehrung guter Bakterien fördern, tragen Präbiotika zu einer besseren Verdauung, einer stärkeren Immunfunktion und einer besseren Nährstoffaufnahme bei. Eine präbiotikareiche Ernährung kann dazu beitragen, Entzündungen zu reduzieren, den Stuhlgang zu regulieren und die allgemeine Gesundheit zu unterstützen.

PRÄBIOTIKAREICHE LEBENSMITTEL

- Knoblauch
- Zwiebel
- Lauch
- Spargel
- Pistazien
- Schälerbsen
- rote Kidneybohnen
- Cashewkerne
- Haferflocken
- Äpfel
- Bananen
- Topinambur
- Löwenzahnblätter
- Konjakwurzel
- Klettenwurzel
- Seetang
- Leinsamen
- Kakao

Polyphenolreiche Lebensmittel

Polyphenolreiche Lebensmittel bieten erhebliche Vorteile für das Darmmikrobiom, da sie eine vielfältige und gesunde Population nützlicher Bakterien fördern. Diese Verbindungen, die reichlich in Obst, Gemüse, Tee, Kaffee, Rotwein und dunkler Schokolade enthalten sind, wirken als Präbiotika und versorgen nützliche Darmmikroben mit Nährstoffen. Beim Verzehr werden Polyphenole im Dünndarm nur teilweise verdaut, die restlichen Verbindungen gelangen in den Dickdarm, wo sie von Darmbakterien verstoffwechselt werden. Dieser Prozess fördert nicht nur das Wachstum guter Bakterien, sondern hilft auch, die Vermehrung schädlicher Bakterien zu unterdrücken, was zu einem ausgewogenen und widerstandsfähigen Darmmikrobiom führt.

Polyphenole besitzen stark entzündungshemmende und antioxidative Eigenschaften, die zur Darmgesundheit beitragen. Chronische Entzündungen und oxidativer Stress im Darm können das mikrobielle Gleichgewicht stören und die Darmschleimhaut schädigen, was zu verschiedenen Magen-Darm-Erkrankungen führt. Durch die Verringerung von Entzündungen und die Neutralisierung schädlicher freier Radikale tragen Polyphenole zum Schutz des Darmmilieus bei, unterstützen die Integrität der Darmbarriere und fördern die allgemeine Gesundheit des Verdauungstrakts.

Darüber hinaus können polyphenolreiche Lebensmittel die Produktion von nützlichen kurzkettigen Fettsäuren, darunter Butyrat, Propionat und Acetat, steigern. Diese kurzkettigen Fettsäuren werden von Darmbakterien während der Fermentation von Polyphenolen und anderen Fasern produziert und sind für die Erhaltung der Darmgesundheit mit entscheidend. Kurzkettige Fettsäuren liefern Energie für die Dickdarmzellen, reduzieren Entzündungen und unterstützen das Immunsystem. Das Vorliegen von kurzkettigen Fettsäuren im Darm geht mit einem geringeren Risiko für Magen-Darm-Erkrankungen, einer verbesserten Stoffwechselgesundheit und einer stärkeren Immunantwort einher, was die Bedeutung von polyphenolreichen Lebensmitteln in einer ausgewogenen Ernährung unterstreicht.

Indem sie nützliche Bakterien ernähren, die dann kurzkettige Fettsäuren produzieren, unterstützen polyphenolreiche Lebensmittel ein gesundes Darmmikrobiom. Diese kurzkettigen Fettsäuren stärken die Darmschleimhaut, reduzieren Entzündungen und sorgen für eine ausgeglichene Darmumgebung, die dabei hilft, schädliche Bakterien zurückzudrängen, und die vor Magen-Darm-Erkrankungen schützt. Polyphenole sorgen im Wesentlichen also dafür, dass das Darmmikrobiom ausgeglichen und widerstandsfähig bleibt und optimal funktioniert. Wenn Sie diese Lebensmittel zum Wiederaufbau des Mikrobioms zu sich nehmen, werden Sie feststellen, dass sich Ihre Geschmacksvorlieben mit der Zeit ändern werden. Die meiste Zeit meines Lebens sehnten sich mein Darmmikrobiom und mein Gehirn nach Zucker und verarbeiteten Kohlenhydraten, weil ich sie dies gelehrt hatte, indem ich diese ungesunden Lebensmittel täglich aß. Die fettleibige Version meiner selbst hätte nie gedacht, dass ich in der Lage sein würde, dieses Verlangen zu überwinden und meinen Gaumen stattdessen auf das Verlangen nach mikrobiombildenden Lebensmitteln umzustellen, dennoch geschah dieser Wandel, und zwar innerhalb weniger Tage. Wenn ich in der Lage war, meine Geschmacksvorlieben zu verändern, können Sie es auch. Wenn Sie die Lebensmittel, die ich hier skizziert habe, konsequent essen, unterstützen Sie die Hormonproduktion, schalten die Fettverbrennung ein und stärken das Darmmikrobiom.

POLYPHENOLREICHE LEBENSMITTEL

- Blaubeeren
- Bitterschokolade
- Brombeeren
- Erdbeeren
- Himbeeren
- Grüntee
- Schwarztee
- Artischockenherzen
- Brokkoli
- rote Zwiebeln
- Oliven
- natives Olivenöl extra
- Walnüsse
- Pekannüsse
- Kaffee
- Kurkuma
- Cranberrys
- Schalotten
- Rosenkohl
- Safran
- Oregano
- Thymian
- Basilikum
- Petersilie
- Zimt
- Kreuzkümmel
- Curry

Schlüsselfaktor 3: die Vielfalt der Lebensmittel, die Sie essen

Wenn es um die Stoffwechselgesundheit geht, ist die Bakterienvielfalt im Darm von entscheidender Bedeutung. Ich habe in der Vergangenheit Hunderte von Studierenden befragt und bat sie, zu protokollieren, wie viele verschiedene Lebensmittel sie wöchentlich essen. Zu meiner Überraschung aßen die meisten von ihnen immer wieder die gleichen acht. Eine eingeschränkte Lebensmittelauswahl kann das Wachstum hilfreicher Mikroben einschränken. Unsere Mikroben arbeiten mit unseren Hormonen und unserem Stoffwechsel zusammen, um ein gedeihliches Umfeld zu schaffen, und wenn wir ihnen nicht die Bausteine geben, die sie dazu benötigen, dann zeigen sich Symptome, denn das ist die Art und Weise, wie der Körper mit uns kommuniziert.

Verschiedene Lebensmittel enthalten verschiedene Nährstoffe, die unterschiedliche Bakterien im Darm ernähren und so ein vielfältiges und ausgewogenes Mikrobiom fördern. Zum Beispiel liefern ballaststoffreiche Lebensmittel, beispielsweise Bohnen, Linsen und Vollkornprodukte, lösliche Ballaststoffe, die nützliche Bakterien nähren, wie Bifidobakterien und die der Gattung *Lactobacillus*. Diese Bakterien fermentieren die Ballaststoffe und produzieren kurzkettige Fettsäuren, zum Beispiel Butyrat, die die Darmgesundheit unterstützen und Entzündungen reduzieren. Präbiotikareiche Lebensmittel, wie Knoblauch, Zwiebeln und Lauch, enthalten Inulin und Oligofruktose (Fructooligosaccharide, FOS), die diese nützlichen Bakterien spezifisch ernähren und ihr Wachstum und ihre Aktivität fördern. Polyphenolreiche Lebensmittel, wie Beeren, dunkle Schokolade und grüner Tee, bieten Antioxidantien, die auch als Präbiotika dienen und das Wachstum guter Bakterien fördern und gleichzeitig schädliche Stämme unterdrücken. Diese Nährstoffvielfalt ist für die Aufrechterhaltung eines robusten und gesunden Darmmikrobioms entscheidend.

Unter »Abwechslung bei der Ernährung«, der mein Mentor Dr. Daniel Pompa, Autor von *The Cellular Healing Diet*, große Bedeutung beimisst, versteht man die Praxis, die Art und die Menge der verzehrten Lebensmittel regelmäßig zu ändern, um die Gesundheit und die Stoffwechselfunktion zu optimieren. Dies entspricht auch überlieferten Essgewohnheiten, bei denen sich die Menschen an saisonale Veränderungen und unterschiedliche Nahrungsverfügbarkeit anpassen mussten. Durch die Nachahmung dieser natürlichen Zyklen kann eine Abwechslung bei der Ernährung dazu beitragen, Stoffwechselplateaus

GEWÜRZE ZUR VERBESSERUNG DER DARMGESUNDHEIT

- Kurkuma
- Kreuzkümmel
- Ingwer
- Zimt
- schwarzer Pfeffer
- Knoblauch
- Zwiebelpulver
- Paprika
- Cayennepfeffer
- Kardamom
- Gewürznelken
- Koriander
- Fenchelsamen
- Muskatnuss
- Rosenkohl
- Oregano
- Rosmarin
- Salbei
- Thymian
- Basilikum

zu durchbrechen, die Stoffwechselflexibilität zu verbessern und die allgemeine Gesundheit zu fördern. Der Verzehr von Lebensmitteln entsprechend den Jahreszeiten stellt sicher, dass Sie die frischesten und nährstoffreichsten Produkte erhalten. Konzentrieren Sie sich zum Beispiel im Sommer auf leichtes, feuchtigkeitsspendendes Obst und Gemüse, während Sie im Winter herzhaftere, wärmende Lebensmittel zu sich nehmen. Saisonales Essen liefert nicht nur eine Vielzahl von Nährstoffen, sondern hilft dem Körper auch, sich an Umweltveränderungen anzupassen, was die Immunfunktion und die allgemeine Widerstandsfähigkeit verbessert.

Zur Abwechslung in der Ernährung zählt auch Intervallfasten (Intermittierendes Fasten). Indem Sie zwischen Zeiten mit geringer Kalorienzufuhr und Zeiten mit höherem Kalorienverbrauch wechseln, können Sie Ihren Stoffwechsel ankurbeln und die Zellgesundheit verbessern. Dieser zyklische Ansatz kann dazu beitragen, das Gleichgewicht der Hormone wiederherzustellen, Entzündungen zu reduzieren und die natürlichen Entgiftungsprozesse des Körpers zu unterstützen.

Durch Abwechslung wird eine dynamische Herangehensweise an die Ernährung gefördert, die zu nachhaltigen gesundheitlichen Verbesserungen und größerer Vitalität führen kann. Wenn Sie eine Vielzahl an frischen oder getrockneten Gewürzen in Ihre Ernährung aufnehmen, können Sie ganz einfach die Lebensmittelvielfalt vergrößern und zahlreiche gesundheitliche Vorteile erzielen. Eine Vielfalt an Gewürzen verbessert nicht nur den Geschmack der Gerichte, sondern unterstützt auch die Darmgesundheit, indem sie das Wachstum nützlicher Bakterien fördert und schädliche Bakterien unterdrückt. Der regelmäßige Verzehr unterschiedlicher Gewürze kann die Verdauung verbessern, den Stoffwechsel ankurbeln und das Immunsystem stärken, was zum allgemeinen Wohlbefinden und zur Vitalität beiträgt.

Schlüsselfaktor 4: die Anzahl der Aminosäuren

Eine hohe Zahl an Aminosäuren in einem Lebensmittel bedeutet, dass es hochwertiges Protein enthält. Aminosäuren sind für den Aufbau eines gesunden Körpers entscheidend. Dr. Gabrielle Lyons Buch *Forever Strong: Starke Muskeln für einen gesunden Körper – ein Leben lang* (Kirchzarten bei Freiburg 2025) beleuchtet einen entscheidenden, aber oft übersehenen Aspekt der Adipositas-Epidemie: das Problem der zu geringen Muskelmasse. Laut Dr. Lyon ist die Hauptursache für viele Stoffwechselprobleme, einschließlich Adipositas, nicht nur überschüssiges Fett, sondern auch ein Mangel an Muskelmasse. Ihrer Ansicht nach stehen wir vor einer »Muskelkrise«, in der unzureichendes Muskelgewebe erheblich zu einer schlechten Stoffwechselgesundheit und den steigenden Adipositas-Raten beiträgt.

Das Muskelgewebe ist stoffwechselaktiv und spielt eine Schlüsselrolle beim Energieverbrauch. Es verbrennt auch im Ruhezustand Kalorien: Eine größere Muskelmasse kann also den Grundumsatz deutlich steigern. Bei zu geringer Muskulatur kann der Körper Kalorien weniger effizient verbrennen, was zu einer leichteren Fettansammlung und damit zu Gewichtszunahme führt. Dr. Lyon betont, dass Muskeln der Schlüssel zur Langlebigkeit sind und dass der Muskelaufbau entscheidend für die Verbesserung der Stoffwechselgesundheit und die Bekämpfung von Adipositas ist. Darüber hinaus weisen ihre Untersuchungen darauf hin, dass Muskeln als Regulator des Glukosestoffwechsels wirken. Eine ausreichende Muskelmasse hilft bei der effektiven Entsorgung von Glukose und beugt damit einer Insulinresistenz vor, die eine häufige Vorstufe von Adipositas und Typ-2-Diabetes ist.

Wird der Muskelgesundheit durch Resistenztraining und eine proteinreiche Ernährung eine höhere Priorität eingeräumt, lässt sich die Stoffwechselgesundheit verbessern, der Energieverbrauch erhöhen und das Gewicht wirkungsvoller kontrollieren. Dr. Lyons Ansatz legt nahe, dass der Aufbau und Erhalt von Muskelmasse eine wirksame Strategie zur Bekämpfung der Adipositas-Epidemie und zur Verbesserung der allgemeinen Gesundheit sind.

Nach der Protein-Leverage-Hypothese hängt das Sättigungsgefühl von der Menge des verzehrten Proteins ab. Das bedeutet, dass bei proteinarmen Mahlzeiten so lange weitergegessen wird, bis genug Protein in den Körper gelangt ist. Besteht eine Mahlzeit jedoch überwiegend aus Kohlenhydraten und wenig Protein, ist zum Zeitpunkt, an dem die Proteinzufuhr ausreicht, die verzehrte Menge an Kohlenhydraten extrem hoch. Kurz: Ist der Proteingehalt niedrig, kann dies zu einem übermäßigen Verzehr von Lebensmitteln führen. Diese Hypothese wurde als mögliche Erklärung für die Adipositas-Epidemie angeführt. Empirische Untersuchungen lieferten einige Hinweise zur Unterstützung dieser Hypothese, wobei wohl hoch verarbeitete Lebensmittel ebenfalls einen Beitrag zum Anstieg von Adipositas in den Industrieländern leisten könnten.

Im Jahr 1995 entwickelte die australische Forscherin Susanna Holt den *Satiety Index*. Gemäß diesem Konzept hat jedes Lebensmittel einen bestimmten Sättigungswert, und es wurde festgestellt, dass proteinreiche Lebensmittel hohe Sättigungswerte aufweisen.[22]

Wir müssen drei spezifische Aminosäuren mit unserer Nahrung zu uns nehmen: Leucin, Isoleucin und Valin. Diese essenziellen verzweigtkettigen Aminosäuren *(Branched Chain Amino Acids, BCAA)* spielen eine wichtige Rolle bei der Muskelproteinsynthese, der Energieproduktion und der allgemeinen Muskelgesundheit. Da sie im Körper nicht hergestellt werden können, müssen sie über die Nahrung aufgenommen werden. Reichhaltige tierische Quellen für verzweigtkettige Aminosäuren sind proteinreiche Lebensmittel wie Fleisch, Geflügel, Fisch, Eier und Milchprodukte. Pflanzliche Optionen sind Hülsenfrüchte, Sojaprodukte, Nüsse und Samen. Wenn Sie diese Lebensmittel in Ihre Ernährung integrieren, ist eine ausreichende Zufuhr von Leucin, Isoleucin und Valin gewährleistet, und das Muskelwachstum, die Zellreparatur und die allgemeine Stoffwechselgesundheit werden unterstützt.

Wie ich bereits erwähnt habe, wirken Muskeln wie ein Schwamm für Glukose, indem sie Zucker aus dem Blutkreislauf aufsaugen und zur Energiegewinnung speichern. Dadurch wird verhindert, dass sich überschüssiger Zucker im Blut ansammelt. Diese Glukoseaufnahme hilft bei der Blutzuckerregulation und sorgt für einen reibungslosen Stoffwechsel. Wenn Sie mehr schlanke

Muskulatur aufgebaut haben, kann Ihr Körper besser mit Glukose umgehen, wodurch das Risiko einer Insulinresistenz und damit verbundener Gesundheitsprobleme verringert wird.

LEBENSMITTEL MIT HOHEM ANTEIL AN AMINOSÄUREN

- Hühnerfleisch
- Rindfleisch
- Fisch
- Schweinefleisch
- Eier
- griechischer Jogurt
- Hüttenkäse
- Tofu
- Linsen
- Kürbiskerne
- Quinoa
- Edamame

Beim Verzehr von tierischen und pflanzlichen Lebensmitteln sollten Sie unbedingt darauf achten, dass diese Lebensmittel aus biologischer Landwirtschaft stammen und frei von Gentechnik und Antibiotika sind. Dies ist entscheidend, um den gesundheitlichen Nutzen zu maximieren und die Exposition gegenüber Schadstoffen zu minimieren. Bio-Lebensmittel werden ohne synthetische Pestizide und Düngemittel angebaut, wodurch das Risiko der Aufnahme potenziell giftiger Chemikalien verringert wird.

Gentechnikfreie Lebensmittel stellen sicher, dass Sie keine gentechnisch veränderten Organismen zu sich nehmen, die langfristige gesundheitliche Auswirkungen haben könnten, die gegenwärtig noch nicht sicher auszuschließen sind. Antibiotikafreie tierische Produkte helfen, die Aufnahme von Antibiotikarückständen zu verhindern, die zur Antibiotikaresistenz beitragen und die Darmmikrobiota stören können. Die Wahl von biologischen, gentechnikfreien und antibiotikafreien Optionen unterstützt eine sauberere Ernährung und fördert einen gesünderen Stoffwechsel.

Wenn die richtige Menge an Aminosäuren verzehrt wird, löst dies einen wichtigen zellulären Signalweg im Körper aus: mTOR (*mechanistic Target of Rapamycin*). Dieser reguliert das Wachstum, den Stoffwechsel und die Proteinsynthese im Körper. Er fungiert als zentraler Knotenpunkt, an dem Signale von Nährstoffen, Wachstumsfaktoren und dem Energiestatus zusammenlaufen, um Wachstum und Vermehrung von Zellen zu kontrollieren.

Stellen Sie sich mTOR als Bauaufsicht vor. Wenn in einem guten Tempo gearbeitet wird, ist ein reibungsloser Baufortschritt gewährleistet, ebenso die Festigkeit und Stabilität des Bauwerks. Sollte der Vorgesetzte aber die Arbeiter zu sehr unter Druck setzen, damit sie ohne Pause arbeiten, kann der Bauprozess chaotisch ablaufen, was zu einer schlechten Bauqualität und strukturellen Problemen führt. mTOR, das für das Wachstum und die Zellgesundheit verantwortlich ist, hat eine der Bauaufsicht am Bau vergleichbare Funktion im Körper. Ist mTOR überaktiv, kann das zu Problemen wie Krebserkrankungen und Stoffwechselstörungen führen.

Dieser Signalweg mTOR ist der Gegenspieler der Autophagie, was im Kapitel »Der Wechsel zwischen Reparaturweg (Autophagie) und Wachstumsweg (mTOR)« bereits beschrieben wurde (siehe S. 50). Die Autophagie ist der zelluläre Reinigungsprozess des Körpers, bei dem beschädigte Zellen eliminiert werden. Der Proteinbedarf variiert je nach Alter, Geschlecht, Aktivitätsniveau und Krankengeschichte, aber als Faustregel sollte man mindestens 30 Gramm Protein in einer Mahlzeit zu sich nehmen, um die mTOR-Reaktion auszulösen. Das »30-Tage-Programm zum *Metabolic Reset*« legt daher großen Wert auf diese hochwertigen Aminosäuren.

❁

Für Ihren *Metabolic Reset* müssen Sie wissen, welche Lebensmittel in den Stoffwechsel eingreifen und Schäden verursachen können, wie beispielsweise Produkte mit Glukose-Fruktose- oder Fruktose-Glukose-Sirup, und diese vermeiden. Die gute Nachricht ist, dass es viele gute Fette, Proteine, Obst, Gemüse und fermentierte Lebensmittel gibt, die lecker, sättigend und zugleich gesundheitsfördernd sind.

Jetzt, da Sie die richtigen Lebensmittel zur Unterstützung der Hormone, des Darms und des Stoffwechsels kennen, wollen wir uns dem größten Teil des Stoffwechsel-Puzzles widmen: Es geht darum, wie Ihre Gedanken Gesundheit oder Krankheit beeinflussen.

KAPITEL 10

WIE IHRE GEDANKEN FETTABBAU UND GESUNDHEIT BEEINFLUSSEN

Ein Bahnangestellter arbeitete eines Nachts noch spät an den Bahngleisen, während alle seine Kollegen schon Feierabend gemacht hatten. Dieser Mitarbeiter arbeitete im Kühlwagen und bemerkte nicht, dass es bereits nach 23 Uhr war. Als er gehen wollte, bemerkte er, dass die Tür sich nicht öffnen ließ. Er klopfte an die Wände und schrie um Hilfe, aber vergeblich, denn es war niemand mehr da.

Er fing an, zu frieren und zu zittern. Er versuchte, sich durch Bewegung warm zu halten, bemerkte aber, dass es ihm stündlich kälter wurde. Er begann, an die Wand im Inneren des Eisenbahnwaggons zu schreiben und dokumentierte die ganze Nacht seine Gedanken. Er begann mit: »Ich stecke in diesem Waggon fest. Es ist eiskalt, und alle meine Kollegen sind nach Hause gegangen.« Während die Stunden vergingen, warf er immer wieder einen Blick auf das Temperaturmessgerät im Waggon und beobachtete, wie es von Minute zu Minute weiter sank. Die nächsten Worte, die er schrieb, waren: »Mir wird immer kälter. Die Temperatur sinkt rapide.« Mit der Zeit glaubte er, dass er es nicht bis zum nächsten Morgen um 7 Uhr schaffen würde, wenn die nächste Schicht beginnen würde.

Die letzten Worte, die er schrieb, waren: »Ich friere. Ich werde es nicht schaffen.« Als am Morgen die nächste Schicht eintraf, fanden sie den toten Mitarbeiter im Waggon. Er war erfroren. Als Todesursache wurde Unterkühlung festgestellt. Interessant war, dass während der Ermittlungen festgestellt wurde, dass das Temperaturmessgerät defekt war. Die angezeigte Temperatur war viele Grad kälter als die tatsächliche Temperatur im Waggon, die nie unter knapp 13 Grad Celsius gefallen war. Bei dieser Temperatur erfriert man nicht. Es waren die Gedanken des Mannes, die ihn in den Kältetod führten. Diese abschreckende Geschichte zeigt, wie mächtig der Geist ist.

Unsere Gedanken haben einen direkten Einfluss auf unsere Gesundheit und Lebensdauer. Psychiater schätzen, dass der durchschnittliche Mensch jeden Tag 60000 Gedanken hat. Sie stellten auch fest, dass 90 Prozent dieser Gedanken die gleichen Gedanken wie am Vortag und 85 Prozent dieser Gedanken negativ sind. Der Motivationsredner und Autor Zig Ziglar nannte diese negativen Denkmuster »stinkin' thinkin'«, eine Art Selbstsabotage, die garantiert Ihre Gesundheit gefährdet!

In seinem Buch *Intelligente Zellen – Wie Erfahrungen unsere Gene steuern* (Dorfen 2016) führt der Zellbiologe Dr. Bruce Lipton an, dass Gedanken eine Frequenz sind und dass diese Frequenz die Fähigkeit hat, die Zellmembran zu durchdringen und mit dem DNA-Kern zu kommunizieren. Bei einem negativen Gedanken produziert die DNA ein entzündungsförderndes Protein, das die Telomere verkürzt und die DNA schädigt, wodurch sich auch die Lebensspanne verkürzen kann. Bei einem positiven Gedanken produziert das an die DNA gesendete Kommunikationssignal entzündungshemmende Proteine, welche die Telomere verlängern und die DNA schützen, wodurch die Lebensspanne verlängert wird.

In diesem Kapitel werden wir die Placebo- und Nocebo-Effekte und ihren Einfluss auf Gesundheit und Wohlbefinden untersuchen. Sie lernen auch die außergewöhnliche Kraft von Dankbarkeit und Lebenssinn kennen sowie den Einfluss, den Ihr Umfeld auf Ihre Gedanken haben kann. Wenn Sie 60000 Gedanken pro Tag haben, dann haben Sie auch 60000 Möglichkeiten, Ihren gesamten Körper in einen heilenden Zustand zu versetzen – an jedem einzelnen Tag. Das ist der perfekte Gesundheits-Biohack!

Ein schlechtes Selbstbild führt zur Stagnation beim Abnehmen

Ich möchte Ihnen die Psychokybernetik[1] vorstellen, eine Idee, die jeder Mensch kennen sollte. Dr. Maxwell Maltz, Autor von *Psychokybernetik. Nutzen Sie die Macht Ihres Unbewussten* (München 2022), bezeichnete sie in den

1960er-Jahren als die größte physiologische Entdeckung seiner Generation: Das Selbstbild hat direkten Einfluss auf unseren Erfolg. Nehmen wir an, Sie haben von sich selbst das Bild, dass Sie eine übergewichtige Person sind, und Sie treffen die Entscheidung, eine Diät zu machen und sofort in Aktion zu treten. Sie verlieren zunächst an Gewicht, weil Sie Kalorien reduzieren und möglicherweise mehr Sport treiben, aber nach ein paar Wochen oder Monaten passiert etwas: Das alte Gewicht ist wieder da! Wenn Sie eine Diät machen, ohne Ihr Selbstbild zu verändern, ist der Gewichtsverlust nur vorübergehend. Da es sich beim Selbstbild um ein kybernetisches Instrument handelt, misst es die Abweichung vom festgesetzten Ziel und korrigiert sofort den Kurs.

Das Autopilot-System in einem Flugzeug ist ein Paradebeispiel dafür, wie ein kybernetisches Instrument funktioniert. Stellen Sie sich ein Flugzeug vor, das in Chicago abhebt und von der Vereinigten Staaten nach Paris fliegt. Sobald der Autopilot aktiviert ist, überwacht er den Kurs des Flugzeugs und passt ihn kontinuierlich an, um den korrekten Kurs auf der Strecke nach Paris sicherzustellen. Theoretisch könnte sich der Pilot mit den Passagieren entspannen, da er weiß, dass der Autopilot jede Abweichung von der beabsichtigten Route korrigiert.

Ähnlich verhält es sich, wenn jemand sich selbst als übergewichtig ansieht. Das innere kybernetische Instrument – das ist in diesem Fall das Unterbewusstsein – arbeitet daran, dass die Person weiterhin in Einklang mit diesem Selbstbild des Übergewichts bleibt. Selbst wenn die Person versucht, ihre Gewohnheiten zu ändern, kann sie sich wieder zu ungesunden Lebensmitteln wie Keksen und Kuchen hingezogen fühlen, da das Unterbewusstsein versucht, den Status quo ihrer übergewichtigen Identität aufrechtzuerhalten.

So wie der Autopilot den Kurs eines Flugzeugs korrigiert, lenkt das eigene Selbstbild die Person zurück zu Verhaltensweisen, die dazu führen, dass ihre bestehenden Überzeugungen über sich selbst weiterhin verstärkt werden. Und damit ist die vorübergehend erreichte Gewichtsabnahme passé und das Übergewicht wieder da. Damit sie in Zukunft erfolgreich ist, muss diese Person ihr Selbstbild ändern und das Gewicht loslassen – sie muss einen Paradigmenwechsel hinsichtlich ihres Selbstbilds erreichen. Wie Joel Barker in *Paradigms: The Business of Discovering the Future* es treffend formuliert: »Damit Sie Ihre Zukunft gestalten können, müssen Sie willens und in der Lage sein, Ihr Paradigma zu ändern.«[2]

Wie man ein Paradigma ändert

Amerikas bedeutendster Wohlstandscoach, Bob Proctor, erklärt, dass Paradigmen tiefverwurzelte Gewohnheiten sind, die jeden Ihrer Schritte lenken, und es gibt viele davon. Sie beeinflussen die Art und Weise, wie Sie essen, wie Sie gehen, sogar wie Sie sprechen. Sie bestimmen Ihre Kommunikation, Ihre Arbeitsgewohnheiten, Ihre Erfolge und Ihre Misserfolge. Es gibt nur zwei Möglichkeiten, ein Paradigma zu ändern: Entweder erfolgt der Anstoß durch ein emotionales Erlebnis oder man lenkt sein Verhalten durch einen klaren Richtungswechsel in eine neue Bahn und schafft durch bewusste Wiederholung neue Denkmuster.

In neun von zehn Fällen ist das auslösende emotionale Erlebnis eine negative Erfahrung. Beispielsweise war im Jahr 2008, als ich mich nach einer äußerst schwierigen Trennung depressiv fühlte und sogar Selbstmordgedanken hegte, der emotionale Anstoß stark genug, um einen Paradigmenwechsel auszulösen, der schließlich zu einer Transformation meiner Gesundheit führt. Weitere Beispiele für einen Anstoß durch ein emotionales Erlebnis sind Krisen durch eine Krebserkrankung oder nach einem schweren Autounfall, bei denen Menschen mit ihrer Sterblichkeit konfrontiert werden. Oft verändert sich dadurch die Art und Weise, wie sie über sich selbst und ihre Lebenseinstellung denken. Auch hier ist es in der Regel eine negative Erfahrung, die zu einem Paradigmenwechsel führt – dies ist also nicht der ideale Weg.

Da bedeutsame emotionale Erlebnisse unvorhersehbar sind, empfehle ich dringend, die bewusste Richtungsänderung zu nutzen und durch Wiederholung das neue Paradigma zu festigen. Das ist die zweite Möglichkeit, ein Paradigma zu ändern. Dabei geht es nicht darum, sich Informationen zu merken, sondern vielmehr darum, die Idee oder das Bild so oft intensiv einzuprägen, dass die alte Idee oder das alte Paradigma im Unterbewusstsein durch das neue ersetzt wird.

Affirmationen sind eine gute Möglichkeit, das neue Selbstbild zu verstärken. Ein Teil des »30-Tage-Programms zum *Metabolic Reset*« besteht darin, jeden Morgen und vor dem Schlafengehen, wenn das Unterbewusstsein am stärksten beeindruckbar ist, die folgende Affirmation zu lesen: »Ich bin so glücklich und dankbar, dass ich jetzt mein perfektes Gewicht erreicht habe. Ich sehe gut aus und fühle mich großartig. Die vollkommene Gesundheit, die ich suche, sucht jetzt mich. Ich beseitige alle Blockaden zwischen uns.«

Meine Klientin Claire ist ein eindrucksvolles Beispiel dafür, wie Gedanken unsere Realität prägen können. Im Jahr 2020 wurde sie mit einer schweren COVID-19-Erkrankung ins Krankenhaus eingeliefert. Es kam zu lebensbedrohlichen Komplikationen, da ihre Lunge versagte und die Sauerstoffsättigung stark sank. Sie musste mehrere Nahtoderfahrungen machen, brachte aber schließlich die Kraft auf, durchzuhalten. Nachdem sie über einen Monat im Krankenhaus verbracht hatte, wurde Claire mit einem neuen Lebensgefühl entlassen. Sie hatte jedoch immer noch ein Übergewicht von fast 20 Kilogramm und hatte mit Prädiabetes und Bluthochdruck sowie anhaltenden Long-COVID-Symptomen, die mehrere Autoimmunerkrankungen auslösten, zu kämpfen. Claire bezeichnete sich selbst oft als »COVID-Überlebende«. Ich ermutigte sie, ihre Perspektive zu ändern, indem ich sie eine Affirmation aufschreiben ließ, in der sie sich selbst als »nach COVID Aufblühende« und nicht nur als Überlebende bezeichnete. Mit diesem neuen Selbstbild begann sie, deutliche Fortschritte zu machen. Sie hatte zwar gelegentlich mit Selbstsabotage zu kämpfen – ihr innerer Regulierungsmechanismus versuchte, den Kurs auf ihr altes Selbstbild zu korrigieren –, nutzte aber ihre Affirmation, um den Kreislauf wieder und wieder zu durchbrechen.

Mit der Zeit gingen Prädiabetes und Bluthochdruck zurück. Nachdem Claire jahrelang nachts und auf Reisen auf eine Sauerstoffflasche angewiesen war, erhielt sie kürzlich grünes Licht, diese nicht mehr zu benutzen, da ihre Lunge wieder optimal funktionierte. Ihr neues Selbstbild ist das von jemandem, der aufblüht und nicht nur überlebt, und sie arbeitet weiterhin an ihrer Gesundheit und inspiriert dabei Freunde und Familie. Diese Verwandlung zeigt, wie wirkungsvoll ein positives Selbstbild sein kann.

Der Placebo-Effekt

Uns wurde immer wieder gesagt, dass das, was wir sehen, aus dem resultiert, was wir glauben, aber es funktioniert tatsächlich genau andersherum. Wenn wir wirklich an etwas glauben, wird es sich bis zu dem Punkt manifestieren, an dem wir sehen, wie es sich vor unseren Augen entfaltet. Dr. Wayne Dyer betonte in seinem Buch *You'll See It When You Believe It* – der Buchtitel lässt sich übersetzen mit »Du wirst es sehen, wenn du es glaubst« – die Wirkung unserer Überzeugungen auf die Gestaltung der Realität.

Was die meisten Menschen daran hindert, echte Stoffwechselgesundheit zu erreichen, ist ihr Glaubenssystem, und da Ihr Umfeld Ihr Glaubenssystem beeinflusst, ist es wichtig, dass Sie Ihr Umfeld sorgfältig gestalten – von den Menschen, mit denen Sie Zeit verbringen, über die Werbespots, die Sie sehen, bis hin zu Ihren Social-Media-Aktivitäten. Der Placebo-Effekt ist ein perfektes Beispiel dafür, wie eine Erwartungshaltung, die wir selbst durch unser Umfeld eingenommen haben, entsprechende Resultate hervorbringt.

In seinem Buch *Der Arzt in uns selbst: Anatomie einer Krankheit aus der Sicht des Betroffenen* (Reinbek bei Hamburg 1981) erklärt Dr. Norman Cousins, wie der Placebo-Effekt entdeckt wurde. Es war während des Zweiten Weltkriegs, als einem Anästhesisten namens Dr. Henry Beecher mitten in einem deutschen Bombardement das Morphium ausging.[3] In einem verzweifelten Versuch, die Schmerzen eines Soldaten zu lindern, injizierte Beechers Krankenschwester eine Spritze mit Salzwasser, sagte dem Verwundeten aber, dass er das starke Schmerzmittel erhielt. Der Soldat glaubte, er würde Morphium bekommen. Zu Beechers Erstaunen linderte die Kochsalzlösung die Qualen des Soldaten und verhinderte, dass er in einen Schockzustand geriet. Nachdem Beecher nach dem Krieg an die Harvard Medical School zurückgekehrt war, leistete er Pionierarbeit: Er entwickelte das Studiendesign der placebokontrollierten klinische Studie für neue Medikamente. Dabei erhielten einige der Probanden das zu testende Medikament – zum Beispiel eine Tablette –, während andere eine vom echten Präparat nicht unterscheidbare Tablette ohne Wirkstoff erhielten, also ein Placebo. Dann wurde die Anzahl der Patienten aus der Placebo-Kontrollgruppe, die eine Verbesserung berichtet hatten, von der Zahl derer abgezogen, die Tabletten mit dem Wirkstoff erhalten hatten und ebenfalls von einer Wirkung berichteten. So konnte zweifelsfrei festgestellt werden, ob ein Medikament eine Wirkung entfaltet, die über den hinausgeht.

Der Nocebo-Effekt

Wie der Placebo-Effekt ist auch der Nocebo-Effekt ein neurobiologisches Phänomen. Während beim Placebo-Effekt die positive Erwartungshaltung der Patienten zu einer Besserung ihrer Beschwerden führt, ist beim Nocebo-Effekt das Gegenteil der Fall: Es tritt nach der Medikamentengabe keine

Besserung ein, wenn Patienten der festen Überzeugung sind, dass das verabreichte Medikament nicht wirken wird. Man spricht auch dann vom »Nocebo-Effekt«, wenn eine unlogische Wirkung allein durch die Erwartungshaltung eines Menschen hervorgerufen wird. Wir haben dieses Kapitel mit der Geschichte des Eisenbahnangestellten begonnen, der im Kühlwaggon verstorben ist, weil er glaubte, die Temperatur darin sei niedriger als sie tatsächlich war. Das ist ein sehr eindrucksvolles Beispiel für den Nocebo-Effekt, aber ich möchte ein weiteres Beispiel vorstellen.

Während eines Footballspiels in Los Angeles vor einigen Jahren zeigten einige Menschen die Symptome einer Lebensmittelvergiftung. Der behandelnde Arzt stellte fest, dass alle diese Personen Coca-Cola aus einem der beiden Automaten getrunken hatten – beide gaben das Getränk offen in Bechern aus. Er fragte sich natürlich, ob das Getränk verunreinigt war oder ob die Kupferrohre der Maschinen vielleicht korrodiert waren. Doch bis die Ursache ermittelt war, wollte er verhindern, dass weitere Personen Schaden nahmen, also ging er zur Lautsprecheranlage, beschrieb die Symptome der Kranken und riet allen davon ab, Coca-Cola aus den Automaten zu trinken. Innerhalb weniger Minuten war das ganze Stadion voller Menschen, die sich erbrachen – darunter viele, die nicht zu einem der beiden Cola-Automaten gegangen waren. Fünf Krankenwagen pendelten hin und her, um die Menschen in ein nahe gelegenes Krankenhaus zu bringen. Später am Tag wurde festgestellt, dass die Cola-Automaten absolut in Ordnung waren. Kaum hatten die Menschen im Krankenhaus diese Nachricht erhalten, hörten sie auf, sich zu übergeben. Sie waren nicht krank. Dr. Cousins bezeichnete dieses Phänomen einer akuten körperlichen Reaktion, die einzig und allein durch die Gedanken der Menschen verursacht worden war, als »masseninduzierte Hypnose«.[4]

Es steht außer Frage, dass Angst zu Atemnot, Anstieg der Körpertemperatur und sogar zum Erbrechen führen kann. Da wir heute in einer Welt leben, in der Angst der kulturelle Standard ist und wir Risiken um jeden Preis vermeiden sollen, lassen die meisten Menschen ihr Leben von der Angst bestimmen. Aber die Realität ist: Das Leben ist riskant! Es ist sogar so riskant, dass keiner von uns lebend da rauskommen wird! Daher ist es wichtig, dass wir lernen, unsere eigenen Gedanken zu lenken und zu kontrollieren. Sobald wir dies tun, werden wir nicht nur gesünder, sondern auch glücklicher sein und uns einer höheren Lebensqualität erfreuen. Bob Proctor traf den Nagel auf den Kopf, als er in seinen Büchern *Erkenne den Reichtum in Dir* (Neuauflage von *Reich geboren werden wir alle*) (Innsbruck 2005) und *Die Kunst zu Leben* (Innsbruck 2016) Folgendes sagte: »Glaube und Angst verlangen beide, dass Sie an etwas glauben, das Sie nicht sehen können. Sie haben die Wahl!« Mit anderen Worten: »Glaube ist die Fähigkeit, das Unsichtbare zu sehen, an das Unglaubliche zu glauben und das zu empfangen, was die Massen für unmöglich halten.«[5]

Das beste entzündungshemmende »Nahrungsergänzungsmittel« der Welt

Eine der besten Möglichkeiten, sich in den Zustand der Heilung zu versetzen – und das Gehirn so neu zu »verdrahten«, dass es an Heilung glaubt – ist ein Mittel, das Dr. Joe Dispenza »Vitamin G« nennt. Er ist ein Neurowissenschaftler, Autor und Dozent, der für seine Arbeit an der Schnittstelle zwischen Wissenschaft und Spiritualität bekannt ist. Er beschreibt und lehrt, wie Gehirn und Körper durch Meditation und Mentaltraining neu programmiert werden können, um persönliche Transformation und Heilung zu erreichen. Er führte ein faszinierendes Experiment durch: In einem Workshop zu »Vitamin G« maß er bei 120 Personen zu Beginn und am Ende des Workshops die Cortisol- und IgA-Spiegel. Wenn der Cortisolspiegel steigt, sinkt der IgA-Spiegel. Das Protein IgA (Immunglobulin A) ist einer der stärksten Bausteine des Lebens und für die gesunde Funktion des wichtigsten Abwehrsystems unseres Körpers – des Immunsystems – verantwortlich. IgA kämpft ständig gegen eine Flut von Bakterien, Viren und Organismen, die in den Körper eindringen wollen oder bereits darin leben. Fazit: IgA ist wirkungsvoller als jede Grippeimpfung oder Immunstärkung, die wir möglicherweise einnehmen könnten – und es ist völlig natürlich.

Während dieses viertägigen Workshops bat Dispenza 120 Studienteilnehmende, dreimal täglich neun bis zehn Minuten lang »Vitamin G einzunehmen«. Dispenza hoffte, den folgenden Zusammenhang genauer beleuchten zu können: Wenn die Teilnehmenden in der Lage wären, ihren emotionalen Zustand anzuheben, wären sie dann auch in der Lage, die Immunabwehr zu steigern und Stresshormone wie Cortisol zu reduzieren? Am Ende der Veranstaltung stellte er fest, dass die Cortisolspiegel der Teilnehmenden um drei Standardabweichungen gesunken und die IgA-Werte im Durchschnitt von

52,5 auf 86 angestiegen waren. Dies sind signifikante, messbare Veränderungen. Er schloss daraus, dass bei der »Einnahme von Vitamin G« etwa 1200 verschiedene chemische Reaktionen ablaufen, die eine Reparatur und Wiederherstellung des Körpers einleiten.[6]

Eine von der amerikanischen University of California at Davis veröffentlichte Studie ergab, dass »Menschen, die Vitamin G einnehmen, einen um 16 Prozent niedrigeren diastolischen Blutdruck und einen um 10 Prozent niedrigeren systolischen Blutdruck haben als diejenigen, die weniger Vitamin G einnehmen.«[7] Laut derselben Studie »haben Menschen, die Vitamin G einnehmen, zwischen 9 und 13 Prozent niedrigere Hämoglobin-A1c-Spiegel, ein wichtiger Marker für die Glukosekontrolle, der für die Diagnose von Diabetes bedeutend ist.«

Wo kann man »Vitamin G« kaufen? Ich kann Ihnen keine Adresse oder Bezugsquelle nennen, denn »Vitamin G« ist nicht käuflich: Es ist die Praxis der Dankbarkeit – das »G« kommt vom englischen Wort *»gratitude«* für »Dankbarkeit«. Ja, die Studien, auf die ich mich bezogen habe, sind real und wurden mit Menschen durchgeführt, die das bewusste Hervorbringen von Dankbarkeit praktizieren. Jetzt wissen wir, dass Dankbarkeit uns nicht nur ein gutes Gefühl gibt, sondern sich auch positiv auf unsere körperliche Gesundheit auswirkt.

Wie Dankbarkeit Ihr Gehirn für den Erfolg neu verdrahtet

Es gibt einen Teil Ihres Gehirns, der als »Retikuläres Aktivierungssystem« (»RAS«) bezeichnet wird. Er hat die Größe Ihres kleinen Fingers und befindet sich in Hypothalamus und Hirnstamm. Die Aufgabe des RAS ist es, die Erregung, das Bewusstsein und die Motivation in Bezug auf das Verhalten zu regulieren. Einfach ausgedrückt, ist es ein selektiver Suchmechanismus im Gehirn. Täglich muss das Gehirn Millionen von Reizen filtern. Das RAS ist eine Art Software, die wir dafür trainiert haben, Unwichtiges herauszufiltern, damit wir nur Wichtiges sehen. Wenn wir das RAS nicht hätten, würde das Gehirn durch zu viel Stimulation einen Kurzschluss erleiden.

In der Praxis funktioniert das folgendermaßen: Nehmen wir an, Sie wollen ein neues Fahrzeug kaufen. Sie verlieben sich in einen Tesla Model Y und Ihre Lieblingsfarbe ist Rot, also beginnen Sie, nach einem roten Model Y zu suchen. Sie vergleichen tagelang neue Teslas mit gebrauchten Teslas, Leasing mit Kauf. Nach ein paar Wochen der Recherche entscheiden Sie sich für den Kauf eines brandneuen roten Tesla. Sie kaufen das Auto. Kaum fahren Sie vom Händlergelände, bemerken Sie etwas Interessantes. Während Sie endlich in Ihrem neuen Auto sitzen, sehen Sie das gleiche Auto, einen roten Tesla, überall in der Nachbarschaft auftauchen. Sie bemerken rote Teslas auf der Straße, auf Parkplätzen und an Ampeln. Haben sich jetzt etwa alle für einen roten Tesla entschieden? Nein, diese roten Teslas waren schon immer da, aber jetzt haben Sie das RAS aktiviert, und das führt dazu, dass sie Ihnen jetzt auffallen!

Mit anderen Worten: Wenn Sie Energie in all die Probleme stecken, die Sie im Leben haben, und sich ständig damit befassen, dass Sie nicht gesund sind und dass Ihrer Genesung eine Menge Hindernisse im Weg stehen, dann nimmt die Zahl der Probleme, die Sie wahrnehmen, immer weiter zu. So wird Ihr Glaubenssystem, das sie als krank und mit Problemen beladen ansieht, weiter gestärkt. Beginnen Sie jedoch damit, Ihre Energie auf Dankbarkeit und Heilung zu lenken, verwandeln sich diese Hindernisse in Chancen. Es ist ein universelles Gesetz: Das, worauf Sie Ihre Energie lenken, nimmt zu, oder anders formuliert: Wenn Sie etwas wertschätzen, fällt Wertschätzung auf Sie zurück, und wenn Sie an etwas denken und dankbar sind, wird Ihnen Dankbarkeit begegnen!

Wie Dankbarkeit die Gesundheit der Mitochondrien verbessert

Martin Picard, Ph.D., außerordentlicher Professor für Verhaltensmedizin an der New Yorker Columbia University, und Elissa S. Epel, Ph.D., Professorin in der Abteilung für Psychiatrie an der University of California at San Francisco, führten eine Studie zu chronischem Stress und erschöpfter Mitochondrienfunktion bei Pflegekräften durch.[8] In dieser Studie wurde die Verbesserung der Mitochondrienfunktion der Leukozyten, der Immunzellen, die dem Körper helfen, Infektionen und Krankheiten zu bekämpfen, anhand des Mitochondrial Health Index (MHI) bestimmt. Der MHI erlaubte eine genauere Beurteilung der Mitochondrienfunktion als Einzelmessungen, was bedeutet, dass der MHI eine sehr genaue Methode zur Beurteilung der Gesundheit der Mitochondrien ist. Das Ergebnis der Studie mit Pflegekräften fiel folgendermaßen aus: Eine positive Stimmung im Nachtdienst stärkte auch das Bewusstsein der Sinnhaftigkeit des Tuns und ging mit einem höheren MHI einher. Wenn die Pflegekräfte also im Nachtdienst auch Dankbarkeit empfanden, hatten sie am nächsten Tag gesündere Mitochondrien. Darüber hinaus korrelierte der MHI mit einer positiven Stimmung an den Tagen vor der Blutabnahme. Die Gruppe von Pflegekräften, die mehr Stress empfunden hatten und mit einer eher negativen Stimmung zur Blutabnahme kamen, wiesen einen niedrigeren MHI auf. Dies deutet darauf hin, dass negative Emotionen die Mitochondrienfunktion ganz unmittelbar negativ beeinflussen können.

Haben Menschen, die positiver und dankbarer sind, gesündere Mitochondrien als diejenigen, die negativ denken? Beeinflusst die Gesundheit der Mitochondrien, wie wir uns fühlen, oder ist es umgekehrt? Die Studie zeigte, dass die Stimmung auf die Gesundheit der Mitochondrien schließen lässt, aber die Gesundheit der Mitochondrien keine Rückschlüsse auf die Stimmung erlaubt.

„Vitamin G" verlängert die Lebensspanne

Das Erleben von Dankbarkeit ist bei Frauen mit einer längeren Lebenserwartung verbunden, so das Ergebnis einer in der Fachzeitschrift *JAMA Psychiatry* veröffentlichten Studie.[9] Forscher aus Harvard analysierten Daten von 49 275 älteren Krankenschwestern und stellten fest, dass ein höheres Maß an Dankbarkeit mit einer 9-prozentigen Verringerung der Gesamtsterblichkeit und einer 15-prozentigen Verringerung der Herz-Kreislauf-bedingten Todesfälle korrelierte. Die Studie legt nahe, dass die bewusste Förderung von Dankbarkeit, zum Beispiel durch ein Dankbarkeitstagebuch, eine wertvolle psychologische Ressource sein kann, um ein gesundes Altern zu fördern und die Langlebigkeit zu erhöhen.

Die gesundheitlichen Vorteile eines sinnvollen Lebens in Einklang mit Ihrem Lebensziel

Robert Heinlein sagte: »In Ermangelung klar definierter Ziele identifizieren wir uns seltsamerweise zunehmend mit den Trivialitäten des Alltags, bis wir am Ende von ihnen versklavt werden.«[10] Zu diesen Trivialitäten des Alltags kann gehören, dass wir ständig stark verarbeitete Lebensmittel in uns hineinstopfen, den Social Media viel Raum geben, Videospiele spielen und sogar Drogen konsumieren. Ich erinnere mich, dass ich selbst durch Videospielsucht, Drogensucht und Esssucht – allesamt Trivialitäten des Alltags – versklavt war. Mir wurde gesagt, ich hätte eine »Suchtpersönlichkeit«, aber ich glaube, dass meine schlechten Verhaltensweisen einfach daraus resultierten, dass ich mir nicht darüber im Klaren war, wie wertvoll ich als Mensch bin. Als ich schließlich mein Lebensziel erkannte, nämlich die Welt über Stoffwechselgesundheit aufzuklären, und anfing, in Einklang mit diesem Lebensziel zu leben, verwandelten sich meine Süchte in eine Superkraft.

Denken Sie einmal darüber nach, wie viel Zeit und Energie Sie für Ihre eigenen Süchte aufwenden. Sobald Sie sich über Ihren Wert als Mensch im Klaren sind, können Sie diese Energie in etwas Größeres einbringen, und eine Superkraft entsteht auch in Ihnen. Das Wort »Besessenheit« ist meistens negativ belegt, aber seine eigentliche Definition ist »eine Idee oder ein Gedanke, der den Geist einer Person ständig beschäftigt«. Wenn Sie von Ihren Gesundheitszielen »besessen« sind, ist das eigentlich positiv, denn Sie können das nutzen, um Ihre Ziele zu erreichen.

Es gibt ein Forschungsgebiet, das sich den höchsten Zielen widmet. Es geht um das ultimative Ziel, den Endzweck oder das Lebensziel einer Person. In der griechischen Philosophie, insbesondere in den Werken des Aristoteles, wird hier von »Telos« gesprochen, und es wird definiert als das inhärente Ende, das ein Objekt oder Wesen von Natur aus sucht. Zum Beispiel ist das Telos einer Eichel, zu einer Eiche zu werden. Dieses Konzept ist von zentraler Bedeutung für Aristoteles' Vorstellung von Kausalität und seine ethische Theorie, nach der das Telos des menschlichen Lebens darin besteht, »Eudaimonie« zu erreichen. Der Begriff bedeutet etwa »gelungene Lebensführung mit ausgeglichenem Gemütszustand«, »Glück« oder »Glückseligkeit«. Das Konzept des Telos hilft zu verstehen, warum Entitäten existieren und sich auf eine bestimmte Weise verhalten, wobei zweckgesteuerten Prozessen eine stärkere Bedeutung zukommt als zufälligen Ereignissen. Telos hat auch Einfluss auf ethische Diskussionen, da es einen Rahmen für die Bewertung von Handlungen bietet, nämlich inwieweit eine Handlung einen Beitrag zur Erreichung des höchsten Gutes oder des ultimativen Ziels leistet.

Ein fehlender Sinn im Leben ist die Hauptursache für Adipositas und Krankheiten. In dem bahnbrechenden Buch *Recovering the Soul* stellte Larry Dossey, M. D., eine Studie vor, nach der in den Vereinigten Staaten am Montagmorgen zwischen 8 und 9 Uhr mehr Herzinfarkte auftreten als zu anderen Zeiten. In anderen Worten: Die meisten Menschen erleiden ihren ersten Herzinfarkt, wenn sie zu einer Arbeit gehen, die sie hassen – Studien zufolge betrifft dies 85 Prozent der US-amerikanischen Bevölkerung. Neuere Studien stützen dies.[11, 12] Meiner Meinung nach haben wir eine Adipositas-Krise nicht unbedingt wegen dem, was die Menschen essen, sondern wegen dem, was sie innerlich auffrisst.

Wenn Sie sich über Ihre höchsten Werte im Klaren sind und mit diesen in Einklang leben, kann Sie nichts aufhalten. Aus Hindernissen werden Chancen. Sie manifestieren die Energie, Gesundheit und Vitalität, die Sie benötigen, um Ihre kühnsten Träume zu verwirklichen.

Warum im Ruhestand die Suche nach dem Lebenssinn für die Gesundheit unerlässlich ist

Mehrere Studien haben den Zusammenhang zwischen Ruhestand und erhöhter Sterblichkeitsrate untersucht. Untersuchungen des National Bureau of Economic Research (NBER) in Cambridge, Vereinigte Staaten, ergaben, dass in den Vereinigten Staaten die Sterblichkeitsrate bei Männern im Alter von 62 Jahren um etwa 2 Prozent anstieg, was zeitlich mit ihrem Anspruch auf Sozialversicherungsleistungen zusammenfällt, der oft zu einem Anstieg der Renteneintritte führt.[13] Diese Studie legt nahe, dass die mit dem Ruhestand verbundenen Änderungen des Lebensstils, zum Beispiel geringere körperliche Aktivität und vermindertes soziales Engagement, zu diesem Anstieg der Sterblichkeit beitragen könnten.

Im Jahr 1978 führte Ellen Langer, eine Harvard-Psychologin, eine wichtige Studie durch.[14, 15] Sie verschenkte Zimmerpflanzen an zwei Gruppen von Bewohnern eines Pflegeheims. Der einen Gruppe wurde gesagt, dass jeder Bewohner und jeder Bewohnerin dafür verantwortlich sei, ihre Pflanzen am Leben zu erhalten, und dass sie ihren Zeitplan frei einteilen könnten. Der anderen Gruppe wurde mitgeteilt, dass sich die Mitarbeiter des Heims um ihre Pflanzen kümmern würden, und es wurde nicht festgelegt, zu welcher Zeit sie das tun sollten. Nach 18 Monaten waren doppelt so viele Personen in der Gruppe, der die Verantwortung für ihre Pflanze und ihren Zeitplan übertragen worden war, noch am Leben wie in der anderen Gruppe. Ellen Langer wertete dies als Beleg dafür, dass das derzeitige biomedizinische Modell, das Geist und Körper getrennt betrachtet, falsch sei. Deshalb führte sie eine weitere Studie durch, um den Einfluss des Geistes auf den Körper weiter zu untersuchen.

Im Jahr 1981 wandelten Langer und ihre Doktoranden ein Gebäude in den Stil des Jahres 1959 um: Sie füllten es mit für die Zeit typischen Gegenständen wie Schwarz-Weiß-Fernsehern, alten Möbeln und Zeitschriften.[16] Acht Männer über 70 Jahre lebten dort fünf Tage lang und wurden angewiesen, sich so zu verhalten, als wären sie 22 Jahre jünger. Sie diskutierten über die Ereignisse der 1950er-Jahre, sahen sich alte Filme an und taten so, als würden sie tatsächlich im Jahr 1959 leben. Die Männer wurden behandelt, als wären sie in ihren Fünfzigern, nicht in ihren Siebzigern, und erhielten keine körperliche Unterstützung, selbst wenn es schwierig war. Sie wurden angewiesen, ihre Sachen nach oben zu tragen, notfalls ein Hemd nach dem anderen. Dies sollte ihr jüngeres Selbstbild verstärken.

Die Studie sollte feststellen, ob körperliche Verbesserungen dadurch ausgelöst werden können, dass die Teilnehmer im Geiste in einem jüngeren Lebensalter lebten. Bemerkenswert ist, dass sich am Ende der Studie das Hör- und Sehvermögen, das Gedächtnis, die Geschicklichkeit und der Appetit gebessert hatten. Männer, die zuvor einen Stock gebraucht hatten, gingen ohne ihn, und alle Teilnehmer zeigten eine größere Selbstständigkeit und Vitalität. Langers Experiment zeigte, wie eine veränderte Wahrnehmung von Alter und Fähigkeiten zu signifikanten biologischen Veränderungen führen kann. Das gelang, indem sie den Männern die Möglichkeit bot, sich selbst nicht als ältere und gebrechliche, sondern als lebensprühende und kompetente Individuen zu sehen. Diese mentale Veränderung hatte tiefgreifende körperliche Auswirkungen, was die starke Verbindung zwischen Geist und Körper belegt. Teilnehmer, die ein jugendliches Selbstbild beibehielten, indem sie klare Ziele und einen Sinn in ihrem Leben hatten, zeigten mehr Energie und Vitalität. Diese positive Denkweise und der starke Antrieb zum Erreichen der Ziele schlugen sich in gesünderen und fitteren Körpern nieder.

Wie Lachen den Körper heilt

Kehren wir zu Dr. Norman Cousins zurück, der für seine Pionierarbeit über die heilende Kraft des Lachens berühmt wurde. In den 1960er-Jahren wurde bei Cousins eine schwere und schmerzhafte Erkrankung namens Morbus Bechterew *(Spondylitis ankylosans)* diagnostiziert, und er erhielt eine düstere Prognose mit geringen Aussichten auf Heilung. Er entwickelte jedoch einen einzigartigen Behandlungsansatz, der den Schwerpunkt auf den therapeutischen Nutzen des Lachens und eine positive Einstellung legte. Cousins fand heraus, dass seine Schmerzen deutlich weniger wurden und sich sein allgemeiner Gesundheitszustand verbesserte, wenn er sich Komödien und humorvolle Sendungen wie die Filme der Marx Brothers und Episoden von »*Candid Camera*«, das in Deutschland den Titel »Vorsicht Kamera« trägt, anschaute. In seiner »Lachtherapie« verordnete er sich Humor und Lachen in regelmäßiger Dosierung und dokumentierte seine Erkenntnisse in seinem einflussreichen Buch *Der Arzt in uns selbst: Anatomie einer Krankheit aus der Sicht des Betroffenen* (Darmstadt 2008).[17]

Cousins Erfahrungen und anschließende Untersuchungen zeigten, dass Lachen die Freisetzung von Endorphinen, den natürlichen Schmerzmitteln des Körpers, auslösen und Stresshormone reduzieren kann. Dies wiederum stärkt die Immunfunktion und fördert die Entspannung. Seine Arbeit regte zu weiteren Studien über die Auswirkungen von Humor und Lachen auf die Gesundheit an, die das Potenzial zur Schmerzlinderung, zur Verbesserung der Herz-Kreislauf-Gesundheit und zur Steigerung des emotionalen Wohlbefindens hervorhoben. Insgesamt haben die Beiträge von Norman Cousins unser Verständnis der Geist-Körper-Verbindung und der Rolle positiver Emotionen bei der Heilung maßgeblich geprägt und das Lachen zu einem wesentlichen Bestandteil ganzheitlicher Gesundheitspraktiken gemacht.

Die Einbeziehung des Lachens in die tägliche Routine kann überraschende Vorteile für die Stoffwechselgesundheit bieten. Untersuchungen haben gezeigt, dass die Teilnahme an einem strukturierten Lachprogramm zu messbaren Verbesserungen der Körperzusammensetzung führen kann, darunter eine Verringerung des Körpergewichts und damit verbunden des BMI und des Bauchumfangs. Diese Effekte sind wahrscheinlich darauf zurückzuführen, dass durch Lachen Stress abgebaut werden kann, der bekanntermaßen zu Fehlfunktionen des Stoffwechsels beiträgt. Es wurde auch festgestellt, dass Lachen die physiologischen Vorteile moderater Bewegung nachahmt, indem es die Herzfrequenz und die Muskelentspannung verbessert und damit die Stoffwechselgesundheit zusätzlich unterstützt.[18]

Regelmäßige Lachanfälle können den Spiegel des Stresshormons Cortisol senken, das bei Personen mit Metabolischem Syndrom oft erhöht ist. Durch die Reduzierung von Cortisol und anderen stressbedingten Biomarkern fördert Lachen nicht nur einen positiven geistigen Zustand, sondern trägt auch zu einem gesünderen Stoffwechselprofil bei. Diese Ergebnisse deuten darauf hin, dass es eine einfache, aber effektive Strategie zur Verbesserung der Stoffwechselgesundheit und des allgemeinen Wohlbefindens sein könnte, wenn Sie mehr Humor und Lachen in Ihr Leben bringen.[19]

Ihr Umfeld bestimmt Ihre Gesundheit

Die Umwelt ist wichtiger als die Vererbung, weil sie Ihre Gedanken, Ihr Selbstbild und Ihr Glaubenssystem beeinflusst. Dies bestimmt dann, welche Maßnahmen Sie ergreifen – oder nicht ergreifen –, was sich wiederum auf Ihre Ergebnisse und schließlich auf Ihr Schicksal auswirkt.

Ich habe festgestellt, dass Bekannte und Familienmitglieder nicht immer an Bord sind, wenn ich Veränderungen in meinem Leben vornehme, denn wenn sich jemand ändert, wird er zu einer Herausforderung für alle, die es nicht tun. Das perfekte Beispiel dafür ist die Krabbenkorb-Metapher, die oft verwendet wird, um eine Situation zu beschreiben, in der sich Individuen in einer Gruppe gegenseitig vom Erfolg abhalten. Dies soll dem Verhalten von Krabben ähneln, wenn sie in einem Korb gefangen sind: Wenn eine Krabbe versucht zu entkommen, ziehen die anderen sie wieder nach unten, um sicherzustellen, dass keine von ihnen entkommt. In ähnlicher Weise können manche Menschen die Bemühungen anderer Menschen, ihre Lebensumstände zu verbessern, aus Neid, Konkurrenzdenken oder dem Wunsch, den Status quo aufrechtzuerhalten, sabotieren.

Daher werden Sie im Rahmen des »30-Tage-Programms zum *Metabolic Reset*« dazu aufgefordert, eine Art »Umweltprüfung« durchzuführen und die notwendigen Veränderungen vorzunehmen, damit Sie den größtmöglichen Erfolg erzielen. Diese einfache Übung wird Sie in die Lage versetzen, die Kontrolle über Ihr Umfeld zu übernehmen, was für die Beherrschung Ihres Stoffwechsels entscheidend ist. Wenn Sie sich auf diese Praxis einlassen, werden Sie in der Lage sein, die Menschen in Ihrem Leben, die Ihnen Energie geben und Sie unterstützen, klar zu identifizieren. Ebenso werden Sie genau erkennen, wer Ihnen Energie entzieht, also eine »Krabbe« ist. Wenn Sie diese Einflüsse erkennen, haben Sie den Schlüssel in der Hand, um eine positive, unterstützende Atmosphäre für eine bessere Stoffwechselgesundheit zu schaffen.

❁

In der Arbeit mit Klienten konnte ich immer wieder feststellen, wie entscheidend ihre Gedanken und ihr Selbstbild für ihren Erfolg waren. Selbst wenn eine Person eine ketogene Diät praktiziert, fastet und den Anweisungen des *Metabolic Reset* folgt, wird sie Rückschläge erleben, wenn ihr Geist immer noch glaubt, dass sie nie gesund wird oder nie abnehmen wird.

Wenn Sie zu irgendeinem Zeitpunkt mit diesem Programm kämpfen, achten Sie genau auf Ihre Gedanken und stellen Sie sicher, dass sie positiv sind. Im nächsten Kapitel werde ich einige meiner bevorzugten Biohacks für die Gesundheit vorstellen, um den Prozess für Sie noch reibungsloser und einfacher zu gestalten.

KAPITEL 11

INNOVATIVE BIOHACKS FÜR EINE BESSERE GESUNDHEIT

Viele Menschen haben genug vom Status quo des Gesundheitssystems und sie nehmen die Sache selbst in die Hand, indem sie Biohacks ausprobieren. Der Begriff *»Biohacking«* bezieht sich auf die Praxis, kleine, schrittweise Änderungen des Lebensstils oder der Ernährung vorzunehmen, um Gesundheit, Wohlbefinden und Leistungsfähigkeit zu verbessern. Oft geht es um den Einsatz von Technologie, Nahrungsergänzungsmitteln und verschiedenen Selbstversuchen mit dem Ziel, die Körperfunktionen zu optimieren.

Ich hatte das Glück, mehr als 900 Wissenschaftler, Unternehmensvertreter und Praktiker, die Biohacking und Langlebigkeit erforschen, als Interviewpartner für meinen preisgekrönten Podcast *Metabolic Freedom* gewinnen zu können. Dieses Kapitel ist eine Synthese aus diesen Interviews in Kombination mit meiner mehr als 17-jährigen Forschung zu diesem Thema.

Es gibt fünf Schlüsselbereiche des Biohackings, auf die wir uns in diesem Kapitel konzentrieren werden:

1. Nahrungsergänzungsmittel, die den Fettabbau beschleunigen
2. Wearables im Biohacking, um Ihren Fortschritt zu verfolgen
3. Biohacking-Equipment zur Linderung von Entzündungen und zum Ausgleich des Nervensystems
4. Meine bevorzugten Biohacks, die Hormesis nutzen
5. Kostenlose Biohacks

1. Nahrungsergänzungsmittel, die den Fettabbau beschleunigen

Nicht alle Nahrungsergänzungsmittel sind gleich – tatsächlich verlassen viele der auf dem Markt erhältlichen Nahrungsergänzungsmittel den Körper, ohne jede Wirkung zu entfalten. Der Schlüssel liegt darin, hochwertige Nahrungsergänzungsmittel aus vollwertigen Lebensmitteln statt synthetische Nahrungsergänzungsmittel, die im Labor hergestellt werden, zu verwenden. Wenn Sie synthetische Vitamine einnehmen, sieht der menschliche Körper diese Substanz als Medikament. Wenn Sie echte Nahrungsergänzungsmittel einnehmen, erkennt der menschliche Körper diese als Nahrung. Das Ergebnis ist die »selektive Resorption«, bei der der Körper alle Nahrungslücken füllt und den Rest ausscheidet.

Echte Nahrungsergänzungsmittel werden aus konzentrierten, dehydrierten Formen von Obst, Gemüse und anderen natürlichen Quellen gewonnen und liefern eine komplexe Mischung aus Vitaminen, Mineralien und Phytonährstoffen, wie sie in der Natur vorkommen. Um diese Nahrungsergänzungsmittel zu identifizieren, suchen Sie nach Etiketten, auf denen vollwertige Lebensmittel wie »Bio-Spinat«, »Grünkohl«, »Beeren« oder andere erkennbare Pflanzen als Hauptbestandteile aufgeführt sind. Achten Sie außerdem auf Begriffe wie »kalt gepresst« oder »roh«, weil diese Verarbeitung die Nährstoffintegrität bewahrt.

Im Gegensatz dazu listen synthetische Nahrungsergänzungsmittel oft isolierte Substanzen auf, wie zum Beispiel »Ascorbinsäure« für Vitamin C oder »DL-alpha-Tocopherol« für Vitamin E, was darauf hindeutet, dass diese Substanzen in einem Labor hergestellt und nicht aus einer natürlichen Quelle gewonnen wurden. Diesen Produkten fehlen möglicherweise die Co-Faktoren und andere nützliche Verbindungen, die in vollwertigen Lebensmitteln enthalten sind und die Nährstoffaufnahme und -wirksamkeit unterstützen. Bevorzugen Sie bei der Auswahl von Nahrungsergänzungsmitteln Produkte, die eindeutig auf ihre Herkunft aus vollwertigen Lebensmitteln hinweisen, minimal verarbeitet sind und Füllstoffe, Zusatzstoffe und künstliche Inhaltsstoffe vermeiden, um sicherzustellen, dass Sie die beste Unterstützung für Ihre Gesundheit erhalten.

Ich stelle Ihnen nun meine bevorzugten entzündungshemmenden, fettverbrennenden Nahrungsergänzungsmittel vor, die Ihnen bei Ihrem *Metabolic Reset* helfen.

Kaffee

Tatsächlich ist Kaffee kein Nahrungsergänzungsmittel, aber Kaffee erfüllt dieselbe Funktion, weshalb ich ihn an dieser Stelle mit aufnehme. Das stärkste Polyphenol des Kaffees, Chlorogensäure (CGA), weist die Fettzellen des Körpers an, Fettsäuren zu verbrennen. Dies ist der gleiche Mechanismus, den Statine zur Senkung des Cholesterinspiegels einsetzen, aber ohne die Nebenwirkungen des Medikaments. Chlorogensäure reduziert den Heißhunger, unterdrückt den Appetit und regt die Leber zu einer stärkeren Galleproduktion an, welche die Zellentgiftung unterstützt.

Chlorogensäure hilft der Leber, Fette und Glukose effizienter zu verarbeiten, indem sie den Triglyceridspiegel senkt und den Blutzucker stabilisiert. Dieser Ausgleich des Blutzuckers senkt das Risiko für das Metabolische Syndrom und Diabetes und hemmt gleichzeitig das Wachstum neuer Fettzellen. Studien deuten darauf hin, dass die Chlorogensäure das Bauchfett bei übergewichtigen Erwachsenen reduziert, indem es zusammen mit dem Koffein im Kaffee die Anzahl der Zellen erhöht, die zur Energiegewinnung verbrannt werden. Das funktioniert sogar, während Sie schlafen![1]

Chlorogensäure wurde mit antioxidativen, antiviralen, antibakteriellen, krebshemmenden und entzündungshemmenden Wirkungen sowie weiteren Effekten, die das Risiko von Herz-Kreislauf-Erkrankungen, Typ-2-Diabetes und Alzheimer-Krankheit verringern, in Verbindung gebracht. Die biologische Wirksamkeit hängt jedoch von der Stabilität der Chlorogensäuren ab, die empfindlich auf pH-Wert, Temperatur und Licht sowie auf individuelle Unterschiede beim Menschen reagiert. Wir alle haben unsere eigene innere Chemie, Biologie und Funktionalität unserer vielen Drüsen, Organe und beweglichen Teile, und wir verstoffwechseln Chlorogensäure auf unsere eigene Weise – und vertragen sie unterschiedlich. Jahrzehntelange wissenschaftliche Untersuchungen zur Chlorogensäure unterstreichen die folgenden Punkte:

- **Chlorogensäure beugt Herz-Kreislauf-Erkrankungen vor.** Der Konsum von Kaffee mit hohem Chlorogensäuregehalt kann die Durchblutung und die Endothelfunktion nach den Mahlzeiten verbessern, was bedeutet, dass Chlorogensäure einige der Risikofaktoren für Herz-Kreislauf-Erkrankungen und Arteriosklerose reduzieren kann.[2,3]
- **Chlorogensäure reduziert Entzündungen.** Sie kann helfen, das Entzündungsniveau zu senken und chronischen Krankheiten vorzubeugen.[4]

- **Chlorogensäure verbessert die Glukoseregulierung.** Eine Ernährung, die reich an Chlorogensäurequellen ist, kann zur Regulierung des Glukosespiegels beitragen, was für die Gewichtsabnahme und die Verringerung des Diabetesrisikos von Vorteil sein kann.[5]
- **Chlorogensäure senkt den Blutdruck.** Chlorogensäure kann den Blutdruck verbessern, indem sie während des Konsums eine statistisch moderate Senkung des diastolischen und systolischen Blutdrucks bewirkt.[6]

Wählen Sie Bio-Kaffee mit einem mittleren Röstgrad

Koffein ist ein gut erforschter Inhaltsstoff, der dafür bekannt ist, dass er den Stoffwechsel ankurbelt und die Fettoxidation erhöht. Studien haben gezeigt, dass Koffein den Energieverbrauch erhöhen und die Gewichtsabnahme fördern kann, indem es den Fettabbau erhöht.[7, 8]

Wählen Sie eine mittlere – keine zu starke – Röstung. Sobald die Bohnen über einen mittleren Grad hinaus geröstet sind, haben sie gut 75 Prozent ihrer fettsprengenden Polyphenole verloren. Außerdem produziert Kaffee, der in großen Höhen mit extremen Temperaturschwankungen angebaut wird, die meisten Polyphenole. Kaufen Sie Kaffee nur in geprüfter Bio-Qualiät!

Legen Sie eine »Sperrstunde« für den Kaffeegenuss fest

Eine Art Sperrstunde für den Kaffeekonsum festzulegen, ist eine gute Idee. Die Halbwertszeit von Koffein im Körper variiert stark und hängt von mehreren Faktoren ab, darunter Alter, Körpergewicht, Schwangerschaftsstatus, Medikamenteneinnahme und Lebergesundheit. Bei den meisten Erwachsenen wird die Halbwertszeit jedoch auf vier bis sechs Stunden geschätzt.[9] Wenn Sie also um 14 Uhr 100 Milligramm Koffein konsumieren, verbleiben nach vier bis sechs Stunden, also etwa zwischen 18 und 20 Uhr, noch 50 Milligramm im Körper. Nach weiteren vier bis sechs Stunden oder etwa zwischen Mitternacht und 2 Uhr morgens sind nur noch 25 Milligramm übrig und so weiter. Am besten legen Sie Ihre »Sperrstunde« auf 10 Uhr morgens fest, damit Sie sicher sein können, dass Ihre Schlafqualität nicht beeinträchtigt wird.

Die 90-Minuten-Koffeinregel

Wie ich bereits erwähnt habe, haben Sie mögliche Vorteile, wenn Sie nach dem Aufwachen 90 Minuten warten, bevor Sie Koffein konsumieren, beispielsweise die Optimierung des natürlichen Rhythmus von Cortisol, einem

Hormon, das die Wachheit fördert. Durch den späteren Konsum des Koffeins nutzt der Körper diesen natürlichen Energieschub zuerst, was möglicherweise zu anhaltender Energie und einer geringeren Abhängigkeit von Koffein führt. Die verbesserte Wirksamkeit von Koffein ist ein weiterer Vorteil. Adenosin, ein Neurotransmitter, der die Schläfrigkeit fördert, baut sich im Wachzustand auf. Wenn Sie 90 Minuten warten, steigt der Adenosinspiegel an, wodurch Koffein seine Rezeptoren effektiver blockiert und Sie wachhält. Diese Wartezeit kann auch die Koffeinabhängigkeit reduzieren, da der Konsum am frühen Morgen zu einer stärkeren Abhängigkeit führen kann, weil der Körper weniger auf natürliches Cortisol angewiesen ist. Eine Verzögerung des Koffeinkonsums kann dazu beitragen, diese Abhängigkeit zu verringern und mögliche Entzugserscheinungen zu verhindern.

Eine bessere Schlafqualität ist ebenfalls ein möglicher Nutzen. Ein zu früher Konsum von Koffein kann den Schlaf-Wach-Rhythmus stören. Eine Verzögerung des Konsums kann dazu beitragen, Ihre Schlafqualität zu verbessern, indem Sie Ihrem Körper ermöglichen, sich abends auf natürliche Weise zu entspannen. Experimentieren Sie, um herauszufinden, was für Sie am besten funktioniert, und achten Sie darauf, wie Ihr Körper zu verschiedenen Zeiten auf Koffein reagiert.

MCT-Öl (Caprylsäure)

MCT-Öl, das besonders reich an Caprylsäure ist, bietet bemerkenswerte Vorteile für den Stoffwechsel und die Entkopplung der Mitochondrien. Das kann mit einem Automotor verglichen werden, der im Leerlauf läuft. Normalerweise verbrennt der Motor (die Mitochondrien) Kraftstoff (Glukose oder Fett), um effizient Energie (ATP) zu produzieren. Bei der mitochondrialen Entkopplung wird der Kraftstoff zwar weiterhin verbrannt, aber die Energie wird als Wärme freigesetzt, anstatt als Fett gespeichert zu werden. Dieser Prozess leitet Energie ab und kann den Stoffwechsel ankurbeln. Das ist ähnlich wie ein im Leerlauf laufender Automotor, der Kraftstoff verbrennt, ohne dass das Auto in Bewegung versetzt wird. Außerdem kann er zu einer Regulierung des Körpergewichts und dem Schutz vor Stoffwechselkrankheiten beitragen.

MCT-Öl, auch als »Caprylsäure« bezeichnet, ist ein mittelkettiges Triglycerid, das für seine gesundheitlichen Vorteile bekannt ist. Es wird schnell resorbiert und in Ketonkörper umgewandelt und bietet damit eine schnelle und effiziente Energiequelle. Dieser Prozess erhöht die Stoffwechselrate und unterstützt das Gewichtsmanagement. Die Doppelwirkung aus Ankurbelung des Stoffwechsels und Verbesserung der Mitochondrienfunktion macht MCT-Öl zu einem starken Verbündeten, um eine optimale Stoffwechselgesundheit zu erreichen. Das mittelkettige Triglycerid zeigt die vielversprechendsten Forschungsergebnisse in Bezug auf diese Vorteile.[10, 11, 12]

Sie können MCT-Öl – am besten in der reinen Form als C8 – als Ergänzungsmittel einnehmen oder in Form von natürlichen Quellen, wie Kokosöl, Schaf- und Ziegenmilchprodukte, in Ihre Ernährung integrieren. Auch Butter und Butterschmalz enthalten Caprylsäure, wenn auch in geringeren Mengen. Diese Lebensmittel bieten eine bequeme und natürliche Möglichkeit, die Aufnahme von mittelkettigen Triglyceriden (MCT), einschließlich Caprylsäure, zu steigern.

Essig und Apfelessig

Zahlreiche Untersuchungen zeigen, dass Apfelessig – auch in Form von Kapseln eingenommen – den Stoffwechsel ankurbelt, den Appetit unterdrückt und die Fettspeicherung reduziert. Er bietet folgende Vorteile:

- **Apfelessig unterstützt den Gewichtsverlust:** Er enthält Essigsäure, die nachweislich den Stoffwechsel ankurbelt, den Heißhunger um bis zu 600 Kalorien pro Tag eindämmt und die Fettspeicherung hemmt. Dies hilft auch Menschen, die Probleme mit der Gewichtsreduktion haben, an Gewicht zu verlieren.
- **Apfelessig verbessert die Verdauung:** Die meisten von uns leiden bis zu einem gewissen Grad an Nährstoffmangel und einer leichten Darmfunktionsstörung. Da Apfelessig so sauer ist, kann er helfen, die Magensäure wiederherzustellen, Sodbrennen zu verhindern, die Proteinverdauung zu unterstützen, die Freisetzung von Galle und Enzymen zu unterstützen und vieles mehr.
- **Apfelessig stabilisiert den Blutzucker:** In zahlreichen Studien wurde gezeigt, dass Apfelessig Blutzuckerspitzen bei Menschen mit normalem Blutzucker, Prädiabetes und sogar Diabetes abschwächt. Er kann auch zur Reduzierung von Blutzuckerspitzen – auch beim Genuss von Lebensmitteln wie Brot – beitragen, die sich manchmal nur schwer vermeiden lassen.

WANN BEWIRKT APFELESSIG EINEN OPTIMALEN GEWICHTSVERLUST

- **Fünfzehn bis zwanzig Minuten vor der nächsten Mahlzeit:** Nehmen Sie 1 Esslöffel mit Wasser verdünnten Apfelessig oder 3 Apfelessigkapseln vor der nächsten Mahlzeit ein, um die Verdauung zu verbessern und den Blutzuckeranstieg zu mildern.
- **Nach dem Essen:** Die Einnahme von Essig oder Apfelessig nach dem Essen kann Wunder bewirken, wenn Sie unter Völlegefühl oder Blähungen leiden oder mehr Kohlenhydrate zu sich genommen haben, als Sie vielleicht beabsichtigten. Dies kann den Glukosespiegel nach der Mahlzeit verbessern. Eine Studie zeigte, dass Apfelessig die Insulinsensitivität nach einer kohlenhydratreichen Mahlzeit um bis zu 34 Prozent verbesserte.[13] Bonuspunkte für Sie, wenn Sie auch einen 15-minütigen Spaziergang machen!
- **Als Allererstes am Morgen:** Dadurch können Sie Heißhungerattacken im Laufe des Tages reduzieren und erfolgreicher fasten.

Eine Studie untersuchte die Auswirkungen von Apfelessig auf die Glukose- und Insulinreaktion und das Sättigungsgefühl nach einer Mahlzeit mit Weißbrot. Zwölf gesunde Freiwillige aßen Weißbrot mit unterschiedlichen Mengen an Essig. Die Ergebnisse zeigten eine signifikante Dosis-Wirkungs-Beziehung: Ein höherer Essigkonsum führte zu niedrigeren Glukose- und Insulinreaktionen und stärkerem Sättigungsgefühl. Die Studie deutet darauf hin, dass Essig die Blutzucker- und Insulinspiegel nach den Mahlzeiten senken und gleichzeitig das Sättigungsgefühl erhöhen kann, was auf potenzielle Vorteile für das Ernährungsmanagement hinweist.[14]

Eine weitere Studie mit dem Titel »*Vinegar Intake Reduces Body Weight, Body Fat Mass, and Serum Triglyceride Levels in Obese Japanese Subjects*« (»Essigaufnahme reduziert das Körpergewicht, die Körperfettmasse und den Triglyceridspiegel im Serum bei übergewichtigen japanischen Probanden«) untersuchte die Auswirkungen von Essig auf Adipositas. In einer 12-wöchigen doppelblinden Studie erhielten adipöse Teilnehmende Getränke mit entweder 0,15 oder 30 Millilitern Essig. Die Ergebnisse zeigten eine signifikante Verringerung des

Körpergewichts, des Wertes auf dem Body Mass Index (BMI), des Viszeralfetts, des Taillenumfangs und der Triglyceridspiegel im Serum in den Essiggruppen im Vergleich zur Placebogruppe. Dies deutet darauf hin, dass der tägliche Konsum von Essig dazu beitragen könnte, das Metabolische Syndrom zu verhindern, indem Adipositas reduziert wird.[15]

Afrikanische Mango

Afrikanische Mango *(Irvingia gabonensis)* kann die Gewichtsabnahme fördern, insbesondere um die Taille und an den Hüften. Eine der wichtigsten Untersuchungen zur afrikanischen Mango im Hinblick auf den Fettabbau beim Menschen ist eine systematische Übersichtsarbeit, die mehrere klinische Studien analysierte. Sie ergab, dass der Extrakt der Afrikanischen Mango das Körpergewicht, den Körperfettanteil und den Taillenumfang über Zeiträume von 4 bis 10 Wochen signifikant reduzierte. In der bemerkenswertesten klinischen Studie erhielten 102 übergewichtige Freiwillige 10 Wochen lang zweimal täglich 150 Milligramm des Extrakts vor den Mahlzeiten. Dies führte zu einem durchschnittlichen Gewichtsverlust von 13 Kilogramm, einer Abnahme des Taillenumfangs um 16 Zentimeter und einer Verbesserung des Cholesterin- und Blutzuckerspiegels.[16, 17]

Eine randomisierte, doppelblinde, placebokontrollierte Studie zur Afrikanischen Mango zeigte eine signifikante Verringerung des Körpergewichts, des Körperfetts und des Taillenumfangs bei übergewichtigen Menschen. Es wurde auch festgestellt, dass die Afrikanische Mango Stoffwechselparameter, wie Gesamtcholesterin, LDL-Cholesterin, Blutzucker, C-reaktives Protein, Adiponektin und Leptin, bei übergewichtigen und adipösen Teilnehmenden verbessert.[18]

L-Carnitin

L-Carnitin, ein natürlich vorkommendes Aminosäurederivat, ist weithin für seinen potenziellen Nutzen für den Fettabbau und die allgemeine Gesundheit bekannt. Es spielt eine entscheidende Rolle bei der Energiegewinnung, indem es langkettige Fettsäuren in die Mitochondrien transportiert, wo sie zur Energieerzeugung oxidiert werden. Dieser Prozess hilft dabei, Körperfett zu reduzieren, die Trainingsleistung zu steigern und die Muskelmasse zu erhöhen. Studien haben gezeigt, dass eine L-Carnitin-Supplementierung den Fettstoffwechsel verbessern kann, insbesondere bei körperlicher Aktivität, was zu einer effektiveren Gewichtsabnahme führt. Darüber hinaus wurde L-Carnitin mit einer besseren Herzgesundheit, weniger Muskelkater und einer besseren Regeneration nach dem Training in Verbindung gebracht.

Eine der umfassendsten Studien zu L-Carnitin für den Fettabbau wurde von Forschenden der National Institutes of Health (NIH), einer Behörde des US-amerikanischen Gesundheitsministeriums, durchgeführt. In dieser 12-wöchigen Studie nahmen die Teilnehmenden zweimal täglich L-Carnitin-Präparate zusammen mit einem kohlenhydratreichen Getränk ein. Außerdem absolvierten sie an vier Tagen in der Woche 30 Minuten lang ein Training mit geringer Intensität wie Gehen oder Joggen. Die Studie ergab, dass diejenigen, die eine L-Carnitin-Supplementierung einnahmen, während des Trainings mehr Kalorien verbrannten, einen erhöhten Muskel-Carnitin-Spiegel aufwiesen und ihr Gewicht hielten, während die Nicht-L-Carnitin-Gruppe an Gewicht zunahm und weniger Kalorien verbrannte. Diese Ergebnisse deuten darauf hin, dass L-Carnitin den Fettstoffwechsel verbessern und die Gewichtsabnahme unterstützen kann, wenn es mit regelmäßiger Bewegung und der richtigen Ernährung kombiniert wird.[19, 20, 21]

Sie können L-Carnitin in Form von Nahrungsergänzungsmitteln und über die Nahrung zu sich nehmen. Die fünf wichtigsten Lebensmittel, die reich an Carnitin sind, sind:

- Rindersteak (56 bis 162 mg pro Portion von etwa 110 Gramm)
- Rinderhackfleisch (65 bis 74 mg pro Portion von etwa 85 Gramm)
- Schweinefleisch (20 bis 30 mg pro Portion von etwa 85 Gramm)
- Vollmilch (8 mg pro Portion von 230 Milliliter)
- Dorsch (3 bis 5 mg pro Portion von etwa 85 Gramm)

Grüntee-Extrakt

Grüntee-Extrakt, der reich an Antioxidantien wie Epigallocatechingallat (EGCG) ist, wurde umfassend auf seine gesundheitlichen und fettabbaufördernden Vorteile untersucht. EGCG hilft, den Stoffwechsel anzukurbeln und die Fettoxidation zu erhöhen, insbesondere während des Trainings. Studien haben gezeigt, dass Grüntee-Extrakt die Thermogenese, also die Produktion von Wärme durch Verbrennung von Kalorien, verbessern kann, was zur Gewichtsabnahme und zur Verbesserung der Körperzusammensetzung beiträgt. Darüber hinaus wurde Grüntee-Extrakt mit vermindertem Appetit und besserer Fettverteilung in Verbindung gebracht, wodurch er die Gewichtskontrolle wirksam ergänzen kann. Aufgrund seines hohen Gehalts an Antioxidantien bietet Grüntee-Extrakt neben der Gewichtsabnahme gesundheitliche Vorteile, darunter eine bessere Herzgesundheit, eine bessere Blutzuckerregulierung und ein verringertes Risiko für bestimmte Krebsarten.

Untersuchungen im *International Journal of Obesity* ergaben, dass Grüntee-Extrakt den Energieverbrauch und die Fettoxidation beim Menschen signifikant erhöht.[22] Die in grünem Tee enthaltenen Catechine haben das Potenzial, Bauchfett zu bekämpfen, insbesondere bei übergewichtigen und adipösen Erwachsenen. Catechine gehören zu den Flavonoiden und damit zur Gruppe der Polyphenole. Diese sekundären Pflanzenstoffe wirken antioxidativ und sind hochgeschätzt, da sie für viele von gesundheitlichem Nutzen sind.

Eine im *Journal of Nutrition* veröffentlichte Studie untersuchte den Einfluss eines Grüntee-Catechin-Getränks auf die Körperzusammensetzung und die Fettverteilung bei übergewichtigen und adipösen Erwachsenen während einer trainingsinduzierten Gewichtsreduktion. Die Teilnehmenden erhielten nach dem Zufallsprinzip 12 Wochen lang ein Getränk mit 625 Milligramm Catechinen und 39 Milligramm Koffein oder ein Kontrollgetränk mit 39 Milligramm Koffein, aber ohne Catechine. Sie wurden gebeten, eine konstante Energiezufuhr aufrechtzuerhalten und ein Training mit moderater Intensität für mindestens 180 Minuten pro Woche zu absolvieren – einschließlich mindestens 3 überwachter Sitzungen pro Woche. Am Ende der 12 Wochen stellten die Forschenden stärkere trainingsinduzierte Veränderungen des Bauchfetts und der Serumtriglyceride bei der Gruppe, die das Grüntee-Catechin-Getränk erhalten hatte, fest.[23]

Forskolin-Extrakt

Der aus der Wurzel der indischen Buntnesselpflanze *(Coleus forskohlii)* gewonnene Forskolin-Extrakt wurde auf seine möglichen Vorteile beim Fettabbau und Gewichtsmanagement untersucht. Forskolin ist dafür bekannt, die Produktion von zyklischem Adenosinmonophosphat (cyclic Adenosine Monophosphate, cAMP) zu stimulieren, einem Molekül, das für die Regulierung des Stoffwechsels und die Energieproduktion entscheidend ist. Durch die Erhöhung des cAMP-Spiegels kann Forskolin sowohl den Abbau gespeicherter Fette verbessern als auch die Fettoxidation fördern.

Wissenschaftliche Untersuchungen zeigen, dass Forskolin dazu beitragen kann, den Körperfettanteil zu reduzieren und die *Lean Body Mass*, das ist die Magermasse des Körpers, zu erhöhen. Damit könnte es eine vielversprechende Nahrungsergänzung zur Verbesserung der Körperzusammensetzung sein.

Eine der bedeutendsten Studien zu diesem Thema wurde an der amerikanischen Baylor University im texanischen Waco durchgeführt und in der Fachzeitschrift *Obesity Research* veröffentlicht. An dieser randomisierten, doppelblinden, placebokontrollierten Studie nahmen 30 übergewichtige und adipöse Männer teil, die 12 Wochen lang zweimal täglich 250 Milligramm eines 10-prozentigen Forskolin-Extrakts erhielten. Es zeigte sich eine signifikante Verringerung des Körperfettanteils und eine Zunahme der Magermasse des Körpers in der Forskolin-Gruppe im Vergleich zur Placebogruppe. Darüber hinaus hatte die Forskolin-Gruppe einen höheren Testosteronspiegel, der möglicherweise zu dem während der Studie beobachteten Fettabbau und Erhalt der Muskelmasse beitrug.[24]

Paradieskörner

Eine der relevantesten Studien zur Wirksamkeit von Paradieskörnern *(Aframomum melegueta)* für den Fettabbau beim Menschen wurde im *Journal of Nutritional Science and Vitaminology* veröffentlicht. An dieser Studie nahmen 19 nicht-adipöse weibliche Freiwillige teil, die vier Wochen lang täglich 30 Milligramm Paradieskörner-Extrakt einnahmen. Die Ergebnisse zeigten eine signifikante Steigerung des Gesamtenergieumsatzes und eine Verringerung des Viszeralfetts, das sich um die Organe anlagert. Die Studie kam zu dem Schluss, dass Paradieskörner-Extrakt eine sichere und wirksame Methode zur Reduzierung von Körperfett sein könnte, vor allem, weil er eine Ansammlung von Viszeralfett verhindert.[25]

Eine weitere doppelblinde, placebokontrollierte Studie mit 70 Männern und Frauen ergab ebenfalls ein beeindruckendes Ergebnis: Die Supplementierung mit Paradieskörnern führte durch die Erhöhung des Energieverbrauchs bei gleichzeitiger Reduzierung des Viszeralfetts zu einem signifikanten Gewichtsverlust.[26]

Eine bedeutende im *British Journal of Nutrition* veröffentlichte Studie legte den Schwerpunkt auf die Auswirkungen von Paradieskörnern auf das braune Fettgewebe und den Energieverbrauch. An dieser Studie nahmen 19 gesunde männliche Freiwillige teil, die einen Paradieskörner-Ethanol-Extrakt einnahmen.

Die Ergebnisse deuten darauf hin, dass der Extrakt den Energieverbrauch durch die Aktivierung des braunen Fettgewebes, das für die Thermogenese und die Kalorienverbrennung verantwortlich ist, erhöhte.[27]

Garcinia Cambogia

Garcinia cambogia, eine tropische Frucht, die auch als Malabar-Tamarinde bekannt ist, hat wegen ihrer möglichen Vorteile bei der Gewichtsabnahme Aufmerksamkeit erregt. Es wird angenommen, dass der Wirkstoff in der Schale der Frucht, Hydroxyzitronensäure (Hydroxycidric Acid, HCA), dazu beiträgt, das Enzym ATP-Citrat-Lyase zu hemmen, das der Körper zur Fettherstellung verwendet. Durch die Blockierung dieses Enzyms soll HCA die Fettspeicherung verhindern, und es soll den Appetit reduzieren, indem es den Serotoninspiegel im Gehirn erhöht, was Heißhunger und emotionales Essen reduzieren könnte. Einige Studien deuten darauf hin, dass Garcinia-Cambogia-Extrakt auch den Fettstoffwechsel verbessern und die Ausdauer erhöhen kann. Daher ist es inzwischen eine beliebte Nahrungsergänzung für das Gewichtsmanagement. Eine Meta-Analyse im *Journal of Obesity* überprüfte mehrere Studien und kam zu dem Schluss, dass Garcinia-Cambogia-Extrakt kurzfristig zum Gewichtsverlust führen kann.[28]

Konjugierte Linolsäure

Konjugierte Linolsäure *(Conjugated Linoleic Acids, CLA)* ist eine mehrfach ungesättigte Fettsäure, die auf ihren möglichen gesundheitlichen Nutzen, insbesondere im Zusammenhang mit Gewichtsverlust und Fettreduktion, untersucht wurde. Es gibt Hinweise darauf, dass CLA zur Reduzierung des Körperfetts beitragen kann, indem sie die Speicherung von Fett hemmt und den Abbau vorhandener Fettspeicher fördert. Darüber hinaus wird angenommen, dass CLA den Energieverbrauch erhöht und die *Lean Body Mass*, die Magermasse des Körpers, verbessert, weshalb sie für Personen, die ihre Körperzusammensetzung verbessern möchten, nützlich sein könnte. In einer vom *Journal of Nutrition* veröffentlichten Studie *führte* eine Supplementierung mit CLA zu einer Verringerung der Körperfettmasse bei übergewichtigen und adipösen Personen.[29] Weitere Studien belegten ebenfalls den Nutzen.[30,31]

Sie können CLA als Nahrungsergänzungsmittel kaufen. Fleisch und Milchprodukte, wie Sahne, Butter, Butterschmalz, Hüttenkäse, Produkte aus Schafsmilch und Käse aus Kuhmilch, enthalten von Natur aus CLA.

Capsaicin

Capsaicin, der Wirkstoff in Chilischoten, ist für seine thermogenen Eigenschaften und seinen möglichen Nutzen beim Fettabbau bekannt. Die Wirkung von Capsaicin beruht auf der Aktivierung des Proteins TRPV1 (Transienter Rezeptor-Potential-Kationenkanal der Unterfamilie V, Subtyp 1), wodurch Wärmeproduktion und Energieverbrauch des Körpers erhöht werden. Diese thermogene Wirkung kann die Fettoxidation verbessern und den Stoffwechsel ankurbeln. Studien haben gezeigt, dass Capsaicin das Bauchfett und das Gesamtkörperfett signifikant reduzieren kann, indem es die Kalorienverbrennung erhöht und den Fettabbau fördert. Darüber hinaus hat sich gezeigt, dass es den Appetit unterdrückt, was zu einer reduzierten Kalorienaufnahme führt und die Bemühungen zur Gewichtsabnahme unterstützt. Eine Studie im *European Journal of Nutrition* hob hervor, dass die Einnahme von Capsaicin die Thermogenese und Fettoxidation erhöht und damit zur Reduzierung des Körperfetts beiträgt.[32]

Melatonin

Die meisten Menschen denken bei Melatonin nur an ein Nahrungsergänzungsmittel für besseren Schlaf, aber die Forschung zeigt, dass die Vorteile dieses Hormons weit über den Schlaf hinausgehen. Tatsächlich spielt Melatonin im Stoffwechsel eine bedeutende Rolle. Wie wir wissen, sind gesunde Mitochondrien für den Fettabbau und die Langlebigkeit entscheidend, und Melatonin ist das stärkste Antioxidans für diese zellulären Kraftpakete. Jede Zelle im Körper, mit Ausnahme der roten Blutkörperchen, enthält Mitochondrien, und diese Mitochondrien produzieren ihr eigenes Melatonin.

Melatonin hat eine einzigartige Eigenschaft: Es gibt keine negative Rückkopplungsschleife. Das bedeutet, dass Sie Melatonin über einen längeren Zeitraum in hohen Dosen einnehmen können und der Körper es trotzdem weiterhin natürlich produziert. Im Gegensatz dazu kann eine Supplementierung bei anderen Hormonen, wie beispielsweise Testosteron, die körpereigene Produktion vermindern.

In seinem Buch *Melatonin: Miracle Molecule* erforscht Dr. John Lieurance die umfangreichen Vorteile von Melatonin, die über seine bekannte Funktion als Schlafmittel hinausgehen.[33] Er geht der Frage nach, wie die starken entzündungshemmenden Eigenschaften von Melatonin dazu beitragen können, chronische Entzündungen – ein Schlüsselfaktor bei vielen Krankheiten –

zu reduzieren. Darüber hinaus fördert Melatonin den Fettabbau, indem es die mitochondriale Funktion verbessert und außerdem die Stoffwechselrate erhöht. Dr. Lieurance hebt auch den Nutzen von Melatonin für die Langlebigkeit hervor, da es die Zellgesundheit schützt und oxidativen Stress reduziert. Sein umfassender Ratgeber beschreibt, wie hoch dosiertes Melatonin von zentraler Bedeutung für eine optimale Gesundheit und die Verlängerung der Lebensspanne sein kann. Dr. John Lieurance – ein guter Freund von mir – hat die folgende Passage über Melatonin speziell für dieses Buch geschrieben:

> Melatonin wird oft nur als Schlafhormon missverstanden, aber es ist in Wirklichkeit das ultimative Resilienzmolekül, das auf zellulärer Ebene Unterstützung bietet, insbesondere in Zeiten von Stress. Während Stress gemeinhin als mentale oder emotionale Belastung wahrgenommen wird, ist die grundlegendste Form von Stress die Entzündung. Melatonin wurde vom derzeitigen medizinischen Establishment weitgehend auf die Rolle eines Schlafmittels beschränkt und seine breiteren Vorteile wurden außer Acht gelassen. Leider führt die Fokussierung auf Medikamente oft dazu, dass wirksame natürliche Alternativen wie Melatonin vernachlässigt werden, die unglaublich wirksam und leicht zugänglich sind.
>
> Ist Melatonin nur zum Schlafen da? Die Wahrheit ist, dass Melatonin in jeder Zelle des Körpers produziert wird. Mit einer 400 Prozent höheren Konzentration im Darm als in anderen Teilen des Körpers unterstützt Melatonin die nützliche Darmflora durch einen Prozess, der als »*Microbiome Swarming*« (»Schwarmbildung nützlicher Bakterien im Mikrobiom«) bezeichnet wird. Melatonin schützt in den Neuronen des Gehirns und den Herzmuskeln diese lebenswichtigen Gewebe vor Schäden. Es spielt eine entscheidende Rolle bei der Aufrechterhaltung einer optimalen zellulären Energieproduktion und stellt sicher, dass die Zellen auch unter Stress effizient arbeiten.
>
> Wenn der zelluläre Stress zu intensiv wird, schalten sich die Mitochondrien – die Energiekraftwerke der Zelle – ab und zwingen die Zelle, Energie durch einen weniger effizienten Prozess, die Fermentation, zu produzieren. Durch Umschaltung, die als

»Warburg-Effekt« bekannt ist, versucht der Körper sich an Stress anzupassen, ein Phänomen, das kürzlich als »Gefährdungsreaktion der Zellen« *(Cell Danger Response, CDR)* beschrieben wurde. Aber wie passt Melatonin in dieses Bild?

Als erstklassiges Antioxidans neutralisiert Melatonin die Nebenprodukte des Sauerstoff-Stoffwechsels und verhindert so die Zellschäden und Zelldegeneration, die zu Störungen und Erkrankungen, wie Infektionen, Toxizität, Arteriosklerose und sogar Alterungsprozessen, führen. Studien haben gezeigt, dass die Verabreichung von Melatonin die Körpersysteme in Zeiten extremen Stresses neu starten kann. Beispielsweise ergaben wissenschaftliche Untersuchungen, dass Melatonin die Überlebensraten gegen einige der tödlichsten Mikroben, die der Menschheit bekannt sind, dramatisch erhöhen kann.[34]

Was ist mit COVID-19? Studien haben gezeigt, dass Melatonin eine wirksame Behandlung bei COVID-19 sein kann, die nicht nur das Sterberisiko, sondern auch die Übertragungsrate um 54 Prozent senkt.[35, 36]

Zusammenfassend lässt sich sagen, dass Melatonin nichts ist, wovor man sich fürchten müsste. Im Gegenteil, es kann ein mächtiger Verbündeter in unserer modernen Welt sein, in der wir ständig unter Stress stehen, was unsere zelluläre Energieproduktion zum Erliegen bringen kann. Ohne eine angemessene Anpassung an einen stressigen Alltag ist es wahrscheinlich, dass Krankheiten folgen. Wenn Sie gesund altern möchten, könnten Sie in Betracht ziehen, Melatonin in Ihre abendliche Routine aufzunehmen, insbesondere nach dem 30. oder 40. Lebensjahr.

Die Studie »Is Melatonin the ›Next Vitamin D‹?« (Ist Melatonin das nächste Vitamin D?) untersucht die zunehmenden Erkenntnisse zu den Funktionen von Melatonin über die Schlafregulation hinaus. Sie hebt die antioxidativen Eigenschaften von Melatonin, seine Rolle für die Immunfunktion und seinen Einfluss auf die Gesundheit der Mitochondrien hervor und vergleicht es mit Vitamin D in Bezug auf seine weitreichenden gesundheitlichen Wirkungen. Die Studie deutet darauf hin, dass Melatonin für die Aufrechterhaltung der allgemeinen Gesundheit genauso wichtig sein könnte wie Vitamin D.[37]

STRATEGIEN FÜR EINEN BESSEREN SCHLAF AB HEUTE

Kühlen Sie Ihr Schlafzimmer: Stellen Sie die Temperatur auf knapp 16 bis 20 Grad Celsius ein. Dies trägt dazu bei, dass Ihre Körperkerntemperatur sinkt, wodurch Ihr Körper das Signal »Schlaf« erhält. Ziehen Sie eine kühlende Matratzenauflage zur Temperaturregelung in Betracht.

Schalten Sie elektronische Geräte ab: Licht und Stimulation durch Bildschirme und Anzeigen verzögern die Melatoninfreisetzung und können die Herzfrequenz erhöhen, wodurch es schwieriger wird, sich zu entspannen.

Verdunkeln Sie Ihr Schlafzimmer: Blockieren Sie alle Lichtquellen, um die Melatoninproduktion zu fördern, die für einen erholsamen Schlaf und die allgemeine Gesundheit unerlässlich ist. Dunkle Vorhänge oder Schlafmasken können sehr hilfreich sein.

Mindestens 3 Stunden vor dem Schlafengehen kein Essen: Wenn Sie mindestens 3 Stunden vor dem Schlafengehen auf Nahrung verzichten, verbessert dies den Schlaf, da sich Ihr Körper dann auf Ruhe und Erholung einstellen kann und nicht auf die Verdauung konzentrieren muss, was einen erholsamen Schlaf beeinträchtigen kann.

Nutzen Sie das »Money Time Sleep Window«: Schlafen Sie zwischen 22:00 Uhr und 2:00 Uhr, um eine maximale Erholung zu erreichen. Dieser Zeitraum entspricht Ihrem zirkadianen Rhythmus, und eine Stunde Schlaf in diesem Zeitfenster entspricht zwei Stunden Schlaf außerhalb dieses Zeitfensters.

Lassen Sie die Morgen- und Abendsonne in Ihre Augen scheinen: Die Morgensonne hilft bei der Regulierung des zirkadianen Rhythmus, indem sie Wachheit signalisiert, während die Abendsonne beim Entspannen hilft; beide unterstützen einen tieferen, erholsameren Schlaf.

2. Wearables im Biohacking zur Verfolgung Ihres Fortschritts

Wir leben in einer erstaunlichen Welt, in der wir über unser Smartphone Zugang zu fast unendlich vielen Informationen haben. Durch die Koppelung externer Messgeräte mit dem Smartphone können wir zudem Einblicke in unsere Körperfunktionen erhalten. Da die Beliebtheit von Biohacking stetig zunimmt, überschwemmen immer mehr Geräte zur Verfolgung unseres Stoffwechselfortschritts den Markt. In diesem Abschnitt skizziere ich die besten Wearables im Biohacking, die Sie beim »30-Tage-Programm zum *Metabolic Reset*« unterstützen könnten. Diese sind nicht zwingend erforderlich, helfen Ihnen aber, schneller Ergebnisse zu erzielen. Wählen Sie gerne dasjenige der folgenden Geräte aus, das Sie am meisten anspricht.

Schlaf-Tracker

Im Hinblick auf die Optimierung der Stoffwechselgesundheit bieten tragbare Schlaf-Tracker wie der Oura-Ring und das WHOOP-Band umfassende Einblicke in die Qualität und Dauer des Schlafes sowie eine detaillierte Analyse der verschiedenen Schlafphasen – Tief-, Leicht- und REM-Schlaf. Beispielsweise überwacht der Oura-Ring verschiedene physiologische Signale, darunter Herzratenvariabilität, Körpertemperatur und Atemfrequenz, und liefert so ein nuanciertes Bild der allgemeinen Schlafgesundheit. In ähnlicher Weise zeichnet sich das WHOOP-Band durch die Überwachung des Schlafs und darüber hinaus der Erholung und der Belastung aus und vermittelt einen ganzheitlichen Überblick darüber, wie sich Alltagstätigkeiten auf die nächtliche Ruhe auswirken.

Die Vorzüge der Schlaf-Tracker gehen über die reine Überwachung des Schlafs hinaus. Durch die Bereitstellung verwertbarer Daten ermöglichen diese Geräte den Nutzern, fundierte Entscheidungen über ihren Lebensstil zu treffen, von der Anpassung der Schlafenszeit bis hin zur Optimierung der körperlichen Aktivität. Die aus diesen Trackern gewonnenen Erkenntnisse können Schlafhygiene, Erholung und sportliche Leistungsfähigkeit verbessern und das allgemeine Wohlbefinden stärken. Darüber hinaus können diese Geräte durch die Hervorhebung von Trends und Abweichungen im Schlafverhalten frühzeitig vor möglichen Gesundheitsproblemen warnen, was ein rechtzeitiges Eingreifen ermöglicht.

Ein guter Schlaf ist für die Stoffwechselgesundheit von entscheidender Bedeutung, da schlechter Schlaf mit Insulinresistenz, Gewichtszunahme und verschiedenen anderen Stoffwechselstörungen einhergeht. Daher kann die Verwendung von Schlaf-Trackern ein entscheidender Faktor für das Erreichen und Aufrechterhalten einer optimalen Stoffwechselgesundheit sein.

Kontinuierliches Glukosemesssystem (CGM)

Dieses revolutionäre System, bestehend aus Sensor und App, unterstützt Sie perfekt beim Management des Stoffwechsels, da Sie damit in Echtzeit den Glukosespiegel verfolgen können. Im Gegensatz zur herkömmlichen Überwachung des Blutzuckers, für die Sie regelmäßig an der Fingerkuppe einen Blutstropfen entnehmen müssen, verfolgt dieses Gerät den Glukosespiegel rund um die Uhr über einen kleinen Sensor, der am Oberarm oder auf der Bauchdecke mithilfe eines Applikators schmerzlos angebracht wird. Dabei wird ein Filament direkt unter die Haut geschoben, das fortlaufend die Glukosewerte in der interstitiellen Flüssigkeit des Unterhautfettgewebes misst und die Werte minutengenau auf ein spezielles Lesegerät oder Ihr Smartphone überträgt. Damit können Sie in Echtzeit verfolgen, wie der Glukosespiegel auf Nahrung, Bewegung, Stress und Schlaf reagiert.

Die Vorzüge eines kontinuierlichen Glukosemesssystems gehen über die reine Bequemlichkeit hinaus: Das Gerät liefert die Daten, die Sie benötigen, um fundierte Entscheidungen zu Ihrem Lebensstil und Ihrer Ernährung zu treffen, hilft bei der Feststellung von Glukosetrends und -mustern und kann die glykämische Kontrolle erheblich verbessern. Darüber hinaus können diese Messsysteme auf gefährliche Höhen und Tiefen der Glukosewerte aufmerksam machen und so potenzielle Gesundheitskrisen verhindern. Sie sind nicht nur für Personen mit Diabetes von unschätzbarem Wert, sondern auch für diejenigen, die ihre allgemeine Stoffwechselgesundheit optimieren und das Auftreten von Stoffwechselkrankheiten verhindern möchten.

3. Biohacking-Equipment zur Linderung von Entzündungen und zum Ausgleich des Nervensystems

Entzündungen und Stress haben verheerende Auswirkungen auf die Stoffwechselgesundheit, daher nutzen einige Biohacking-Geräte Klänge, Visualisierungen und Vibrationen, um den Körper zu beruhigen, Stress abzubauen und zu helfen, tiefere Entspannungszustände zu erreichen. Sie fördern einen besseren Schlaf und verbessern die allgemeine psychische Gesundheit und das Wohlbefinden, indem sie zur Regulation des autonomen Nervensystems beitragen. Dadurch wird Stress abgebaut und ein Gleichgewicht hergestellt zwischen der Aktivität des Sympathicus, des Nervs, der für die Kampf- oder Flucht-Reaktion verantwortlich ist, und der Aktivität des für die Verdauung und Entspannung zuständigen Parasympathicus, dessen Hauptnerv der Vagus ist. Das und noch viel mehr leisten die folgenden Geräte.

BrainTap

Dieses innovative Tool, das Klang- und Lichttherapie kombiniert, soll die psychische Gesundheit und die kognitive Leistungsfähigkeit über die Synchronisation von Hirnwellen verbessern. Über ein Headset werden die Reize an Hör- und Sehbahnen abgegeben und das Gehirn in bestimmte Zustände geführt, die mit tiefer Entspannung, verbesserter Konzentration und besserer kognitiver Funktion einhergehen.

Einer der Hauptvorteile von BrainTap ist seine Fähigkeit, Stress abzubauen. Mithilfe geführter Visualisierung und beruhigender Audiodateien werden Sie in einen Zustand tiefer Entspannung versetzt, der den Stresspegel erheblich senken und das allgemeine psychische Wohlbefinden fördern kann. Darüber hinaus kann BrainTap die Schlafqualität verbessern, indem es hilft, vor dem Schlafengehen einen Zustand der Entspannung zu erreichen, der für einen erholsamen Schlaf unerlässlich ist.

Das Gerät ist auch nützlich zur Verbesserung der kognitiven Leistungsfähigkeit: Die regelmäßige Anwendung kann zu einer besseren Konzentration und geistigen Klarheit führen, was es zu einem wertvollen Werkzeug für Personen macht, die ihre geistige Leistungsfähigkeit optimieren möchten, sei es für die Arbeit, das Studium oder die persönliche Entwicklung. Durch die Integration von BrainTap-Sitzungen in den Alltag können die Nutzer langfristige Vorteile wie reduzierte Angstzustände, bessere emotionale Kontrolle und verbesserte psychische Widerstandsfähigkeit erleben.

Das inHarmony-Meditationskissen

Dieses vielseitige und innovative Hilfsmittel soll die Meditationspraxis durch die Kraft der vibroakustischen Therapie verbessern. Es wurde 2020 auf den Markt gebracht und nutzt Klang- und Musikschwingungen, die den Körper durchdringen und dabei helfen, schneller tiefere und längere meditative

Zustände zu erreichen. Durch die Integration von Vibroakustik schafft das Kissen ein umfassendes Musikerlebnis, das die Meditation angenehmer und nachhaltiger machen kann, die Entspannung fördert und Stress und Ängste schnell abbaut.

Zusätzlich bietet die inHarmony-App die Möglichkeit, mit einer unterstützenden Community in Kontakt zu treten. Angeboten werden beispielsweise von Fachleuten geleitete geführte Meditationen, Chanten, Atemarbeit und Bildungsvorträge in Echtzeit.

Das Kissen besteht aus umweltfreundlichen Materialien, ist komfortabel und tragbar. Sie können es also zu Hause nutzen, aber auch ins Büro oder auf Reisen mitnehmen. Damit ist es eine praktische Wahl für alle, die ihre Achtsamkeitspraktiken verbessern möchten. Vorteile, wie beispielsweise stärkere Konzentration, mehr geistige Klarheit, eine verbesserte Stimmung und eine kürzere Muskelregenerationszeit, wurden beschrieben. Außerdem unterstützt das inHarmony-Meditationskissen eine korrekte Körperhaltung und -ausrichtung, was Sitzproblemen bei langen Meditationen entgegenwirkt.

Apollo Neuro

Das am Handgelenk oder Knöchel zu tragende Apollo Neuro soll die Widerstandsfähigkeit gegen Stress verbessern, indem es sanfte Vibrationen an den Körper abgibt, die das parasympathische Nervensystem stimulieren. Das Gerät nutzt die wissenschaftlich erprobte Vibrotaktile Stimulation (VTS), die zu einer besseren Stressbewältigung, Konzentrationsfähigkeit und Schlafqualität beitragen soll.

Die Vibrationen ahmen natürliche Rhythmen nach, wodurch der Körper von einem Kampf-oder-Flucht-Zustand, der durch die Aktivität des Sympathicus entsteht, in einen vom Parasympathicus gesteuerten Ruhe- und Verdauungszustand versetzt werden soll. Das erzeugt ein Gefühl der Ruhe und des Wohlbefindens.

Studien haben gezeigt, dass die regelmäßige Anwendung von Apollo Neuro zu einer signifikanten Verringerung des Stress- und Angstniveaus, einer verbesserten Herzratenvariabilität und besseren Schlafmustern führen kann, die alle für die Aufrechterhaltung der Stoffwechselgesundheit entscheidend sind. Die tägliche Nutzung von Apollo Neuro soll zu einem besseren Umgang mit Stressreaktionen und damit zu einer besseren allgemeinen Stoffwechselfunktion und mehr Wohlbefinden führen.

4. Meine bevorzugten Biohacks, die Hormesis nutzen

Wir haben bereits besprochen, dass Hormesis eine bewusst ausgelöste Stressreaktion ist, die die Zellen zur Anpassung zwingt. Diese Anpassung führt zu gesünderen Zellen, weniger Entzündungen und mehr Widerstandsfähigkeit. Die Biohacks in diesem Abschnitt nutzen Rotlicht und Nahinfrarotlicht, Wärme- und Kältetherapie sowie elektromagnetische Impulse, um die Hormesis für eine bessere Stoffwechselgesundheit und einen besseren Fettabbau zu stimulieren.

Rotlichttherapie (RLT)

Die Rotlichttherapie ist eine nicht-invasive, wissenschaftlich fundierte Methode zur Verbesserung der Zellfunktion und zur Förderung des allgemeinen Wohlbefindens. Die RLT-Geräte können zur Lichtexposition verwendet werden, um den zirkadianen Rhythmus zu regulieren und um Stoffwechselprozesse anzuregen.

Bei der Rotlichttherapie werden Rot- und Nahinfrarot-Lichtwellen ausgesendet, die durch die Haut eindringen und die Funktion der Mitochondrien – der Kraftwerke unserer Zellen – stimulieren. Diese Verbesserung der mitochondrialen Aktivität beschleunigt die Energieproduktion, hilft bei der Gewebereparatur und reduziert Entzündungen. Alle diese Faktoren sind für eine optimale Stoffwechselfunktion entscheidend. Darüber hinaus hat sich gezeigt, dass die konsequente Anwendung der Rotlichttherapie die Insulinempfindlichkeit verbessert, die Gewichtsabnahme unterstützt und die Muskelregeneration fördert, sodass sie eine unschätzbare Ergänzung jedes Programms zur Verbesserung der Stoffwechselgesundheit ist. Eine tägliche Anwendung der Rotlichttherapie kann als zentrale Strategie zur Bekämpfung von Stoffwechselstörungen und zur Förderung einer langfristigen Vitalität angesehen werden. Die optimale Anwendungsdauer scheint bei zweimal täglich 10 Minuten zu liegen.

Zur Rotlichttherapie gibt es zahlreiche wissenschaftliche Untersuchungen. Beispielsweise wurden viele Forschungsergebnisse über die Auswirkungen der Rot- und Nahinfrarotlichttherapie auf die Hautgesundheit in einer umfassenden Metastudie zusammengeführt. Diese deckte verschiedene Anwendungsmöglichkeiten ab – darunter Wundheilung, Anti-Aging und Behandlung von Hauterkrankungen wie Akne und Psoriasis – und hob die positiven Auswirkungen der Rotlichttherapie auf die Kollagenproduktion, die Reduzierung von Entzündungen und die allgemeine Hautverjüngung hervor.[38]

Eine weitere Studie untersuchte die zellulären und molekularen Mechanismen, auf der die Rotlichttherapie beruht, wobei der Schwerpunkt auf ihren Wirkungen auf die Mitochondrien lag. Diese Studie erklärte, wie die Rotlichttherapie die mitochondriale Funktion verbessern kann, woraus sich eine bessere zelluläre Energieproduktion, verminderter oxidativer Stress und eine bessere Gewebereparatur ergeben. Sie liefert wertvolle Einblicke in die Grundlagen der therapeutischen Wirkung der Rotlichttherapie.[39]

Eine andere Studie untersuchte die Auswirkungen einer Rotlichttherapie auf das Bauchfett bei übergewichtigen Personen. Bei Teilnehmenden, die RLT-Behandlungen erhielten, kam es zu einer signifikanten Verringerung des Taillenumfangs im Vergleich zur Kontrollgruppe. Diese Studie deutet darauf hin, dass die Rotlichttherapie dazu beitragen kann, lokalisierte Fettdepots zu bekämpfen und die Körperkonturierung zu fördern.[40]

In einer randomisierten kontrollierten Studie wurde der Einfluss der Rotlichttherapie auf Körpermaße bei Personen, die eine nicht-invasive Körperkonturierung anstrebten, untersucht. Die Studie zeigte eine signifikante Verringerung des Taillen-, Hüft- und Oberschenkelumfangs bei Teilnehmenden, die mit Rotlichttherapie behandelt wurden, im Vergleich zur Kontrollgruppe. Dies untermauert das Potenzial der Rotlichttherapie zur Reduzierung des Körperfetts und zur Verbesserung der Körperform.[41]

Die Wahl des richtigen Rotlichttherapiegeräts

Es kann schwierig sein, das richtige RLT-Gerät zu finden, aber wenn Sie die wissenschaftlichen Hintergründe zu den Wellenlängen kennen, wird Ihnen die Entscheidung leichter fallen. Hier sind einige Tipps:

- **Legen Sie den Schwerpunkt auf wirksame Wellenlängen:** Untersuchungen zeigen, dass rotes Licht (620 bis 700 nm) und Nahinfrarotlicht (NIR, 780 bis 850 nm) die wirksamsten Wellenlängen für einen therapeutischen Nutzen sind. Rotes Licht zielt hauptsächlich auf die Haut ab, fördert die Kollagenproduktion, reduziert Entzündungen und verbessert den Hautzustand. Nahinfrarotlicht dringt tiefer ein, was möglicherweise die Muskelregeneration verbessert, Schmerzen lindert und die Zellfunktion verbessert.

- **Berücksichtigen Sie Ihre Ziele:** Für die Behandlung von Hautproblemen wie Falten, Akne und Wundheilung sind Geräte mit Rotlichtwellenlängen (630 nm, 660 nm) ideal. Wenn es um eine Schmerzbehandlung, die Verringerung von Entzündungen und die Muskelregeneration geht, sind NIR-Wellenlängen (810 nm, 830 nm, 850 nm) wirksamer, weil sie in tiefere Gewebe eindringen. Geräte, die eine Kombination aus roten und NIR-Wellenlängen bieten, können sowohl für die Haut als auch für tiefere Gewebe ein breiteres Spektrum an Vorteilen bieten.
- **Überprüfen Sie die Gerätespezifikationen:** Achten Sie darauf, dass das Gerät die von ihm emittierten Wellenlängen und die Ausgangsleistung (gemessen in Milliwatt oder mW) deutlich auflistet. Eine höhere Ausgangsleistung bedeutet in der Regel eine tiefere Eindringtiefe und möglicherweise schnellere Ergebnisse.

Zu den Marken, die ich persönlich für Rotlichtgeräte verwende, gehören Bon Charge, SaunaSpace, Joovv und Mito Red Light. Sie können Rotlichtgeräte auch in vielen Wellness-Einrichtungen, Fitnessstudios, Hautkliniken und Chiropraktikerpraxen finden.

Kälteexposition

Dieser therapeutische Ansatz dient der Verbesserung der Stoffwechselgesundheit und besteht darin, den Körper durch Methoden wie Eisbäder, kalte Tauchgänge, Kryotherapie oder kalte Duschen niedrigen Temperaturen auszusetzen. Kryotherapie-Geräte und kalte Tauchbecken finden Sie in Wellness-Einrichtungen, sportmedizinischen Kliniken und Chiropraktikerpraxen.

Der Hauptvorteil der Kältetherapie liegt darin, dass sie die Aktivierung des braunen Fettgewebes stimuliert. Im Gegensatz zu weißem Fettgewebe, das Energie speichert, verbrennt braunes Fettgewebe Kalorien, um Wärme zu erzeugen, und kurbelt damit den Stoffwechsel an. Dieser Prozess der Thermogenese kann Fettabbau und Gewichtsmanagement verbessern und gilt als vielversprechendes Mittel im Kampf gegen die Adipositas-Epidemie.

Braunes Fettgewebe wird am stärksten durch moderate Kälteeinwirkung aktiviert. Eine Studie ergab, dass Menschen mit braunem Fettgewebe mehr Kalorien verbrannten. Dr. Florian W. Kiefer, einer der Autoren der Studie, erklärt: »Diese Daten verbessern unser Verständnis dafür, wie braunes Fettgewebe beim Menschen funktioniert. Wir fanden heraus, dass Personen mit aktivem braunem Fettgewebe 20 Kilokalorien mehr verbrannten als Personen ohne dieses.«[42]

Darüber hinaus löst die Kälteeinwirkung eine signifikante Freisetzung von Adrenalin und Noradrenalin in Gehirn und Körper aus. Diese Neurotransmitter sorgen dafür, dass Sie sich wach und konzentriert fühlen. Kälte führt dazu, dass die Spiegel für einige Zeit erhöht bleiben. Nach der Exposition bleibt das Energie- und Konzentrationsniveau anhaltend erhöht, was Ihnen zu einem produktiveren Tag verhelfen kann.[43, 44]

Außerdem wurden die durch Kälteexposition ausgelösten höheren Noradrenalinspiegel mit verschiedenen potenziellen Vorteilen in Verbindung gebracht, darunter:

- **Bessere Stimmung:** Noradrenalin ist an der Stimmungsregulierung beteiligt und seine Freisetzung kann zu Gefühlen des Wohlbefindens und der Euphorie beitragen.
- **Besserer Stoffwechsel:** Noradrenalin kann die Aktivität des braunen Fettgewebes stimulieren, was den Energieverbrauch erhöhen und möglicherweise bei der Gewichtskontrolle helfen kann.[45]
- **Schmerzlinderung:** Noradrenalin kann absteigende schmerzhemmende Bahnen aktivieren, was zur Schmerzlinderung führt.

Regelmäßige Kältetherapiesitzungen können auch Entzündungen reduzieren, die Muskelregeneration beschleunigen und die allgemeine Immunfunktion verbessern. Untersuchungen unter der Leitung von Dr. Andrew Hubarman und Kollegen zeigen, dass insgesamt 11 Minuten Kälteexposition pro Woche erhebliche gesundheitliche Vorteile bieten können. Dieses Protokoll umfasst kurze Sitzungen von 1 bis 5 Minuten, die über zwei bis vier Tage verteilt sind.

Eine aktuelle Studie legt nahe, dass eine Kälteexposition am Morgen besser ist als später im Laufe des Tages. Die Studie untersucht, welche Auswirkungen sich zu verschiedenen Tageszeiten ergeben und ob diese bei Männern und Frauen unterschiedlich sind. Bei Männern ist die kälteinduzierte Thermogenese am Morgen höher als am Abend. Bei Frauen gibt es keinen Unterschied zwischen morgens und abends, allerdings ist ihr Fettstoffwechsel am Morgen stärker moduliert. Die Studie deutet darauf hin, dass die Aktivität des braunen Fettgewebes am Morgen bei beiden Geschlechtern höher sein kann.[46]

Mehrere Studien ergaben Hinweise, dass ein Abkühlen durch Kälteexposition vor sportlichen Aktivitäten, insbesondere in heißen Umgebungen, die Ausdauerleistung verbessern, die wahrgenommene Anstrengung verringern und möglicherweise die Leistungsfähigkeit steigern kann.[47,48] Ich persönlich halte es für besser, sich vor dem Training und nicht danach der Kälte auszusetzen, da Sport auf natürliche Weise eine gesunde Entzündungsreaktion hervorruft und Kälte nach dem Training die Fähigkeit des Körpers, auf diesen gesunden Stress zu reagieren, beeinträchtigen kann. Aus diesem Grund ist es auch keine gute Idee, nach dem Training Nahrungsergänzungsmittel einzunehmen, die eine entzündungshemmende (antioxidative) Wirkung haben.

Wärmetherapie

Die Wärmetherapie ist eines der wichtigsten Instrumente, um die Stoffwechselgesundheit zu fördern. Sie nutzt die Kraft der Temperaturerhöhung, um verschiedenste Vorteile für die Gesundheit zu erzielen. Indem der Körper durch Methoden wie Saunieren, heiße Bäder oder Infrarottherapie der Hitze ausgesetzt wird, wird ein Zustand der Hyperthermie mit verschiedenen physiologischen Reaktionen ausgelöst. Einer der Hauptvorteile ist eine verbesserte Durchblutung, da sich die Blutgefäße durch Hitze erweitern und dem Gewebe dadurch mehr Sauerstoff und Nährstoffe zugeführt werden. Diese Durchblutungsförderung unterstützt die Regeneration der Muskulatur, reduziert ihre Steifigkeit und lindert Schmerzen, wodurch sie besonders vorteilhaft für Menschen mit chronischen Erkrankungen wie Arthritis ist.[49,50]

Die Wärmetherapie stimuliert die Freisetzung von Hitzeschockproteinen, die eine entscheidende Rolle beim Schutz der Zellen vor Stress und der Förderung der Zellreparatur spielen. Dieser Prozess kann die allgemeine Stoffwechselfunktion und Widerstandsfähigkeit verbessern. Die Wärmetherapie hat auch eine entgiftende Wirkung, da das Schwitzen dazu beiträgt, Giftstoffe aus dem Körper zu entfernen, die Leberfunktion zu unterstützen und die Gesundheit der Haut zu verbessern. Darüber hinaus wurde die regelmäßige Anwendung einer Wärmetherapie mit einer Verbesserung der Herz-Kreislauf-Gesundheit, der Immunfunktion sowie einer Reduzierung von Entzündungen in Verbindung gebracht. Wird die Wärmetherapie in einen ganzheitlichen Ansatz für die Stoffwechselgesundheit einbezogen, kann dies das körperliche und geistige Wohlbefinden umfassend steigern und Langlebigkeit und Vitalität fördern.[51,52,53]

Es hat sich gezeigt, dass ein regelmäßiger Saunabesuch die Herz-Kreislauf-Gesundheit fördert, indem er die Herzfrequenz erhöht und die Durchblutung verbessert, ähnlich wie bei moderater Bewegung. Daraus kann sich ein besseres Blutdruckmanagement, eine bessere Fitness von Herz und Kreislauf sowie ein geringeres Risiko für Herzerkrankungen und Schlaganfälle ergeben. Studien zufolge haben Personen, die zwei- bis dreimal pro Woche in die Sauna gehen, ein um 12 Prozent niedrigeres Schlaganfallrisiko, Personen, die vier- bis siebenmal pro Woche die Sauna benutzen, haben sogar ein bis zu 62 Prozent niedrigeres Schlaganfallrisiko.[54, 55]

Für ein optimales Ergebnis nutzen Sie die Sauna im halbnüchternen Zustand und sorgen Sie vor und nach den Sitzungen für eine ausreichende Flüssigkeitszufuhr. Untersuchungen zeigen, dass etwa 20 Minuten pro Saunasitzung, insgesamt etwa 60 bis 90 Minuten pro Woche, die oben beschriebenen signifikanten gesundheitlichen Vorteile mit sich bringen können. Diese Zeit kann in mehrere Sitzungen unterteilt werden, in der Regel in zwei bis drei pro Woche, die jeweils 15 bis 20 Minuten dauern. Sie können verschiedene Arten von Saunen in Spa- und Wellnesseinrichtungen, Fitnesscentern, Hotels und Resorts sowie Fitnessclubs finden.

Pulsierende Magnetfeldtherapie *(Pulsed Electromagnetic Field, PEMF)*

Matten für die Pulsierende Magnetfeldtherapie, kurz PEMF-Matten, sind im Hinblick auf die Stoffwechselgesundheit dafür anerkannt, dass sie die Zellfunktion verbessern und das allgemeine Wohlbefinden fördern. Bei der nichtinvasiven Pulsierenden Magnetfeldtherapie führen elektromagnetische Felder zur Stimulierung und Verjüngung der Zellen. Die ausgesendeten Impulse dringen tief in den Körper ein, versorgen die Zellen mit Energie und verbessern die Reparaturprozesse der Zellen.

Einer der Hauptvorteile von PEMF-Matten ist die Verbesserung der Durchblutung, die eine bessere Nährstoff- und Sauerstoffzufuhr zum Gewebe ermöglicht, dadurch die Regeneration unterstützt und Entzündungen reduziert. Es hat sich auch gezeigt, dass die PEMF-Therapie durch eine Verbesserung der Mitochondrienfunktion den Zellstoffwechsel verstärkt, was zu einem höheren Energieniveau, einem besseren Schlaf und einer Verringerung von Schmerzen und Muskelsteifigkeit führen kann. PEMF-Matten unterstützen die Knochengesundheit, indem sie Osteoblasten stimulieren, die für die Knochenbildung und -reparatur von entscheidender Bedeutung sind.

5. Kostenlose Biohacks

Einige der besten Biohacks, die uns zur Verfügung stehen, sind völlig kostenlos. Sie sind vielleicht nicht so sexy wie eine Infrarotsauna oder Rotlichttherapiegeräte, aber sie können genauso wirksam sein.

Erdung *(Grounding / Earthing)*

Unter Erdung versteht man den direkten Kontakt des menschlichen Körpers mit der Erde, mit dem Ziel, die natürliche elektrische Ladung der Erde zu nutzen, beispielsweise durch Barfußlaufen, Sitzen auf dem Boden oder die Verwendung von speziellen Erdungsmatten. Der geschmolzene Erdkern trägt zum Energiefeld der Erde bei. Die Erdoberfläche hat eine natürliche negative Ladung, die hauptsächlich durch Blitzeinschläge erzeugt wird. Diese negative Ladung ist reichlich in freien Elektronen vorhanden, die ständig wieder aufgefüllt werden. Wenn wir direkten Kontakt mit der Erde aufnehmen, können diese freien Elektronen in unseren Körper übertragen werden.[56]

Durch unseren modernen Lebensstil mit seiner Fülle an Elektronik und isolierten Oberflächen wird leicht eine positive Ladung in unserem Körper aufgebaut. Diese positive Ladung geht mit freien Radikalen einher, instabilen Molekülen, die Zellen schädigen und zu Entzündungen beitragen können. Es wird angenommen, dass der Einstrom von Elektronen aus der Erde diese freien Radikale neutralisiert und oxidativen Stress und Entzündungen effektiv reduziert. Die Wirkung ist mit der Einnahme eines rezeptfreien Medikaments wie Ibuprofen vergleichbar, jedoch ohne die potenziell schädlichen Nebenwirkungen.[57]

Der verstorbene Dr. Stephen Sinatra war ein Pionier, der das Bewusstsein für die zahlreichen gesundheitlichen Vorteile der Erdung schärfte, insbesondere für ihre Auswirkungen auf die Herz-Kreislauf-Gesundheit. Es hat sich gezeigt, dass Erdung Entzündungen reduziert, die Durchblutung verbessert und das Blut verdünnt, was zu einer Senkung des Risikos für Herzerkrankungen und Schlaganfälle beiträgt.[58]

Nach Ansicht von Befürwortern kann Erdung die Stoffwechselgesundheit verbessern, indem sie freie Radikale neutralisiert und Entzündungen reduziert, die einen entscheidenden Beitrag zu chronischen Krankheiten leisten, wie Herzerkrankungen und Typ-2-Diabetes. Einige Studien deuten darauf hin, dass Erdung zu einem besseren Schlaf, weniger Schmerzen und einer stärkeren

Durchblutung führen kann, Wirkungen, die alle für die Aufrechterhaltung des Stoffwechselgleichgewichts unerlässlich sind.

Nach Schätzungen der Centers for Disease Control and Prevention (CDC), einer Behörde des US-amerikanischen Gesundheitsministeriums in Atlanta vom Mai 2025, leiden 119,9 Millionen Erwachsene in den Vereinigten Staaten, also fast die Hälfte der US-amerikanischen Bevölkerung, an Bluthochdruck, der wiederum ein wesentlicher Risikofaktor für Herz-Kreislauf-Erkrankungen ist. Studien haben ergeben, dass Erdung zu bemerkenswerten Verbesserungen der Hypertonie führen kann, was auf eine mögliche Rolle der Erdung bei der Behandlung und Vorbeugung von Bluthochdruck hindeutet.[59]

Die Erdung fördert auch eine Verschiebung der Aktivität vom Stress auslösenden Sympathikus zum beruhigenden Parasympathikus, wodurch der Stresspegel gesenkt und die Schlafqualität verbessert werden. Darüber hinaus kann die Erdung die Herzratenvariabilität verbessern. Dabei handelt es sich um einen wichtigen Marker für das Gleichgewicht des autonomen Nervensystems und die allgemeine Herzgesundheit.[60]

Je mehr Sie Erdung praktizieren, desto größer sind die Vorteile, die Sie erleben werden. Beginnen Sie mit 15 bis 30 Minuten täglich und genießen Sie die erwähnten wunderbaren Vorteile für die Stoffwechselgesundheit.

Gehen

Der Neurowissenschaftler Shane O'Mara hat umfangreiche Forschungen zu den gesundheitlichen Vorteilen des Gehens durchgeführt sowie darüber, wie diese einfache, alltägliche Aktivität sowohl das körperliche als auch das geistige Wohlbefinden tiefgreifend verbessern und letztendlich die Langlebigkeit fördern kann. Es hat sich gezeigt, dass Gehen, insbesondere in der freien Natur, den Blutdruck senkt, die Herz-Kreislauf-Gesundheit verbessert und das Risiko für chronische Krankheiten, wie Diabetes und Adipositas, verringert.

Regelmäßiges Gehen stimuliert Stoffwechselprozesse, hilft bei der Gewichtskontrolle und verbessert die Fähigkeit des Körpers, die Blutzuckerspiegel zu regulieren – allesamt Faktoren, die für die Aufrechterhaltung der Stoffwechselgesundheit entscheidend sind. O'Maras Ergebnisse unterstreichen, dass selbst mäßiges Gehen zu erheblichen Verbesserungen in diesen Bereichen führen und zu insgesamt besseren Gesundheitsergebnissen beitragen kann.[61]

Eine kürzlich von der European Society of Cardiology, einer internationalen Fachgesellschaft mit Sitz im Wissenschaftspark Sophia Antipolis bei Antibes an der französischen Côte d'Azur, und der amerikanischen University of Massachusetts at Amherst veröffentlichte Studie unterstreicht die erheblichen gesundheitlichen Vorteile des Gehens von 5000 bis 7000 Schritten pro Tag. Diese Metaanalyse, die Daten aus 15 Einzelstudien mit fast 50000 Teilnehmenden berücksichtigte, ergab, dass das Gehen von mindestens 7000 Schritten täglich das Gesamtsterblichkeitsrisiko um 50 bis 70 Prozent gegenüber den Teilnehmenden, die weniger Schritte gehen, senken kann. Diese Verringerung des Sterberisikos zeigte sich durchgängig über verschiedene Altersgruppen und Geschlechter hinweg, was darauf hindeutet, dass die Erhöhung der täglichen Schrittzahl eine universelle Strategie zur Erhöhung der Lebenserwartung ist.[62]

Die Studie unterstreicht ebenfalls, dass selbst eine bescheidene Erhöhung der täglichen Schrittzahl zu erheblichen gesundheitlichen Vorteilen führen kann. Beispielsweise gingen zusätzliche 1000 Schritte pro Tag mit einer 15-prozentigen Verringerung des Gesamtsterblichkeitsrisikos einher. Ähnlich korrelierten zusätzliche 500 Schritte pro Tag mit einer siebenprozentigen Verringerung des Sterberisikos an Herz-Kreislauf-Erkrankungen. Diese Ergebnisse deuten darauf hin, dass nicht das oft genannte Ziel von 10000 Schritten pro Tag erreicht werden muss, damit signifikante gesundheitliche Vorteile erzielt werden. Selbst eine moderate Zunahme der körperlichen Aktivität kann tiefgreifende Auswirkungen auf Gesundheit und Lebenserwartung haben.[63]

Diese Ergebnisse werden durch eine Studie des National Heart, Lung, and Blood Institute (NHLBI, eine Behörde des US-amerikanischen Gesundheitsministeriums) untermauert, an der mehr als 2000 Erwachsene mittleren Alters teilnahmen. Diejenigen, die mindestens 7000 Schritte pro Tag gingen, hatten über einen Zeitraum von 11 Jahren ein signifikant geringeres Sterberisiko. Die Studie ergab auch, dass die Schrittlänge und -geschwindigkeit keinen signifikanten Einfluss auf das Sterberisiko hatte. Dies unterstreicht, dass die Gesamtzahl der Schritte bedeutender ist als das Tempo, mit dem die Schritte ausgeführt werden, und bestärkt die Annahme, dass die Einbeziehung von mehr Schritten in den Tagesablauf, unabhängig von der Geschwindigkeit, ein einfacher, aber effektiver Weg sein kann, um die Gesundheit zu verbessern und die Lebenserwartung zu verlängern.[64]

Der Spaziergang nach einer Mahlzeit

Nachdem ich nun die Vorteile des täglichen Gehens für Gesundheit und Langlebigkeit skizziert habe, möchte ich einen weiteren Biohack beim Gehen an sich vorstellen. Ein Spaziergang nach einer Mahlzeit kann mit einem sanften Anstoßen des Stoffwechsels verglichen werden. Diese einfache Aktivität unterstützt nicht nur die Verdauung, indem sie die reibungslose Passage der Nahrung durch den Magen-Darm-Trakt fördert – wodurch Blähungen und Beschwerden reduziert werden –, sondern spielt auch eine entscheidende Rolle bei der Regulierung des Blutzuckerspiegels.

Indem er die Glukoseaufnahme durch die Muskeln verbessert, verhindert ein Spaziergang nach der Mahlzeit Insulinspitzen und die anschließende Speicherung von Fett, ähnlich wie wenn überschüssige Energie sofort verwendet statt gespeichert wird. Diese verbesserte Blutzuckerkontrolle ist für die Gewichtskontrolle unerlässlich und verringert das Risiko, an Typ-2-Diabetes zu erkranken. Zudem erhöht das Gehen den Gesamtenergieverbrauch und trägt zu einem höheren Kalorienverbrauch im Laufe des Tages bei.

Durch regelmäßige Spaziergänge nach dem Essen können Sie Ihre Stoffwechselgesundheit wirksam fördern und die Gewichtsabnahme unterstützen. So wird ein einfacher Spaziergang zu einer leistungsstarken Methode für eine bessere Gesundheit!

Eine im *European Journal of Nutrition* veröffentlichte Studie untersuchte die Auswirkungen des Gehens nach den Mahlzeiten auf die Glukosereaktion anhand von Mahlzeiten mit unterschiedlichem Kohlenhydratgehalt. Die Studie mit gesunden jungen Freiwilligen ergab, dass ein 30-minütiger flotter Spaziergang nach den Mahlzeiten die Glukosespitzen signifikant reduzierte, unabhängig vom Kohlenhydratgehalt oder der Makronährstoffzusammensetzung der Mahlzeit. Die Ergebnisse deuten darauf hin, dass ein zügiger Spaziergang nach dem Essen eine wirksame Strategie zur Kontrolle des Blutzuckerspiegels und zur Verbesserung der Stoffwechselgesundheit sein könnte.[65]

Die richtige Reihenfolge beim Essen

»Meal Pairing«, »Food Sequencing«, »Meal Sequencing« – all diese modernen Begriffe stehen für ein Konzept, das durch den Verzehr bestimmter Nahrungsmittel in einer bestimmten Reihenfolge die Stoffwechselgesundheit, insbesondere den Blutzuckerspiegel nach dem Essen, optimieren soll. Das Konzept beruht auf der Idee, dass die Reihenfolge, in der bestimmte Nahrungsmittel

konsumiert werden, einen erheblichen Einfluss darauf haben kann, wie der Körper verschiedene Nährstoffe, insbesondere Kohlenhydrate, verarbeitet und wie er auf sie reagiert.

Jessie Inchauspé, Biochemikerin und Gründerin der Social Media Community *Glucose Goddess*, hat maßgeblich zum Verständnis darüber beigetragen, wie die richtige Reihenfolge beim Essen die Stoffwechselgesundheit optimieren, den Fettabbau erleichtern und den Glukosespiegel nach den Mahlzeiten regulieren kann. In ihrem Buch *Der Glukose-Trick. Schluss mit Heißhunger, schlechter Haut und Stimmungstiefs. Wie man der Achterbahn des Blutzuckerspiegels entkommt* (München 2022) beschreibt sie, wie wichtig es ist, Lebensmittel strategisch zu kombinieren, um die für die Regulierung der Insulinsensitivität und der allgemeinen Stoffwechselfunktion entscheidenden Blutzuckerspitzen zu minimieren. Sie spricht sich dafür aus, Ballaststoffe, Proteine und gesunde Fette zu Beginn der Mahlzeiten zu verzehren, um die Glukoseaufnahme zu verlangsamen. Diese Vorgehensweise soll dazu beitragen, einen konstanten Blutzuckerspiegel aufrechtzuerhalten und das Risiko von Stoffwechselstörungen, darunter Diabetes und Adipositas, zu verringern.

Jessie Inchauspés betont in ihrem Buch auch die Auswirkungen der spezifischen Reihenfolge bei der Nahrungsaufnahme auf den Fettabbau. Durch die Verhinderung starker Glukosespitzen reduziert der Körper die Insulinausschüttung, die für die Fettspeicherung von entscheidender Bedeutung ist. Ein niedrigerer Insulinspiegel erleichtert den Abbau von gespeicherten Fetten in freie Fettsäuren, die der Körper dann zur Energiegewinnung verwerten kann – man nennt diesen Prozess »Lipolyse«. So kann die bewusste Kombination von Lebensmitteln dabei helfen, das Wunschgewicht beizubehalten oder abzunehmen. Zudem verdeutlichen Jessie Inchauspés Untersuchungen, wie wichtig die Vermeidung von raffinierten Kohlenhydraten und Zucker ist, die zu erheblichen Glukoseschwankungen und nachfolgenden Insulinspitzen beitragen und die Fettspeicherung fördern.

Die Autorin liefert außerdem praktische Anweisungen für die Kontrolle des Blutzuckerspiegels nach der Mahlzeit. Neben der richtigen Reihenfolge für die Nahrungsaufnahme – zuerst Gemüse, dann protein- und fetthaltige Lebensmittel und zuletzt Kohlenhydrate – empfiehlt sie, vor jeder Mahlzeit etwas Essig zu sich zu nehmen, um die Insulinsensitivität zu verbessern und die Magenentleerung zu verlangsamen. Zudem betont sie den Nutzen körperlicher Aktivitäten nach dem Essen, zum Beispiel das Spazierengehen, um die

Glukoseaufnahme durch die Muskeln zu erleichtern und dadurch den Blutzuckerspiegel zu senken. Diese einfachen Regeln sind für die Aufrechterhaltung der Stoffwechselgesundheit und die Vorbeugung von Langzeitkomplikationen durch chronische Hyperglykämie entscheidend.[66, 67, 68, 69]

Andere Studien unterstützen Jessie Inchauspés Forschungsergebnisse. Eine wichtige Studie ergab beispielsweise, dass der Verzehr von Gemüse und Eiweiß vor Kohlenhydraten zu einer erheblichen Verringerung des Glukosespiegels nach den Mahlzeiten führte. In dieser Studie kam es bei Teilnehmenden, die Kohlenhydrate zuletzt aßen, nach 30 Minuten zu einer 28,6-prozentigen Senkung des Blutzuckerspiegels, nach 60 Minuten zu einer 36,7-prozentigen Senkung und nach 120 Minuten zu einer 16,8-prozentigen Senkung des Blutzuckerspiegels im Vergleich zu den Werten, wenn Kohlenhydrate zuerst gegessen wurden. Die Forschenden beobachteten auch eine 73-prozentige Abnahme der inkrementellen Fläche unter der Kurve für Glukose, was auf eine signifikante Verringerung der Gesamtblutzuckerbelastung im Zeitverlauf hinweist.[70]

Eine andere Studie erbrachte ähnliche Ergebnisse und zeigte, dass der Verzehr von Kohlenhydraten an letzter Stelle nach Eiweiß und Gemüse die Blutzuckerspitzen nach der Mahlzeit effektiv senkt. Diese Vorgehensweise trägt zu einer Verlangsamung der Kohlenhydratverdauung bei, wodurch die Blutzuckerspiegel allmählicher ansteigen. Diese Methode unterstützt nicht nur die Blutzuckerkontrolle, sondern kann auch die Insulinsensitivität und die allgemeine Stoffwechselgesundheit verbessern.[71, 72, 73]

❁

All diese vorgestellten Hilfsmittel bringen Ihren inneren Arzt, also Ihre körpereigene Intelligenz, dazu, für Sie zu arbeiten. Vergessen Sie niemals, dass der Körper in der Lage ist, sich selbst zu heilen. In jeder Zelle steckt der beste Arzt der Welt und wartet nur darauf, Ihren Körper zu reparieren und zu heilen, vorausgesetzt, Sie beseitigen die Krankheitsursachen.

Bis hierhin haben wir bereits viel erarbeitet. Wir haben die häufigsten Krankheitsursachen identifiziert und gelernt, wie wir unsere körpereigene Intelligenz am besten für unsere Gesundheit nutzen. Sind Sie jetzt bereit, all diese Informationen in die Tat umzusetzen? Dann wollen wir mit Ihrem »30-Tage-Programm zum *Metabolic Reset*« beginnen!

KAPITEL 12

DAS 30-TAGE-PROGRAMM ZUM METABOLIC RESET

Willkommen zum »30-Tage-Programm zum *Metabolic Reset*«! Es wird Ihnen helfen, wieder einen gesunden Stoffwechsel herzustellen, indem Sie die Prinzipien anwenden, die Sie in diesem Buch gelernt haben. Mit diesem Programm möchte ich Ihnen ein leicht verständliches Protokoll an die Hand geben, das die körpereigene Intelligenz Ihrer Zellen nutzt, indem es uralte Heilpraktiken und die neuesten wissenschaftlichen Erkenntnisse verwendet. Es hat bei Tausenden von Menschen auf der ganzen Welt funktioniert – und es wird auch Ihnen helfen!

Wie Sie sich vielleicht erinnern, ist das Überleben die oberste Priorität Ihrer körpereigenen Intelligenz. Die erzwungene Anpassung führt zu einer Optimierung der Hormone und schnelleren Ergebnissen. Die Hormonanpassung ist der Prozess, bei dem der Körper den Hormonspiegel als Reaktion auf äußere Stressfaktoren, wie Bewegung, Ernährungsumstellung, Fasten oder Temperaturänderungen, anpasst, um das Gleichgewicht zu erhalten und das Überleben zu sichern.

Sie erreichen dies während Ihres *Metabolic Reset*, indem Sie jede Woche einen neuen Zeitplan befolgen, mit dem weiterhin hormonelle Veränderungen erzwungen werden. Das »30-Tage-Programm zum *Metabolic Reset*« funktioniert sowohl für Neulinge, die noch nie ketogene Ernährung oder Fasten praktiziert haben, als auch für Personen, die seit Jahren damit vertraut sind. Ihr Stoffwechsel wird flexibel genug werden, um zwischen

Zucker- und Fettverbrennung zu wechseln. Ich habe auch eine Version für Fortgeschrittene entwickelt, die bereits seit einer Weile eine ketogene Diät und das Fasten praktizieren und sich einen anspruchsvolleren Reset wünschen. Bevor Sie jedoch mit dem 30-Tage-Programm beginnen, beachten Sie, dass Sie immer zuerst mit Ihrer Ärztin oder Ihrem Arzt sprechen sollten. Informieren Sie sie oder ihn, was Sie planen und wie Ihr neuer gesunder Lebensstil aussehen soll!

Als ehemaliger Personal Trainer weiß ich, wie wichtig es ist, Sie dazu zu bringen, Ihre Komfortzone zu verlassen, ohne Sie zu drängen, dabei zu weit zu gehen. Deshalb habe ich den *Metabolic Reset* so konzipiert, dass Sie gerade so weit aus Ihrer Komfortzone hinaus gehen müssen, dass Heilung entstehen kann, aber nicht so weit, dass Sie sich elend und eingeschränkt fühlen. Ich möchte Sie mit einem Zitat des Schriftstellers Joseph Campbell ermutigen, der sagte: »Die Höhle, die Sie zu betreten fürchten, enthält den Schatz, den Sie suchen.«

Einer der Hauptgründe, warum Menschen ihre Ziele nicht erreichen, liegt darin, dass sie nicht mit Hindernissen rechnen, die aber höchstwahrscheinlich auftauchen werden. Es ist in Ordnung, auf dem Weg zum Erfolg auf Hindernisse zu stoßen – der Weg zum Ziel verläuft selten geradlinig. Wir werden hormetische Stressoren einsetzen, um Fettverbrennung und eine tiefgreifende Heilung zu erreichen, und manchmal kann dies schwierig sein. Ihr Darmmikrobiom wird sich verändern, Ihr Geschmackssinn wird sich verändern, und Sie werden vor dem Kühlschrank stehen, bevor Sie sich bewusst werden, was Sie gerade tun – aber Sie werden sich selbst stoppen und auf Kurs bleiben. Die Wahrheit ist, dass es sehr schwer werden könnte. Akzeptieren Sie das, Sie werden es schaffen!

Price Pritchett betont in seinem Buch *You² (Du auch)* das Konzept der Quantensprünge in der persönlichen Leistung.[1] Er veranschaulicht dies, indem er persönliches Wachstum mit dem Kurs von Raketen vergleicht – sie korrigieren ihren Weg zum Mond und passen ihre Flugbahn ständig an, um auf Kurs zu bleiben und ihr Ziel zu erreichen. Diese Analogie unterstreicht, wie wichtig kontinuierliche, kleine Anpassungen und Beharrlichkeit sind, um bedeutende Durchbrüche und Ziele zu erreichen. Ich sage meiner Community immer, dass es nie um den Rückschlag geht, sondern darum, weiterzukommen. Dieses Buch wird Ihnen helfen, Ihren Kurs zu korrigieren, bis Sie Erfolg haben.

Für wen ist dieser Reset gedacht?

Das »30-Tage Programm zum *Metabolic Reset*« ist für alle! Es ist ein unglaublich effektiver Weg, den Erwachsene jeden Alters beschreiten können, um ihren Stoffwechsel neu auszurichten und zu steuern. Dieser Reset bringt zahlreiche gesundheitliche Vorteile mit sich. Hier folgt jedoch eine Liste von Symptomen und Erkrankungen, bei denen er besonders hilfreich ist:

- Insulinresistenz
- Polyzystisches Ovarialsyndrom *(Polycystic Ovary Syndrome, PCOS)*
- Stagnation beim Abnehmen
- Diabetes
- Prädiabetes
- Herz-Kreislauf-Erkrankungen
- Autoimmunerkrankungen
- Brain Fog (»Gehirnnebel«)
- Gedächtnisprobleme
- Angstzustände und Depressionen
- Leaky-Gut-Syndrom
- Störungen des Darmmikrobioms nach der Einnahme von Antibiotika
- Entgiftung von der Empfängnisverhütung
- hormonelle Krebserkrankungen
- Symptome der Menopause
- Energiemangel
- Herausforderungen bei Unfruchtbarkeit
- mangelnde Motivation
- beschleunigte Alterung
- Erkrankungen der Schilddrüse

Der Nutzen, den eine Community mit sich bringt

Es gibt ein Sprichwort: »Wenn du schnell gehen willst, geh allein. Wenn du weit gehen willst, geh mit anderen.« Die *Harvard Study of Adult Development,* eine der längsten und umfassendsten Längsschnittstudien, die jemals durchgeführt wurden, bestätigt die tiefgreifenden Vorteile positiver Beziehungen für Gesundheit und Glück.[2] Diese fortlaufende Forschungsstudie begann im Jahr 1938 und begleitete 724 Teilnehmer mit unterschiedlichem Hintergrund über Jahrzehnte. Die Ergebnisse sind eindeutig: Diejenigen, die enge, unterstützende Beziehungen zu Familie, Freunden und ihrer Gemeinschaft unterhielten, hatten eine bessere körperliche Gesundheit, ein längeres Leben und ein höheres Maß an Glück und Lebenszufriedenheit. Starke soziale Bindungen brachten auch erhebliche Vorteile für die psychische Gesundheit mit sich, da sie als Puffer gegen Stress und Depressionen wirkten und zum allgemeinen Wohlbefinden beitrugen. Diese Studie unterstreicht, wie wichtig es ist, für ein langes, glückliches und gesundes Leben positive Beziehungen zu pflegen.

Der Mensch ist von Natur aus ein soziales Wesen, das in einer Gemeinschaft gedeiht, die uns ein Gefühl von Identität, Sinn und Sicherheit vermittelt. Soziale Bindungen steigern das emotionale Wohlbefinden, fördern die Zusammenarbeit und schaffen ein Unterstützungsnetzwerk, das uns hilft, die Herausforderungen des Lebens zu meistern. Im Wesentlichen ist unser Bedürfnis nach sozialer Interaktion und Zugehörigkeit tief verwurzelt und unterstreicht die grundlegende Rolle der Gemeinschaft im menschlichen Leben.

Es gibt viele Möglichkeiten, wie Sie eine Gemeinschaft um sich herum aufbauen können. Bitten Sie eine Freundin, einen Freund oder ein Familienmitglied, sich Ihnen in diesen 30 Tagen anzuschließen, gründen Sie einen Lesekreis oder werden Sie Mitglied meiner Online Community unter www.benazadi.com. Sie sind nicht allein – es gibt viele Menschen da draußen, die wie Sie ein *Metabolic Reset* haben wollen!

Fettanpassung: der erste Schritt zum *Metabolic Reset*

Wie bereits zu Beginn des Buches erwähnt, verbrennen etwa 93 Prozent der Erwachsenen in den Vereinigten Staaten Zucker anstelle von Fett. Der erste Schritt zum *Metabolic Reset* besteht darin, dass Ihr Stoffwechsel lernt, Fett anstelle von Zucker zu verbrennen – auch gespeichertes Fett.

Ich habe über 5000 Personen durch mein Online-Programm der *Keto Kamp Academy* geleitet und ihnen geholfen, innerhalb von sieben Tagen Fett statt Zucker zu verbrennen – ohne Symptome! Es gibt vier einfache Wege, diesen ersten Schritt zu erreichen: Vermeiden Sie bestimmte Lebensmittel, befolgen

Sie die 2/2/2-Regel (siehe S. 228), trinken Sie einen Keto-Cocktail und vermeiden Sie Snacks zwischen den Mahlzeiten. Schauen wir uns jeden dieser Schritte im Detail an.

1. Vermeiden Sie bestimmte Lebensmittel

Zwei entscheidende Faktoren hindern den Stoffwechsel daran, gespeichertes Fett zu verbrennen: das Hormon Insulin und die Entzündung der Zellmembran. Die Vermeidung von Lebensmitteln, die Glukose und Insulin in die Höhe treiben, sowie von Lebensmitteln, die eine Entzündung der Zellmembran verursachen, hilft, schnell in den Fettverbrennungsmodus zu wechseln und einen erfolgreichen 30-Tage-Stoffwechselreset zu gewährleisten.

Raffinierter Zucker, raffiniertes Mehl und die meisten Kohlenhydrate

Die erste Kategorie von Lebensmitteln, die Sie vermeiden sollten, sind solche, die einen hohen Glykämischen Index haben und Ihren Blutzuckerspiegel nach dem Verzehr erhöhen. Bei einem Anstieg des Blutzuckerspiegels nach dem Essen wird der Bauchspeicheldrüse signalisiert, Insulin zu produzieren, um den überschüssigen Blutzucker in die Zellen zu transportieren. Sie verbrennen dann Zucker, nicht Fett. Um innerhalb der ersten sieben Tage des Programms in die Ketose zu kommen, sollten Sie die folgenden Lebensmittel vermeiden:

- Weißbrot
- Kuchen und süßes Gebäck
- zuckerhaltige Frühstückscerealien
- Kekse
- Süßigkeiten
- gesüßte Getränke
- Nudeln
- Pizza
- Knabbereien wie Cracker oder Chips
- Eiscreme und Sorbets

Wenn der Stoffwechsel dazu gebracht werden soll, gespeichertes Körperfett zu verbrennen und Ketonkörper als Brennstoffquelle zu verwenden, müssen auch die Gesamtkohlenhydrate berücksichtigt werden. Der durchschnittliche Amerikaner nimmt 250 Gramm Kohlenhydrate pro Tag zu sich; die meisten

Menschen müssen ihre Gesamtkohlenhydrate auf unter 50 Gramm pro Tag reduzieren, um eine fettverbrennende Ketose zu erreichen.

Ich empfehle nicht, die Gesamtkohlenhydrate gleich zu Beginn des *Metabolic Reset* stark zu reduzieren, da dies zu unangenehmen Symptomen führen kann, wie Müdigkeit, weicher Stuhl und Kopfschmerzen. Eine allmähliche Reduzierung der Gesamtkohlenhydrate funktioniert dagegen sehr gut. Auf Seite 232 finden Sie eine Liste gesunder Kohlenhydrate. Obst ist teilweise erlaubt, aber dies hängt von der Sorte und der verzehrten Menge ab. Zu den besten ketosefreundlichen Optionen gehören Blaubeeren, Himbeeren, Kokosnuss, Avocado, Kürbis, Zucchini und Oliven.

Hier ist ein Beispiel für eine solche Reduzierung der Kohlenhydratmenge in den ersten sieben Tagen, basierend auf einer Person, die vor Beginn des Resets 250 Gramm Gesamtkohlenhydrate pro Tag zu sich nahm. Bitte passen Sie Ihre Mengen entsprechend an.

- Tag 1: 200 Gramm Gesamtkohlenhydrate
- Tag 2: 150 Gramm Gesamtkohlenhydrate
- Tag 3: 100 Gramm Gesamtkohlenhydrate
- Tag 4: 75 Gramm Gesamtkohlenhydrate
- Tag 5: 50 Gramm Gesamtkohlenhydrate oder weniger

Sobald Sie einige Tage lang nur 50 Gramm Gesamtkohlenhydrate oder weniger konsumiert haben, stellt der Stoffwechsel auf die fettverbrennende Ketose um. Es gibt mehrere kostenlose Apps, um Ihren Fortschritt zu protokollieren. Tragen Sie dort Ihre Mahlzeiten ein und berechnen Sie Ihre Gesamtkohlenhydrate. Zu meinen Favoriten zählen die Apps Cronometer – auf Deutsch unter dem Namen Kalorien Zähler: Cronometer – und MyFitnessPal.

Entzündungsfördernde Öle

Sie sollten auch entzündungsfördernde Öle vermeiden, da sie zu Zellentzündungen und Insulinresistenz führen. Diese Öle erschweren das Fasten und blockieren die Fettverbrennung, daher empfehle ich Ihnen dringend, sie zu entsorgen und durch die gesünderen Optionen zu ersetzen, die ich Ihnen im nächsten Schritt vorstellen werde.

Hier ist eine Liste von Ölen und Fetten, deren raffinierte Varianten – also die nicht kaltgepressten und solche aus Nicht-Bio-Produktion – Sie vermeiden sollten:

- Rapsöl einschließlich Canola-Öl (eine Raps-Varietät)
- Maiskeimöl
- Baumwollsamenöl
- teilgehärtete Fette
- Pflanzenöl
- Sonnenblumenöl
- Färberdistelöl
- Sojaöl
- Reisöl
- Traubenkernöl
- Erdnussöl

Chemikalien

Die dritte Gruppe von Lebensmitteln, die zu vermeiden sind, sind solche, die voller chemischer Substanzen stecken. Dies sind die in Kapitel 7 erwähnten schädlichen Inhaltsstoffe, die zu einer Insulinresistenz führen und eine Fettanpassung erschweren. Diese Inhaltsstoffe verursachen auch Zellentzündungen und werden als Obesogene und Diabetogene bezeichnet.

Zu den häufigsten synthetischen Inhaltsstoffen gehören:

- künstliche Süßstoffe (z. B. Aspartam, Saccharin, Sucralose)
- High Fructose Corn Syrup (HFCS)
- Glukose-Fruktose-Sirup und Fruktose-Glukose-Sirup
- künstliche Farbstoffe (z. B. Allurarot AC [E 129, Red 40], Tartrazin [E 102, Yellow 5], Brillantblau FCF [E 133, Blue 1])
- Mononatriumglutamat
- Natriumnitrit und Natriumnitrat
- Transfette (teilgehärtete Fette)
- Konservierungsstoffe (z. B. BHA, BHT, TBHQ)
- künstliche Aromen
- Kaliumbromat
- Propylenglykol

2. Die 2/2/2-Regel und wie Sie sie befolgen

Der beste Weg, um Heißhungerattacken zu vermeiden, den Blutzucker zu stabilisieren und sanft in den Fettverbrennungsmodus überzugehen, ist das Befolgen der sogenannten 2/2/2-Regel in den ersten sieben Tagen des 30-Tage-Resets, und das geht so: Sie verwenden die folgenden guten Fette, und messen die tägliche Verzehrmenge mit einem Esslöffel ab:

- 2 Esslöffel Butter aus Weidemilch oder Butterschmalz aus Weidemilch oder Rindertalg oder Entenfett

plus

- 2 Esslöffel Kokosöl oder MCT-Öl

plus

- 2 Esslöffel Olivenöl oder Avocadoöl

Sie nehmen nicht all diese gesunden Fette in einer einzigen Mahlzeit zu sich, sondern verteilen sie über die drei Mahlzeiten an einem Tag. Sie können diese Fette zum Garen, für Salatdressings oder Dips verwenden. Wenn Sie das Gefühl haben, dass diese Fettmenge für einen Tag zu groß ist, können Sie einen Esslöffel von jedem Fett anstelle von zwei essen.

Dieser zweite Schritt sollte zusammen mit dem ersten Schritt – der Vermeidung ungesunder Lebensmittel – umgesetzt werden. Das Ziel ist dabei, Ihren Stoffwechsel, der lange Zeit auf Zucker als Hauptbrennstoff angewiesen war, mit der Verbrennung von Fettsäuren anstelle von Zucker vertraut zu machen. Wenn Sie damit beginnen, Kohlenhydrate zu reduzieren und entzündungsfördernde Lebensmittel zu eliminieren, kann Ihr Körper Anzeichen von Stress zeigen. Um den Stoffwechsel zu stabilisieren und die Energie aufrechtzuerhalten, müssen Sie eine neue, zuverlässige Kraftstoffquelle einführen: gesunde, entzündungshemmende Fette. Diese Fette wirken wie ein frischer Wind in Ihren Segeln und versorgen Ihren Stoffwechsel mit der Energie, die er braucht. Indem Sie Ihren Körper mit diesen nützlichen Fetten versorgen, sorgen Sie für einen reibungslosen Übergang von der Zucker- zur Fettverbrennung, und Sie werden die Ernährungsumstellung mit Leichtigkeit bewältigen.

Ergänzen Sie diese gesunden Fette mit folgenden gesunden Proteinen:

- Rindfleisch aus Weidehaltung
- Schweinefleisch
- Lammfleisch
- Eier
- Bisonfleisch
- Truthahn
- Hühnerfleisch
- Wurstwaren wie Salami und luftgetrockneter Schinken (nitratfrei)
- Rotwild (Reh oder Hirsch)
- Sardinen aus Wildfang
- Lachs aus Wildfang

Natürlich möchten Sie weiterhin Gemüse konsumieren, um all seine erstaunlichen gesundheitlichen Vorteile zu nutzen. Hier ist eine Liste der besten ketosefreundlichen Gemüsesorten:

- Brokkoli
- Rosenkohl
- Rucola
- Spargel
- Weißkraut
- Pilze
- Kopfsalat
- Gurken
- Artischocken
- Radieschen
- Sellerie

Was die Portionsgrößen betrifft, ist hier die gute Nachricht: Sie müssen sich darüber keine Gedanken machen oder gar Kalorien zählen. Konzentrieren Sie sich stattdessen darauf, zu essen, bis Sie satt sind. Der Körper verfügt über Sättigungsmechanismen, und das Ziel ist, dass Sie sich zufrieden fühlen und nicht eingeschränkt. Wenn Sie so lange essen, bis Sie satt sind, beugen Sie Heißhungerattacken zwischen den Mahlzeiten vor.

3. Trinken Sie einen Keto-Cocktail

Kohlenhydrate werden im Körper mit Wasser gespeichert, sodass Ihr Körper, wenn Sie Ihre Kohlenhydrataufnahme reduzieren, zunächst überschüssiges Wasser abgibt, was Ihnen schnell ein »schlankeres« Aussehen verleiht. Die Reduzierung der Kohlenhydrate vermindert außerdem die Insulinfreisetzung, wodurch die Nieren mehr Natrium ausscheiden, was das Gleichgewicht der essenziellen Elektrolyte Natrium, Kalium und Magnesium stört. Diese Elektrolyte sind für die Hydratation, die Energieproduktion und die allgemeine Zellfunktion entscheidend.

Wenn Sie weniger Kohlenhydrate zu sich nehmen, können Elektrolytungleichgewichte zu den Symptomen einer »Keto-Grippe« führen: Kopfschmerzen und Abgeschlagenheit. Die Sicherstellung der richtigen Flüssigkeitszufuhr und Elektrolytaufnahme ist also unerlässlich, weshalb ich den Keto-Kamp-Cocktail kreiert habe. Trinken Sie diesen mindestens sieben Tage lang jeden Morgen.

KETO-COCKTAIL

470 Milliliter Quellwasser
2 Esslöffel Apfelessig
2 Teelöffel Weinstein (für zusätzliches Kalium)
1 Prise hochwertiges Salz

Alle Zutaten in einem Glas vermischen und trinken.

4. Vermeiden Sie Snacks zwischen den Mahlzeiten

Jedes Mal, wenn Sie einen Snack zu sich nehmen, erhöhen Sie das Insulin und starten den Verdauungsprozess. Dies blockiert die Fettverbrennung und zieht Energie von Ihren täglichen Aktivitäten ab, um sie stattdessen in Verdauungsaktivitäten zu stecken. Es ist viel schwieriger, dem Stoffwechsel beizubringen, dass er Fett anstelle von Zucker verbrennen soll, wenn Sie immer wieder zwischendurch etwas essen und dadurch ständig veranlassen, dass der Körper Insulin produziert.

In den ersten sieben Tagen Ihres 30-Tage-Resets sollten Sie drei Mahlzeiten pro Tag zu sich nehmen, ohne zwischendurch zu naschen. Ihr Zeitplan kann zum Beispiel so aussehen: Frühstück um 8 Uhr, Mittagessen um 12 Uhr und Abendessen um 19 Uhr. Dadurch kann das Insulin zwischen den Mahlzeiten und über Nacht während des Schlafs absinken. Wenn Sie bereits Intervallfasten praktizieren, dann fahren Sie mit Ihrem bevorzugten Fastenplan für diese ersten sieben Tage fort.

Stoffwechselflexibilität: die »Flex-Tage«

Flex-Tage sind ein fester Bestandteil des »30-Tage-Programms zum *Metabolic Reset*«. An diesen Tagen verlassen Sie absichtlich die fettverbrennende Ketose, um Zucker zu verbrennen. Dadurch lässt sich sehr gut eine Flexibilität des Stoffwechsels erreichen, der dann nach den Erfordernissen leicht zwischen Fett- und Kohlenhydratverbrennung wechseln kann. Das unterstützt das 30-Tage-Programm, in dessen Verlauf Sie ohnehin mehr Flexibilität erreichen werden.

Die meisten Menschen haben einen unflexiblen Stoffwechsel, weil ihr Körper beim Verbrennen von Zucker »feststeckt«. Es gibt jedoch auch eine Gruppe mit dem gegenteiligen Problem, die bei der Fettverbrennung »feststeckt«, was ebenfalls zu einer Inflexibilität des Stoffwechsels führt – der Stoffwechsel kann sich nicht mehr gut an die bereitgestellte Nahrung anpassen. Ein einseitig auf Zucker- oder Fettverbrennung trainierter Stoffwechsel ist der Gesundheit jedoch nicht förderlich. Ziel ist es daher, effizient zwischen beiden Brennstoffquellen – Zucker und Fett – zu wechseln. Wenn Sie diese Flexibilität erreicht haben, ist das eine Art Feinabstimmung Ihres Stoffwechsels, die auch hilft, eine Stagnation beim Abnehmen zu verhindern oder zu überwinden.

Flex-Tage – man könnte sie auch »Festtage« nennen – bieten sich für gesellschaftliche Ereignisse an, beispielsweise am Wochenende. An diesen Tagen werden Sie keine ketosefreundlichen Lebensmittel essen und nicht fasten. Stattdessen nehmen Sie an diesen Tagen Mahlzeiten mit einem Gesamtkohlenhydratgehalt von 150 Gramm zu sich. Diese Kohlenhydrate müssen jedoch immer noch gesund sein, also kein Kuchen, keine Chips oder Kekse, keine Pizza und auch keine Eiscreme – beachten Sie die Liste der zu vermeidenden Lebensmittel auf Seite 225.

Es ist wichtig, dass Sie die Gesamtfettmengen reduzieren, wenn Sie die Gesamtkohlenhydrate erhöhen, da ein höherer Kohlenhydrat- und höherer Fettgehalt zur selben Zeit für den Stoffwechsel nicht gesund sind. Die Gesamtfette sollten an jedem Flex-Tag unter 50 Gramm liegen.

Hier ist eine Liste gesunder Kohlenhydrate, die Sie an Ihren Flex-Tagen verzehren können:

- Weintrauben
- Guave
- Brombeeren
- Mango
- Kokosnuss
- Melonen
- Cranberrys
- Papaya
- Passionsfrucht
- Kochbanane
- Himbeeren
- Wassermelone
- Blaubeeren
- Ananas
- Erdbeeren
- Mandarine
- Grapefruit
- Granatapfel
- Apfel
- Aprikose
- Kirschen
- Feigen
- Kiwis
- Litschi
- Nektarine
- Orange
- Pfirsich
- Birnen
- Pflaumen
- Bananen
- Datteln
- Pfeilwurzel
- resistente Stärke
- Kürbis
- Kochbananenmehl
- Butternutkürbis
- schwarzer Reis
- Süßkartoffel
- Wildreis
- Yamswurzel
- Naturreis
- Karotten
- Artischocken
- weißer Reis
- Zucchini
- Maniok
- Winterkürbis
- Taro
- grüne Bohnen
- Tapioka

Tipps für einen erfolgreichen *Metabolic Reset*

Wie ich in Kapitel 10 erläutert habe, entscheidet die Einstellung der Menschen in Ihrem Umfeld über Ihren Erfolg. Es ist also eine gute Idee, sich zu Hause und auf der Arbeit ein Bild davon zu machen, wer Ihre Bemühungen unterstützt und wer nicht. Entfernen Sie aus Ihren Vorräten alle Lebensmittel, die Sie in Versuchung führen könnten. Ich zum Beispiel liebe Popcorn. Ich könnte den ganzen Tag Popcorn futtern. Aber Popcorn hat einen hohen Glykämischen Index, sodass sein Verzehr der Fettverbrennung nicht förderlich ist. Ich musste Popcorn und andere meiner Favoriten aus meiner Küche entfernen, denn wenn ich wüsste, dass sie da sind, würde ich sie am Ende essen. Es war nicht sicher, sie im Haus zu haben. Identifizieren Sie also alle Lebensmittel, die nicht in Ihren neuen Ernährungsplan passen, und entfernen Sie sie aus Wohnung und Büro.

Prüfen Sie dann Ihr Beziehungsumfeld. Ihre Familienmitglieder, Ihre Freundinnen und Freunde sowie Kolleginnen und Kollegen werden Sie entweder unterstützen oder versuchen, Sie von Ihrem Vorhaben abzuhalten – denken Sie an die Krabben im Korb, die jede, die zu entkommen versucht, wieder nach unten ziehen (siehe S. 186). Machen Sie folgende schnelle Übung: Nehmen Sie ein leeres Blatt Papier, ziehen Sie eine senkrechte Linie durch die Mitte und dann eine waagerechte Linie oben. Schreiben Sie oben links das Wort »Energieräuber« und oben rechts das Wort »Energiegeber« hin. Denken Sie dann an die Personen in Ihrem Umfeld: Wer gibt Energie und wer nimmt sie? Schreiben Sie den Namen bitte in die jeweilige Kategorie.

Woher wissen Sie, ob jemand Ihnen Energie raubt oder Ihnen Energie gibt? Nun, wenn Sie sich mit dieser Person unterhalten, fühlen Sie sich danach erschöpft? Ist sie ein Neinsager? Wenn ja, gehört diese Person in die Kategorie »Energieräuber«. Wenn Sie sich jedoch nach dem Gespräch mit einer Person gestärkt und energiegeladen fühlen und diese Person Ihre Ziele unterstützt, ordnen Sie sie in die Kategorie »Energiegeber« ein. Führen Sie diesen Schritt für jeden Menschen in Ihrem Leben durch.

Nachdem Sie diese Prüfung abgeschlossen haben, achten Sie unbedingt darauf, dass Sie mehr Zeit mit solchen Personen verbringen, die Ihnen Energie geben, als mit Personen, die Ihnen Energie rauben. Mir ist klar, dass das leichter gesagt als getan ist, aber ich möchte, dass Sie sich mit Menschen umgeben, die Sie während dieses Prozesses anfeuern, und nicht mit den »Krabben«, die Sie nach unten zurück in den Krabbenkorb ziehen.

Zu guter Letzt sollten Sie einen Prozess erstellen, der Ihnen hilft, Ihr Selbstbild zu ändern. Sie wissen bereits, dass aus Ihren Vorstellungen und Glaubenssätzen eine Vielzahl von Gewohnheiten resultieren. Sie beeinflussen die Art und Weise, wie Sie essen, wie Sie gehen und sogar wie Sie sprechen. Sie bestimmen Ihre Kommunikation, Ihre Arbeitsgewohnheiten, Ihre Erfolge und Ihre Misserfolge. Ihr Erfolg hängt in hohem Maße von Ihrem Selbstbild ab. Ändern Sie Ihre Denkweise, üben Sie neue positive Gewohnheiten ein. So entsteht Ihr neues Selbstbild, das das eines gesunden Menschen ist.

Affirmationen sind eine gute Möglichkeit, das neue Selbstbild zu stärken. Schreiben Sie die folgende Affirmation auf eine Karteikarte oder einen Haftnotizzettel und lesen Sie sie jeden Morgen und vor dem Schlafengehen, also zu den Zeiten, in denen das Unterbewusstsein am stärksten beeindruckbar ist:

Ich bin so glücklich und dankbar,
dass ich jetzt mein perfektes Gewicht erreicht habe.
Ich sehe gut aus und fühle mich großartig.
Die vollkommene Gesundheit, die ich suche, sucht jetzt mich.
Ich beseitige alle Blockaden zwischen uns.

Je mehr Konzentration und Gefühle Sie in die Affirmation einbringen, desto schneller wird sie ihre Wirkung entfalten. Vielleicht möchten Sie die Affirmation auch häufiger lesen, zum Beispiel auf Ihrem Sperrbildschirm oder als Kühlschranknotiz!

Dankbarkeit: Nehmen Sie Ihr »Vitamin G« zweimal täglich ein

Wie Sie bereits gelesen haben, entfaltet Dankbarkeit eine stark entzündungshemmende Wirkung (siehe S. 179–181). Ich verabreiche daher »Dankbarkeit« – auf Englisch »Gratitude« – wie ein Nahrungsergänzungsmittel und nenne es »Vitamin G«. Aber die Praxis der Dankbarkeit ist keine intellektuelle Praxis, sondern eine, die ihre Wirkung durch die gefühlte Emotion entfaltet. Ähnlich wie bei Ihrer Affirmation gilt: Je mehr Konzentration und Gefühl Sie in diese Übung einbringen, desto schneller wird sie ihre Wirkung entfalten.

Hier ist meine Verordnung von »Vitamin G«: Verbringen Sie jeden Morgen und Abend drei Minuten damit, »Vitamin G« einzunehmen. Konzentrieren Sie sich für eine Minute auf eine Erinnerung oder Beziehung, für die Sie wirklich dankbar sind und nehmen Sie das »Vitamin G« dabei bewusst auf. Wenn die Minute abgelaufen ist, gehen Sie zu einer anderen Erinnerung oder Beziehung über. Praktizieren Sie dies drei Minuten am Morgen und drei Minuten am Abend vor dem Schlafengehen.

BONUSPUNKTE: BIOHACKS FÜR BESSERE ERGEBNISSE

Je stärker Sie sich für etwas engagieren, desto mehr Gewinn können Sie daraus ziehen. Wenn Sie schneller zum Ziel kommen möchten, ergänzen Sie Ihr »30-Tage-Programm zum *Metabolic Reset*« um einen oder mehrere der folgenden Biohacks. Diese sind freiwillig und für den Erfolg des Stoffwechsel-Resets empfehlenswert, aber nicht zwingend erforderlich:

- Kältetherapie (Eisbad, kalter Tauchgang, kalte Dusche, Kryotherapie): insgesamt 11 Minuten pro Woche
- Wärmetherapie (Sauna): insgesamt 60 Minuten pro Woche
- Gehen (Aktivität): 10 000 Schritte pro Tag
- Rotlichttherapie (Photobiomodulation): 10 Minuten pro Tag
- Erdung (Barfußlaufen): 30 Minuten pro Tag

Jetzt gehts los: Anleitung zum 30-Tage-Programm

Wann immer ich mir ein neues Ziel setze, sehe ich gerne das große Ganze dessen, was ich tun werde. Das hilft meinem Geist, empfänglicher für die Veränderungen zu sein. Deshalb möchte ich Ihnen zunächst einen allgemeinen Überblick darüber geben, wie Ihr 30-Tage-Reset aussehen wird, und dann auf die Details eingehen.

Es gibt drei Grundregeln, die Sie sich für diesen Reset merken sollten: Sie vermeiden entzündungsfördernde Lebensmittel, Sie nehmen eine insulinfreundliche Ernährung zu sich, die von bewussten Festtagen unterbrochen wird, und Sie werden vier verschiedene Fastenlängen kennenlernen.

Vermeiden Sie:

- raffinierte Öle und solche, die nicht aus Bio-Anbau stammen
- Alkohol
- giftige chemische Inhaltsstoffe
- raffinierte Mehle und Zucker

Ernähren Sie sich insulinfreundlich:

- kohlenhydratarme Diät
- ketogene Diät
- proteinreiche ketogene Diät
- Flex-Tage (siehe S. 231)

Art des Fastens:

- Intervallfasten (12 bis 16 Stunden)
- Autophagiefasten (18 Stunden)
- Stoffwechselfasten (20 Stunden)
- Darmreparaturfasten (24 Stunden)

Die bewusste Auswahl von Lebensmitteln, die Ihren Stoffwechsel unterstützen, kann einfach und angenehm sein. Wir wurden zwar darauf konditioniert, nur nach Geschmack zu essen, aber Sie werden bald feststellen, dass Ihre Geschmacksknospen beginnen, sich nach diesen köstlichen, hormonsteigernden Lebensmitteln zu sehnen.

Um Ihnen dabei zu helfen, Ihr »30-Tage-Programm zum *Metabolic Reset*« erfolgreich zu gestalten, habe ich Lebensmittellisten zusammengestellt, die auf die verschiedenen Ernährungspläne und -phasen abgestimmt sind, wodurch sie Ihr Mikrobiom, Ihre Hormone, Ihre Leber und Ihren gesamten Stoffwechsel unterstützen. Hier sind ein paar Dinge, die Sie beachten sollten, wenn Sie diese Listen durchgehen:

- Die Listen sind als Anhaltspunkt gedacht. Sie sollen Ihnen dabei helfen, Lebensmittel zu erkennen, die sich für Ihren persönlichen stoffwechselgesunden Lebensstil während und nach dem *Metabolic Reset* eignen. Wenn Sie von Ihnen bevorzugte Lebensmittel nicht aufgelistet sehen, heißt das nicht, dass diese ausgeschlossen sind – es bedarf jedoch der Überprüfung.
- Einige Lebensmittel können in mehreren Kategorien vorkommen. Diese sind leistungsstarke Superfoods für den Stoffwechsel. Zum Beispiel unterstützt grünes Gemüse, wie Brokkoli, Rucola und Rosenkohl, hervorragend die Gesundheit der Leber und die Gallenproduktion. Deshalb können Sie dieses Gemüse während des gesamten 30-Tage-Programms gerne essen.

- Da Pestizide die Hormonfunktion beeinträchtigen und sich negativ auf Ihren Stoffwechsel auswirken können, entscheiden Sie sich möglichst immer für biologische, gentechnikfreie und antibiotikafreie Optionen.

BRICHT KAFFEE ODER TEE DAS FASTEN?

Dies ist eine der häufigsten Fragen, die mir auf meinen Social-Media-Kanälen gestellt werden. Um sie zu beantworten, müssen wir zunächst definieren, was es bedeutet, »das Fasten zu brechen«. Nach meiner Auffassung signalisieren Sie mit dem Fastenbrechen dem Körper, dass er nun den Zustand der Autophagie – in dem er Zellen reinigt und repariert – verlassen soll. Er wechselt dann in den mTOR-Zustand, der anabol ist, was bedeutet, dass der Aufbau im Vordergrund steht. Entscheidend dafür ist der Blutzuckerspiegel: Niedrig begünstig Autophagie, hoch geht mit dem mTOR-Zustand einher.

Kaffee und Tee können unterschiedliche Auswirkungen auf das Fasten haben: Bei manchen Menschen können sie die Autophagie stimulieren und die Vorteile des Fastens verstärken, während sie bei anderen den nüchternen Zustand stören können. Sie sollten unbedingt beachten, dass nicht alle Kaffeebohnen gleich sind – viele Kaffeebohnen sind voller Pestizide, Schwermetalle und Schimmelpilze, die den Blutzucker in die Höhe treiben können. Um dies zu vermeiden, achten Sie darauf, dass Ihr Kaffee frei von Schimmel und Pestiziden ist, und suchen Sie nach Bio-Kaffee. Wenden Sie sich im Zweifelsfall an die Kaffeerösterei, um die nötigen Informationen zu Ihrem Lieblingskaffee zu erhalten. Viele Kaffeeröstereien sind stolz auf ihre hohe Qualität und legen die Herkunft ihrer Bohnen bereitwillig offen. Die Umstellung auf »saubere« Kaffeebohnen kann oft das Problem der Glukosespitzen lösen.

Der beste Weg, um festzustellen, ob Kaffee oder Tee Ihr Fasten bricht, besteht darin, dass Sie Ihren Blutzucker testen – vor dem Trinken und 45 Minuten danach. Wenn Ihr Blutzucker um 5 Punkte oder mehr ansteigt, bricht dies wahrscheinlich Ihr Fasten und verringert die Vorteile der Autophagie.

Denken Sie an die Lebensmittellisten in Kapitel 9 mit Lebensmitteln, die Ihren Stoffwechsel unterstützen, darunter auch die probiotikareichen (siehe S. 161) und präbiotikareichen Lebensmittel (siehe S. 162) sowie die polyphenolreichen Lebensmittel (siehe S. 164). Genießen Sie es, mit diesen köstlichen, stoffwechselfördernden Lebensmitteln zu experimentieren und probieren Sie unbedingt die Rezepte am Ende dieses Buches aus, die diese Lebensmittel zu köstlichen Gerichten verarbeiten.

❁

Nachdem nun die drei Grundregeln festgelegt sind, möchte ich Ihnen beschreiben, wie Ihr »30-Tage-Programm zum *Metabolic Reset*« konkret aussieht. Denken Sie daran, dass dieses Programm dazu dient, alles zu beseitigen, was Ihren Stoffwechsel bisher gestört hat, damit Sie Ihren Hormonhaushalt ausgleichen können und damit Sie Fett verbrennen – und all das, damit Sie sich großartig fühlen!

Ich empfehle Ihnen, den Anleitungen jeden Tag wie beschrieben zu folgen. Die Anpassung an Fettkonsum und -verbrennung ist das engste Nadelöhr, durch das Sie hindurch müssen, bevor wir uns mit dem Fasten und Biohacking-Strategien beschäftigen.

Folgender Leitfaden zeigt Ihnen, welche Phasen Sie an welchen Tagen durchlaufen werden. Die vier Phasen sind:

1. Fettanpassungsphase
2. Autophagiephase
3. Wiederaufbauphase des Stoffwechsels
4. Flex-Tage

1. Fettanpassungsphase (Tage 1 bis 6)

Auswahl der Lebensmittel während der gesamten Phase: kohlenhydratarme Diät, Übergang zur ketogenen Diät

Die Fettanpassungsphase ist so konzipiert, dass Ihr Stoffwechsel in nur einer Woche von der Zuckerverbrennung auf die Fettverbrennung umstellen kann. Die Verbrennung von Fett anstelle von Zucker reduziert Entzündungen im Körper und unterstützt die Mitochondrien, was für die Wiederherstellung und Optimierung des Stoffwechsels entscheidend ist. Dieser Prozess ist so strukturiert, dass Sie bereits innerhalb der ersten Tage mit einem erhöhten Energieniveau, verbessertem Schlaf und spürbarem Fettabbau rechnen können.

Zu Beginn geht es darum, die Gesamtkohlenhydratzufuhr schrittweise zu reduzieren. Dies trägt zur Senkung des fettspeichernden Hormons Insulin bei. Durch eine schrittweise Änderung kann der Stoffwechsel von der Kohlenhydrat- auf die Fettverbrennung umstellen, ohne dass Beschwerden auftreten.

Eine kohlenhydratarme Diät beinhaltet in der Regel den Verzehr von etwa 75 bis 150 Gramm Gesamtkohlenhydraten pro Tag. Dies ist ein wesentlicher erster Schritt, bevor Sie zur ketogenen Diät übergehen, bei der Sie Ihren Verzehr auf weniger als 50 Gramm Kohlenhydrate pro Tag reduzieren müssen. Denken Sie daran, Ihre tägliche Kohlenhydrataufnahme schrittweise zu reduzieren, um den Übergang in die Fettverbrennung reibungsloser zu gestalten.

Kohlenhydratarme Diät:

- 75 bis 150 Gramm Gesamtkohlenhydrate
- 75 Gramm Protein
- Gesunde Fette nach Wunsch

Lebensmittel für die ketogene Diät:

Diese Lebensmittel eignen sich gut für Ketose-Tage. Sie sollten sich während des gesamten 30-tägigen Resets auf diese Lebensmittel konzentrieren, mit Ausnahme der Flex-Tage an den Tagen 26 und 30.

Samen und Nüsse

- Cashewkerne
- Pinienkerne
- Paranüsse
- Walnüsse
- Kürbiskerne
- Sesamsamen
- Sonnenblumenkerne
- Pistazien
- Pekannüsse

Obst und Gemüse

- Rucola
- Brokkoli
- Rosenkohl
- Blumenkohl
- Kohl
- Zwiebeln
- Knoblauch
- Zucchini
- Beerenfrüchte (Blaubeeren, Erdbeeren, Cranberrys)

Tage 1 bis 4, Intervallfasten (12 Stunden) ohne Zwischenmahlzeiten: Sie werden 3 Mahlzeiten am Tag zu sich nehmen – Frühstück, Mittag- und Abendessen. Wenn Sie beispielsweise um 20 Uhr das Abendessen beenden, fasten Sie über Nacht bis zum Frühstück um 8 Uhr und schließen ein 12-stündiges Fastenfenster ab.

Tage 5 bis 6, Intervallfasten (14 Stunden): Sie werden weiterhin 3 Mahlzeiten am Tag zu sich nehmen, aber indem Sie entweder das Frühstück 2 Stunden später einnehmen oder 2 Stunden früher zu Abend essen, können Sie ein 14-stündiges Fastenfenster erreichen. Wenn Sie beispielsweise um 20 Uhr das Abendessen beenden, würden Sie über Nacht bis zum Frühstück um 10 Uhr fasten. Alternativ könnten Sie das Abendessen um 18 Uhr beenden und bis zum Frühstück um 8 Uhr fasten, um ein 14-stündiges Fastenfenster zu erreichen. Wählen Sie die Option, die am besten zu Ihrem Zeitplan passt.

2. Autophagiephase (Tage 7 bis 13)

Auswahl der Lebensmittel während der gesamten Phase: ketogene Diät

Autophagie ist der Prozess, bei dem der Körper entzündete Zellen und beschädigte Mitochondrien abbaut und sie als Brennstoff wiederverwendet. Sie können sich das so vorstellen, als würde Pac-Man kaputte Zellen im Körper verschlingen, um sie als Energie zu nutzen. Autophagie ist eine der effektivsten Methoden, um ungesunde Zellen zu beseitigen und gesündere zu regenerieren, was nicht nur den Stoffwechsel ankurbelt, sondern auch die Langlebigkeit unterstützt.

In dieser Phase gehen wir in die fettverbrennende Ketose über. Ketonkörper können den Stoffwechsel zurückzusetzen, Hormone ausgleichen, Ihren Geist schärfen und Fett verbrennen. Sie werden ein Höchstmaß an geistiger Klarheit, ein erhöhtes Energie- und Konzentrationsniveau sowie ein allgemeines Gefühl des Wohlbefindens erleben.

Für das Erreichen einer Ketose ist es wichtig, dass die Gesamtkohlenhydrataufnahme weniger als 50 Gramm pro Tag beträgt, wobei der Schwerpunkt auf nicht stärkehaltigem Gemüse und Obst mit niedrigem Glykämischem Index liegt.

Ketogene Diät:

- 50 Gramm Gesamtkohlenhydrate oder weniger
- 75 Gramm Protein
- gesunde Fette nach Wunsch

Tage 7 bis 13, Autophagiefasten (18 Stunden): Jetzt ist es an der Zeit, mit dem Auslassen von Mahlzeiten zu experimentieren. Da Sie an Fett angepasst sind und Ketonkörper verbrennen, sollte diese Erfahrung angenehm sein. Sie werden einen 18/6-Intervallfastenplan befolgen, um die Autophagie zu fördern. Das bedeutet, dass Sie 18 Stunden in einem nüchternen Zustand verbringen und ein 6-stündiges Essensfenster haben, in dem Sie zwei ketosefreundliche Mahlzeiten zu sich nehmen.

Zum Beispiel könnten Sie Ihr Essensfenster um 12 Uhr mit Ihrer ersten Mahlzeit beginnen und Ihre letzte Mahlzeit bis 18 Uhr beenden. Anschließend fasten Sie von 18 Uhr bis 12 Uhr am nächsten Tag (18 Stunden). Alternativ können Sie um 8 Uhr frühstücken, um 14 Uhr zu Mittag essen und dann von 14 Uhr bis 8 Uhr am nächsten Tag fasten (18 Stunden). Beide Methoden sind effektiv, also wählen Sie den Fastenplan, der am besten zu Ihrem Alltag passt.

3. Wiederaufbauphase (Tage 14 bis 20)

Auswahl der Lebensmittel während der gesamten Phase: proteinreiche ketogene Diät.

In dieser Phase erfolgt das Feintuning des Stoffwechsels. Zur Verbesserung der Autophagie und weiteren Senkung des Insulinspiegels wird Ihr Fastenfenster leicht verlängert. Zusätzlich werden Sie zu einer proteinreichen ketogenen Diät übergehen, bei der der Schwerpunkt auf hochwertigen Aminosäuren liegt. Die erhöhte Proteinzufuhr hilft Ihnen, längere Fastenzeiten zu überstehen und Ihren Stoffwechsel effizienter zu gestalten, indem wichtige Hormone ausgeglichen werden.

Eine typische Keto-Diät ist in der Regel fettreich, mit moderatem Proteinanteil und sehr wenig Kohlenhydraten. Während der Phase zum Wiederaufbau des Stoffwechsels erhöhen wir jedoch die Proteinaufnahme, um die Vorteile von Aminosäuren für die Hormongesundheit und die Stoffwechselreparatur zu nutzen. Versuchen Sie, mindestens 40 Gramm Protein zu jeder Mahlzeit zu sich zu nehmen.

Es besteht keine Notwendigkeit, in dieser Phase zusätzliches Fett zu verzehren, da Ihr Körper gespeichertes Fett als Brennstoff verwendet. Konsumieren Sie einfach das Fett, das von Natur aus in Ihren Proteinquellen enthalten ist. Halten Sie die Gesamtkohlenhydrate unter 50 Gramm pro Tag, damit Sie in der Ketose bleiben.

Proteinreiche ketogene Diät:

- 50 Gramm Gesamtkohlenhydrate oder weniger
- 2,2 Gramm Protein pro Kilogramm idealem Körpergewicht
- gesunde Fette, die von Natur aus im Protein enthalten sind

Proteinreiche Lebensmittel für die ketogene Diät:

Es ist eine gute Idee, diese Proteine den ganzen Monat lang in Ihre Ernährung zu integrieren, insbesondere während der Phase zum Wiederaufbau des Stoffwechsels (Tage 14 bis 20).

- Eier
- Truthahnfleisch
- Hühnerfleisch
- Hüttenkäse
- Schalentiere
- rotes Fleisch wie Lamm- und Rindfleisch
- Schweinefleisch
- Chia-Samen
- Tofu
- Quinoa

Tage 14 bis 20, Stoffwechselfasten (20 Stunden): Sie nehmen innerhalb eines 4-stündigen Essensfensters zwei proteinreiche Keto-Mahlzeiten zu sich. Sie könnten beispielsweise zwischen 12 Uhr und 16 Uhr essen und dann von 16 Uhr bis 12 Uhr am nächsten Tag fasten. Alternativ können Sie zwischen 8 Uhr und 12 Uhr essen und anschließend von 12 Uhr bis 8 Uhr am nächsten Tag fasten. Wählen Sie den Zeitplan, der am besten zu Ihrem Alltag passt.

4. Flex-Tage (Tage 26 und 30)

Lebensmittelauswahl in der Phase: Ketose und Flex-Tage

Diese Tage sollen die Flexibilität des Stoffwechsels erhalten und Ihnen gleichzeitig erleichtern, an sozialen Ereignissen teilzunehmen. Ziel ist es, mit Absicht zwischen der Verbrennung von Zucker und Fett zur Energiegewinnung zu wechseln. Wenn Sie kurz zur Zuckerverbrennung zurückkehren, bevor Sie wieder auf die Fettverbrennung umschalten, können Sie Plateaus vorbeugen und Anstiege unterbrechen.

Während der Flex-Tage haben Sie ein 12-stündiges Essensfenster und nehmen innerhalb dieses Fensters drei Mahlzeiten zu sich. Die Mahlzeiten sind kohlenhydratreicher, um sicherzustellen, dass Ihr Körper für diesen jeweils einen Tag wieder auf Zuckerverbrennung umschaltet. Versuchen Sie an diesen Tagen 150 Gramm Gesamtkohlenhydrate, die aus gesunden Kohlenhydraten stammen, zu konsumieren.

Flex-Tage:

- 100 bis 150 Gramm Gesamtkohlenhydrate
- 2,2 Gramm Protein pro Kilogramm idealem Körpergewicht
- weniger als 50 Gramm gesunde Fette insgesamt

Lebensmittel für die Flex-Tage:

Folgende Lebensmittel sind perfekt für Ihre Flex-Tage. Das Gemüse sorgt für einen Ausgleich der Hormone und bietet gesunde Kohlenhydratquellen, um aus der Ketose herauszutreten. Diese Lebensmittel sollten Sie an den Tagen 26 und 30 Ihres Programms verzehren.

Wurzelgemüse:

- Kartoffeln
- Süßkartoffeln
- Rüben
- Kürbis (Butternut, Eichelkürbis, Honignusskürbis, Spaghettikürbis)
- Yamswurzeln
- Maniok

Tropische Früchte:

- Mango
- Ananas
- Papaya
- Guave
- Passionsfrucht
- Litschi
- Drachenfrucht (Pitaya)
- Kokosnuss
- Banane

Zitrusfrüchte:

- Orange
- Zitrone
- Limone
- Grapefruit
- Tangerine
- Mandarine
- Clementine

Tage 21 bis 25, Stoffwechselfasten (20 Stunden) und proteinreiche ketogene Diät: Sie nehmen 2 proteinreiche Keto-Mahlzeiten innerhalb eines 4-stündigen Essensfensters zu sich.
Tag 26: Flex-Tag, Intervallfasten (12 Stunden): Sie nehmen insgesamt 3 Mahlzeiten zu sich: Frühstück, Mittag- und Abendessen.
Tage 27 bis 29, Stoffwechselfasten (20 Stunden) und proteinreiche ketogene Diät: Sie nehmen 2 proteinreiche Keto-Mahlzeiten innerhalb eines 4-stündigen Essensfensters zu sich.
Tag 30: Flex-Tag, Intervallfasten (12 Stunden): Sie nehmen insgesamt 3 Mahlzeiten zu sich: Frühstück, Mittag- und Abendessen.

Metabolic Reset für Fortgeschrittene

Wenn Sie bereits eine ketogene Diät mit Intervallfasten einhalten und demzufolge fettangepasst sind, können Sie dieser Version des 30-Tage-Programms für Fortgeschrittene folgen. Längere Fastenzeiten und mehr Abwechslung im Fastenplan lassen gerade genug hormetischen Stress zu, damit der Körper auf natürliche Weise zur Anpassung gezwungen wird.

1. Fettanpassungsphase für Fortgeschrittene – tiefe Ketose
Tage 1 bis 4: Autophagiefasten (18 Stunden)
Tage 5 bis 6: Darmreparaturfasten (24 Stunden)

2. Autophagiephase für Fortgeschrittene – fettreiche Lebensmittel
Tage 7 bis 13: abwechselnd Autophagiefasten (18 Stunden) und Stoffwechselfasten (20 Stunden)

3. Wiederaufbauphase für Fortgeschrittene – proteinreiche Lebensmittel

Tage 14 bis 20: abwechselnd Stoffwechselfasten (20 Stunden) und Darmreparaturfasten (24 Stunden)

4. Flex-Tage für Fortgeschrittene

Tage 21 bis 25: Stoffwechselfasten (20 Stunden)
Tag 26: Flex-Tag (12-stündiges Intervallfasten)
Tage 27 bis 30: Darmreparaturfasten (24 Stunden)

Tipps zum Durchhalten

Viele Bestandteile dieses Resets gehen über das Ziel des Gewichtsverlusts hinaus – tatsächlich ist das Gewicht, das Sie verlieren, ein Nebeneffekt der Wiederherstellung Ihrer Stoffwechselgesundheit. Es gibt einige Parameter, an denen Sie nicht auf der Waage messbare Erfolge erkennen können:

- Ihre Kleidung (Größe und Passform)
- Ihr Energieniveau
- Ihr Selbstvertrauen
- Ihre Schlafqualität
- Ihre Fitness und Beweglichkeit
- die Gesundheit Ihres Verdauungssystems
- Ihr Hautbild

Wir alle wissen, dass Geduld eine Tugend ist, aber ich muss zugeben, dass Geduld nicht meine Stärke ist – ich bin immer auf der Suche nach Abkürzungen zum Erfolg. Diese Abkürzungen oder Tipps (»Hacks«) möchte ich gerne mit meiner Community teilen und Ihnen dabei helfen, Ergebnisse in der Hälfte der Zeit zu erzielen.

Diese Tipps können den Heilungsprozess beschleunigen und Ihnen bei der Vermeidung von Plateaus helfen, aber denken Sie bitte daran, dass es bei Heilung nicht immer um Geschwindigkeit geht. Die Zeit, die zur Heilung benötigt wird, kann unterschiedlich lang sein, da jemand mit mehr Herausforderungen möglicherweise mehr Zeit benötigt als jemand mit weniger

Hindernissen, die seinen Stoffwechsel beeinträchtigen. Die Heilprinzipien, die ich Ihnen vorgestellt habe und deren Wurzel weit in der Menschheitsgeschichte zurückreicht, sind für jeden wirksam, auch für diejenigen, die mit chronischen Erkrankungen zu kämpfen haben, aber Heilung braucht Zeit. Vertrauen Sie also dem Prozess. Es geht nicht um Perfektion, sondern um Fortschritt. Der einzige Wettbewerb besteht zwischen der Person, die Sie gestern waren, und derjenigen, die sie heute sind, und das Ziel ist es, besser zu sein als am Tag zuvor.

Stellen Sie sich das so vor, als würden Sie Klavier spielen lernen: Es braucht Übung, um die richtigen Tasten zu treffen. Mit jedem Tag, an dem Sie üben, kommen Sie Ihrem Ziel näher, Sie müssen nur konsequent bleiben. Wenden Sie diese Gesundheitstipps entsprechend an: Wenn Sie sich das Ziel setzen, 20 Stunden zu fasten, aber nur 16 Stunden schaffen, ist das immer noch ein Fortschritt. So etwas wie ein »fehlgeschlagenes Fasten« gibt es nicht – Sie haben Fortschritte gemacht, und das ist es, was zählt. Je mehr Sie diese Prinzipien anwenden, desto mehr Hindernisse auf Ihrem Weg werden Sie beseitigen und Ihren Körper in den bestmöglichen Zustand für eine Heilung versetzen.

Auf meinem YouTube-Kanal sage ich oft, dass Wissen »potenzielle Macht« ist. Es ist die konsequente Anwendung dieses Wissens, die es in »wahre Macht« verwandelt. Je konsequenter Sie also diese Prinzipien befolgen, desto einfacher wird ihre Umsetzung.

Nun folgen die Abkürzungen, die zu schnelleren Ergebnisse führen. Sie lernen die gängigsten Tipps kennen, die meine Community für den *Metabolic Reset* nutzt, sowie die Antworten auf die am häufigsten gestellten Fragen, die ich im Laufe der Jahre erhalten habe. Lesen Sie sie durch und kehren Sie immer dann zu diesem Abschnitt zurück, wenn Sie auf ein Hindernis stoßen oder ein wenig Inspiration benötigen. Auf gehts!

Messung der Blutzucker- und Ketonwerte

Eines meiner Lieblingsinstrumente zur Verfolgung des Stoffwechselfortschritts ist ein Gerät zur Überwachung der Blutzucker- und Ketonwerte. Wenn Sie eine Person kennen, die an Diabetes erkrankt ist, haben Sie vielleicht schon einmal einen Sensor gesehen und die Abläufe schon einmal beobachtet. Jetzt können auch Sie diese moderne Technologie für Ihre Zwecke nutzen.

Für die Überwachung der Glukosespiegel stehen Ihnen zwei großartige Optionen zur Verfügung: Einmal die üblichen Blutzuckertests, bei denen Sie kurz in die Fingerkuppe stechen und einen Tropfen Blut auf ein kleines Stäbchen geben, um den Blutzucker und die Ketonkörper zu messen, oder ein kontinuierliches Glukosemesssystem (CGM), das ich in Kapitel 11 (siehe S. 206) bereits vorgestellt habe. Dieses Gerät misst fortlaufend die Glukosewerte in der interstitiellen Flüssigkeit des Unterhautfettgewebes, ohne dass Sie sich in die Fingerkuppe stechen müssten, hat aber den Nachteil, dass es Ihnen keine Ketonwerte liefert.

Für die Messung von Ketonkörpern gibt es drei Methoden, die jeweils den drei chemischen Verbindungen Beta-Hydroxybutyrat (BHB), Aceton und Acetoacetat entsprechen. Bluttests messen BHB, Atemmessgeräte analysieren den Acetongehalt und Urinteststreifen testen auf Acetoacetat. Vermeiden Sie möglichst Urinteststreifen, da sie ungenau sein können. Insbesondere wenn Ihr Körper Ketonkörper effizient nutzt, kann das Ergebnis falsch negativ sein. Atemmessgeräte sind eine gute Alternative, da kein Einstechen in die Fingerkuppe erforderlich ist, sie liefern jedoch keinen Blutzuckerwert. Die zuverlässigste Methode ist die Blutuntersuchung auf BHB, die als Goldstandard gilt.

Wenn Sie sich dafür entscheiden, diese Messungen durchzuführen, sollten Sie möglichst dreimal täglich messen. Die erste wichtige Messung ist gleich die am frühen Morgen. Wenn Sie morgens aufwachen, nachdem Sie über Nacht gefastet haben, messen Sie sofort die Blutzucker- und Ketonwerte – noch vor Ihrem Kaffee oder Frühstück. Ein optimaler Blutzuckerwert liegt im Bereich von 70 bis 90 mg/dl (Milligramm pro Deziliter).

Bei den meisten von Ihnen, mit Ausnahme derjenigen, die bereits das »30-Tage Programm zum *Metabolic Reset*« für Fortgeschrittene durchführen, werden die Ketonwerte in den ersten Tagen des Resets niedrig oder nicht vorhanden sein. Am Ende der Fettanpassungsphase, also an Tag 6, sollte der Ketonwert bei 0,5 mmol/l (Millimol pro Liter) oder höher liegen; dies bedeutet, dass Sie tatsächlich Fett anstelle von Zucker verbrennen. Mit anderen Worten, Sie befinden sich in der Ketose.

Wenn Sie mit einem Intervallfasten von 18 Stunden oder länger beginnen, ist die zweite wichtige Messung direkt vor der ersten Mahlzeit des Tages. Im Idealfall sollte der Blutzuckerwert vor der ersten Mahlzeit niedriger sein als der Messwert am Morgen, und der Ketonwert sollte höher sein. Dies ist ein gutes

Zeichen dafür, dass Ihr Körper gespeichertes Fett zur Energiegewinnung effizient nutzt – Ketonkörper sind schlicht ein Nebenprodukt der Fettverbrennung.

Schauen wir uns ein Beispiel aus der Praxis an. Nehmen wir an, Sie wachen um 6 Uhr morgens auf und Ihre Messwerte betragen 105 mg/dl für Ihren Blutzucker und 0,3 mmol/l für Ketonkörper. Direkt vor Ihrer ersten Mahlzeit des Tages einige Stunden später, sollten die Blutzuckerwerte auf unter 105 mg/dl gefallen und die Ketonwerte auf über 0,3 mmol/l gestiegen sein. Wenn Sie diesen Trend sehen, leistet Ihr Körper gerade eine große Verschiebung in Richtung Fettanpassung. Feiern Sie diesen Erfolg und wertschätzen Sie ihn. In kürzester Zeit werden Sie immer bessere Werte sehen.

Die dritte Messung erfolgt nach der Mahlzeit. Jetzt können Sie sehen, wie effizient die Nahrung verstoffwechselt wurde. Wenn Sie die Blutzucker- und Ketonwerte zwei Stunden nach dem Essen testen, erhalten Sie einige wichtige Einsichten. Wenn Sie beispielsweise mittags das Fasten brechen und der Blutzuckerwert 85 mg/dl und der Ketonwert 0,6 mmol/l betrugen, sollten der Blutzuckerwert zwei Stunden nach der Mahlzeit wieder etwa bei 85 mg/dl und der Ketonwert etwa auf dem gleichen Niveau von 0,6 mmol/l oder höher liegen. Wenn Sie diesen Trend sehen, herzlichen Glückwunsch – Sie sind insulinsensibel und Ihr Stoffwechsel funktioniert so, wie er soll. Wenn die jetzt gemessenen Werte nicht annähernd den vorherigen Werten entsprechen, machen Sie sich keine Sorgen. Während Ihres *Metabolic Reset* trainieren Sie Ihren Stoffwechsel in kurzer Zeit darin, effizienter und insulinsensibler zu werden.

Es hat viele Vorteile, wenn Sie den Blutzucker- und den Ketonwert kennen, und es kann äußerst motivierend sein, wenn Sie sehen, dass sich Ihre Werte in die richtige Richtung entwickeln. Sie sind sogar wichtiger als der tägliche Blick auf die Waage. Denken Sie daran, dass Übergewicht ein Symptom für eine Stoffwechselstörung ist. Wenn Sie gesund werden, wird das Gewicht automatisch niedriger und bleibt niedriger, doch der Gewichtsverlust ist ein Nebeneffekt.

Wenn Sie nicht mehrere Male während des Tages Bluttests durchführen möchten oder können, gibt es andere Hinweise darauf, dass Sie sich in der Ketose befinden. Erstens werden Sie wahrscheinlich weniger hungrig sein, da Ketonkörper helfen, den Appetit auf natürliche Weise zu regulieren. Möglicherweise spüren Sie auch eine Zunahme der geistigen Klarheit und haben den ganzen Tag über eine anhaltende Energie, da Gehirn und Körper Ketonkörper effizient als Brennstoff nutzen. Viele Menschen berichten von Gewichtsverlust und fühlen sich leichter und weniger aufgebläht, da der Körper in den frühen Stadien Wasser verliert. Bessere Konzentration, stabilere Stimmungslage und ein allgemeines Gefühl geistiger Schärfe sind positive Anzeichen dafür, dass Ketose für Sie funktioniert.

Tipps zur Senkung des Blutzuckers

Zu Beginn des *Metabolic Reset,* der einen neuen Lebensstil durch Neuausrichtung des Stoffwechsels einleitet, ist es nicht ungewöhnlich, dass Schwierigkeiten bei der Blutzuckersenkung auftreten. Dies liegt daran, dass Sie immer noch dabei sind, den Körper darauf zu trainieren, dass er Fett anstelle von Zucker verbrennt. Sie sind also noch in der Phase der Fettanpassung. Aber wenn Sie alles richtig machen und trotzdem einen erhöhten Blutzuckerspiegel haben und keine Ketose erreichen, empfehle ich folgende Tipps. Möglicherweise müssen Sie jeden einzelnen ausprobieren, bevor Sie die perfekte Lösung für sich gefunden haben.

Tipp Nr. 1: Essen Sie weniger Kohlenhydrate

Im Allgemeinen können die meisten Menschen durch eine Reduzierung der Gesamtkohlenhydrate auf 50 Gramm pro Tag den Zustand der Ketose erreichen. Manche Menschen müssen möglicherweise restriktiver sein, und das sind in der Regel diejenigen, die schon lange Zeit Zucker verbrennen. Die Lösung besteht darin, die Kohlenhydrate auf unter 20 Gramm pro Tag zu senken. Dies ist keine langfristige Lösung, aber eine vorübergehende weitere Senkung der Kohlenhydratzufuhr kann den Körper dazu zwingen, sich für die Fettverbrennung zu entscheiden.

Die ketogene Diät ist eine kohlenhydratarme, fettreiche Ernährung, die den Körper im Zustand der Ketose halten soll, in dem er Fett anstelle von Kohlenhydraten als Brennstoff verwendet. Um die Ketose aufrechtzuerhalten, versuchen die meisten Menschen, ihre tägliche Kohlenhydrataufnahme sehr niedrig zu halten, typischerweise zwischen 20 und 50 Gramm Netto-Kohlenhydrate pro Tag. Im Laufe der Zeit können sich jedoch kleine Mengen an Kohlenhydraten wieder unbemerkt in Ihre Ernährung »einschleichen«. Dieses Phänomen kann aus mehreren Gründen auftreten. Erstens kann die Kontrolle der Kohlenhydratportionen nachlassen, nachdem man sich an die Diät gewöhnt hat. Was als striktes Portionsmanagement begann, wandelt sich allmählich in großzügigere Portionen, und selbst kleine zusätzliche Mengen an kohlenhydratreichen Lebensmitteln können sich im Laufe der Zeit summieren. Versteckte Kohlenhydrate können ebenfalls dazu beitragen, dass die 50 g Kohlenhydrate pro Tag unbemerkt überschritten werden. Viele Lebensmittel, insbesondere stark verarbeitete oder verzehrfertige, enthalten Kohlenhydrate, die nicht sofort offensichtlich sind. Zutaten wie Saucen, Dressings oder sogar bestimmtes Gemüse, etwa Kartoffeln, Süßkartoffeln, Mais, Pastinaken oder Rote Beete, können mehr Kohlenhydrate enthalten als angenommen und tragen so zur Gesamtkohlenhydrataufnahme bei. Einige die Ketose unterstützende Lebensmittel können sogar einen höheren Kohlenhydratgehalt als erwartet haben. Ohne sorgfältige Berechnung können sich diese Faktoren summieren, sodass die Kohlenhydrataufnahme schnell unbeabsichtigt erhöht wird. Das Problem dabei ist, dass diese zusätzlichen Kohlenhydrate dazu führen können, dass Sie den Zustand der Ketose verlassen, was möglicherweise den Gewichtsverlust verzögert oder sogar zu einer Gewichtszunahme führt. Es können auch Schwankungen des Energieniveaus und Heißhungerattacken auftreten, sodass es immer schwieriger wird, die Diät einzuhalten.

Um dieses Problem zu vermeiden, ist es wichtig, dass Sie Ihre Kohlenhydrataufnahme regelmäßig berechnen, insbesondere wenn Sie neue Lebensmittel ausprobieren. Außerdem ist es entscheidend, dass Sie die Lebensmitteletiketten sorgfältig lesen, damit Sie versteckte Kohlenhydrate in verpackten Lebensmitteln erkennen. Es kann auch hilfreich sein, wenn Sie sich auf vollwertige, unverarbeitete Lebensmittel konzentrieren, bei denen die Kohlenhydratzahl leichter zu kontrollieren ist. Ich empfehle die Verwendung von kostenlosen Apps, die Ihre Kohlenhydrate für Sie berechnen (siehe S. 226).

Tipp Nr. 2: Räumen Sie gutem Schlaf oberste Priorität ein

Wenn Ihre Schlafqualität beeinträchtigt ist, kann dies eine Kaskade physiologischer Reaktionen auslösen, die sich erheblich auf Ihre Stoffwechselgesundheit auswirken. Eine der gravierendsten Folgen von schlechtem Schlaf ist der Anstieg von Stresshormonen in Ihrem Körper, insbesondere von Cortisol. Erhöhte Cortisolspiegel sind ein Signal, dass der Körper unter Stress steht, was Ihre Fähigkeit beeinträchtigen kann, in die Ketose einzutreten oder diese aufrechtzuerhalten.

Darüber hinaus kann ein erhöhter Cortisolspiegel zu einem Anstieg des Blutzuckerspiegels führen, was wiederum die Insulinproduktion erhöhen und die Fettverbrennung erschweren kann. Daraus ergibt sich eine Stoffwechselumgebung, die die Fettspeicherung anstelle der Fettverbrennung begünstigt und alle Bemühungen, die Ketose zu erreichen und aufrechtzuerhalten, wirkungsvoll sabotiert.

Schlechter Schlaf wirkt sich auch auf die Produktion von Ghrelin aus, dem Hormon, das für die Stimulierung des Hungers verantwortlich ist. Wenn Sie unter Schlafmangel leiden, produziert Ihr Körper mehr Ghrelin, was zu erhöhtem Appetit und Heißhungerattacken führt – insbesondere auf kohlenhydratreiche und zuckerhaltige Lebensmittel. Dieses hormonelle Ungleichgewicht erschwert nicht nur die Einhaltung einer ketogenen Diät, sondern kann auch zu übermäßigem Essen, Gewichtszunahme und weiteren Störungen der Stoffwechselprozesse führen.

Grundsätzlich ist Schlaf eine entscheidende Komponente für die Stoffwechselgesundheit. Wenn Sie sich in einem Zustand des Schlafmangels befinden, ist die Wahrscheinlichkeit hoch, dass die Cortisol-, Glukose- und Ghrelinspiegel ansteigen und der Körper dadurch in einen Stresszustand gerät. Dies erschwert es, den Zustand der Ketose zu erreichen, und untergräbt die Wirksamkeit des Stoffwechsels insgesamt, wodurch es für Sie schwieriger wird, Ihre Gesundheitsziele zu erreichen. Wenn Sie gutem Schlaf oberste Priorität einräumen sollen, geht es daher nicht nur darum, dass Sie sich ausgeruht fühlen, sondern dass Sie die optimalen Bedingungen für Ihren Körper schaffen, damit dieser bestmöglich funktionieren, effizient verstoffwechseln und einen Zustand der Ketose aufrechterhalten kann.

Tipp Nr. 3: Vermeiden Sie ALLE verarbeiteten Lebensmittel

Verarbeitete Lebensmittel können den Stoffwechsel erheblich beeinträchtigen, indem sie zu einer Insulinresistenz führen. Wenn Sie alle verarbeiteten Lebensmittel aus der Ernährung verbannen, können Sie Ihre Fähigkeit, Fett zu verbrennen und Ketonkörper zu produzieren, erheblich verbessern. Schlechte Öle, raffinierter Zucker, Mehl und schädliche Chemikalien halten Ihren Körper im Zuckerverbrennungsmodus fest.

Ich habe viele Menschen gesehen, die die Ketose- und Fastenprotokolle perfekt befolgen und dennoch während ihres Essensfensters verarbeitete Lebensmittel zu sich nehmen, die dann verhindern, dass der Zustand der Ketose erreicht wird. Denken Sie daran, dass diese ungeeigneten Produkte einen großen

Beitrag zur Insulinresistenz und zu Entzündungen leisten und den Stoffwechsel an einer effektiven Fettverbrennung hindern.

Zusammenfasssend muss man sagen: Schlechte Öle, Zucker und Chemikalien sind die größten Störfaktoren, wenn Sie den Weg in die Ketose beschreiten wollen, und sollten unbedingt vermieden werden. Achten Sie darauf, die Lebensmitteletiketten sorgfältig zu lesen.

Tipp Nr. 4: Schützen Sie Ihre Leber

Die Leber ist das am härtesten arbeitende Organ des menschlichen Körpers und dasjenige, das den Abfall des Blutzuckers wahrnimmt und den Übergang zur Ketose vollzieht. Nachdem ich mehr als 5000 Menschen durch ein ketogenes Protokoll geführt habe, musste ich dennoch feststellen, dass eine träge, überlastete Leber der Hauptgrund für Schwierigkeiten bei einem Wechsel in die Ketose ist. Wenn Ihre Leber überlastet ist und nicht optimal funktioniert, können auch Sie Probleme bei diesem Wechsel haben. Minimieren Sie möglichst alle Gewohnheiten, die die Leber beeinträchtigen, wie Drogen- und Alkoholkonsum.

Eine gesunde Leber ist der Schlüssel zum Erfolg beim *Metabolic Reset*. Die Lebensmittel, die reich an Bitterstoffen sind (siehe S. 123–125), sind von großem Nutzen. Hier sind meine bevorzugten Tipps für die Leber:

- **Kaffee-Einläufe:** Bei einem Kaffee-Einlauf wird gebrühter Kaffee in den Dickdarm eingeführt. Dies soll die Entgiftung der Leber anregen und den Dickdarm reinigen. Das Koffein wird über den Dickdarm aufgenommen, was möglicherweise die Gallenproduktion ankurbelt und die Entfernung von Giftstoffen unterstützt. Die im Internet erhältlichen Kits enthalten in der Regel einen Einlaufbeutel, einen Schlauch und Bio-Kaffee, sodass der Eingriff leicht zu Hause durchgeführt werden kann.
- **Rizinusölpackungen:** Bei einer Rizinusölpackung wird ein mit Rizinusöl getränktes Tuch auf die Haut aufgelegt, meist über der Leber, um die Entgiftung zu fördern, Entzündungen zu reduzieren und die Verdauung zu unterstützen. Das Öl wird über die Haut aufgenommen und es wird angenommen, dass es die Lymphzirkulation und die Leberfunktion verbessert. Die im Internet erhältlichen Kits enthalten in der Regel Bio-Rizinusöl, ein wiederverwendbares Flanelltuch und eine Binde, um die Packung an Ort und Stelle zu halten, sodass die Anwendung leicht zu Hause erfolgen kann.

- **Infrarotsaunen:** Infrarotsaunen erzeugen über Infrarotlicht eine Wärme, die tiefer in den Körper eindringt als bei herkömmlichem Saunen. Diese tiefe Hitze fördert das Schwitzen und kann den Entgiftungsprozess unterstützen, indem dadurch Giftstoffe über die Haut ausgeschieden werden und die Belastung der Leber verringert wird. Man geht davon aus, dass die regelmäßige Nutzung von Infrarotsaunen die Gesundheit der Leber unterstützt, indem sie die Durchblutung fördert und die natürlichen Entgiftungswege des Körpers anregt. Infrarot-Saunaeinheiten und tragbare Versionen sind im Internet erhältlich und ermöglichen eine bequeme Anwendung zu Hause.
- **Ätherische Öle:** Bestimmte ätherische Öle, zum Beispiel Rosmarin, Zitrone und Geranie, sollen die Gesundheit der Leber unterstützen, indem sie die Entgiftung fördern und Entzündungen reduzieren. Diese Öle können mit einem Trägeröl verdünnt auf die Haut über der Leber aufgetragen oder zur Inhalation diffundiert werden.

Tipp Nr. 5: Reduzieren Sie Ihre Giftstoffbelastung

Die Entfernung von Giftstoffen aus Ihrem Umfeld und Ihrer Ernährung ist ein wirksames Mittel, um die Gesundheit der Leber zu unterstützen. Die Hauptaufgabe der Leber besteht darin, Giftstoffe aus dem Körper zu filtern und auszuscheiden, sodass eine Verringerung der Exposition gegenüber Schadstoffen die Arbeitsbelastung des Organs verringern und seine Funktion verbessern kann. Dazu gehören der Verzicht auf verarbeitete Lebensmittel, die Einschränkung von Alkohol, die Auswahl von Bio-Produkten und die Verwendung natürlicher Reinigungs- und Körperpflegeprodukte. Die wichtigsten Giftstoffe sind die Schwermetalle, die in großen Fischen und in Silberamalgamfüllungen enthalten sind: Sie zerstören die Gesundheit der Mitochondrien und beeinträchtigen die Leberfunktion erheblich.

Tipp Nr. 6: Unterstützen Sie Ihre Nebennieren

Die Unterstützung der Nebennieren ist der Schlüssel zur Blutzuckerregulierung und zum Erreichen der Ketose, da diese Drüsen Hormone wie Cortisol produzieren, die den Blutzuckerspiegel beeinflussen. Chronischer Stress kann jedoch die Nebennieren überlasten. Um die Gesundheit der Nebennieren zu unterstützen, üben Sie sich in Stressbewältigung und setzen Sie Methoden ein, die zur Entspannung beitragen, wie beispielsweise Meditation und Erdung.

Achten Sie auf ausreichenden Schlaf und eine Ernährung, die reich an Nährstoffen wie Magnesium und B-Vitaminen ist. Denken Sie an Ihre tägliche Dosis »Vitamin G« (siehe S. 178–181) und üben Sie sich in Dankbarkeit, da sich dies positiv auf den Cortisolspiegel auswirkt.

Der Umgang mit Hunger beim Fasten

Viele Menschen, die Fasten erwägen, befürchten, dass sie während ihres Fastenfensters unter Hunger leiden werden. Tatsächlich ist dies eine der häufigsten Bedenken, die auf meinem YouTube-Kanal geäußert werden. Die gute Nachricht ist, dass das Fasten viel einfacher wird, sobald Sie die Fettanpassungsphase (Tage 1 bis 6) abgeschlossen haben. Ohne Fettanpassung kann Hunger in der Tat eine Herausforderung sein, da Ihr Körper und Ihr Gehirn sich seit Jahren auf Glukose zur Energiegewinnung gestützt haben.

Wenn Sie mit dem Fasten beginnen, aber noch Zucker verbrennen, beginnt der Glukosespiegel in Ihrem Gehirn zu sinken. Dadurch gerät es in Panik und sendet intensive Hungersignale, die Sie dazu drängen, unbedingt etwas Essbares zu finden, insbesondere schnell erschließbare Energiequellen wie verarbeitete Kohlenhydrate. Dieser Hunger ist real und kann Ihre Fastenbemühungen ernsthaft gefährden.

Wenn Sie jedoch die Anpassung an die Fettverbrennung geschafft haben, schaltet Ihr Gehirn bei sinkendem Glukosespiegel nahtlos auf die Verwendung zirkulierender Ketonkörper zur Energiegewinnung um. Diese Ketonkörper signalisieren Ihrem Gehirn: »Alles in Ordnung. Benutze mich als Energiequelle.« Es hat sich gezeigt, dass Ketonkörper das Verlangen nach Süßem zügeln und den Hunger in Schach halten.

Wenn Sie an die Fettverbrennung angepasst sind und während des Fastens immer noch Hunger verspüren, gibt es Strategien, die Sie anwenden können. Zunächst ist es wichtig zu verstehen, dass das Hungerhormon Ghrelin wie andere Hormone nicht konstant, sondern in Wellen ausgeschüttet wird – es steigt an und ebbt dann wie eine Welle wieder ab. Wenn Sie sich Ihren Hunger als eine vorübergehende Welle vorstellen, können Sie sicher sein, dass er irgendwann verschwinden wird. Beschäftigen Sie sich, damit diese Hungerwellen kleiner und seltener werden. Viele Menschen naschen aus Langeweile und suchen durch das Essen einen Dopamin-Kick, oder sie verbinden es mit angenehmen Emotionen. Lenken Sie sich mit einer Aufgabe ab, das kann Ihnen dabei helfen, die Hungerwelle zu übergehen, und wenn die Aufgabe beendet ist, ist Welle vielleicht schon vorbei. Für mich bewirkt ein 10- bis 15-minütiger Spaziergang wahre Wunder.

Eine weitere mögliche Ursache für Hunger während des Fastens ist der Verlust wichtiger Mineralien wie Magnesium, Kalium und Natrium. Dies kann Hungersignale auslösen, da der Körper solche Mängel mit einem Bedarf an mehr Nährstoffen in Verbindung bringt. Insbesondere Natrium spielt eine entscheidende Rolle für den Flüssigkeitshaushalt und die Nervenfunktion, sodass der Körper bei sinkenden Werten fälschlicherweise Hunger signalisieren kann, um das Gleichgewicht wiederherzustellen. Um dies zu verhindern, empfehle ich die Einnahme von Elektrolyten während des Fastens. Meine persönlichen Favoriten sind Beam Minerals, Redmond und Keto Chow.

Wenn Sie die ersten beiden Tipps bereits ausprobiert haben und immer noch hungrig sind, gibt es eine weitere gute Option: den Verzehr gesunder Fette während des Fastenfensters. Gesunde Fette können den Hunger beruhigen und für Sättigung sorgen, ohne den Glukosespiegel in die Höhe zu treiben oder den Insulinspiegel signifikant zu erhöhen, sodass Sie in einem nüchternen Zustand bleiben. Ein Esslöffel Kokosöl, Butter aus Weidehaltung oder Olivenöl kann ein großartiger Fastensnack sein. Sie können während des Fastens diese Fette vom Löffel essen oder in Kaffee oder Tee einrühren.

Der Umgang mit Entgiftungssymptomen

Wenn Sie zum ersten Mal eine Ernährungsumstellung vornehmen, ist es wahrscheinlich, dass Symptome auftreten, vergleichbar mit einem Muskelkater nach dem ersten sportlichen Training seit Jahren. Die häufigsten Symptome beim Übergang zur Fettanpassung und Ketose sind Hautausschläge, Muskelschmerzen, Kopfschmerzen, Verstopfung und Müdigkeit. Diese Symptome, die als »Keto-Grippe« bekannt sind, sind oft auf einen Verlust an Elektrolyten zurückzuführen. Trinken Sie deshalb den auf Seite 230 beschriebenen Keto-Cocktail und achten Sie während des Tages auf ausgeglichene Elektrolytspiegel. Die allmähliche Reduzierung der Kohlenhydrate während der Fettanpassungsphase (Tage 1 bis 6) hilft Ihrem Körper, sich an die Veränderungen anzupassen und die Symptome deutlich zu reduzieren oder sogar ganz zu verhindern.

Wenn Sie die beschriebenen Schritte befolgt haben und immer noch Entgiftungssymptome verspüren, empfehle ich drei Dinge. Erstens: Denken Sie daran, dass dies *Ihre* Reise ist und Sie in *Ihrem eigenen Tempo* vorgehen sollten. Ich biete zwar die genauen Schritte zum Erreichen des *Metabolic Reset* innerhalb von 30 Tagen an, aber es ist völlig in Ordnung, wenn Sie mehr Zeit benötigen. Wenn Sie sich dafür entscheiden, zusätzliche Zeit in einer der vier Phasen zu verbringen, unterstütze ich Ihre Entscheidung voll und ganz.

Zweitens: Stellen Sie sicher, dass Ihre nachgelagerten Entgiftungswege offen sind, damit sich Giftstoffe effektiv durch Ihren Körper bewegen können. Zu diesen gehören Leber, Nieren, Darm, Lymphsystem und die Haut. Wenn die Energiegewinnung auf Fettverbrennung umgestellt wird, greift der Stoffwechsel auf gespeichertes Körperfett zurück. Wenn nun eine erhebliche Menge an Giftstoffen im Körperfett gespeichert ist, kann deren Ausscheidung Entgiftungssymptome auslösen. Es gibt mehrere Möglichkeiten, die Entgiftungswege zu öffnen. Hier sind meine bevorzugten Methoden:

- **Lymphdrainage:** Die Lymphdrainage ist eine sanfte Technik, die den Fluss der Lymphflüssigkeit anregt, was für die Entgiftung des Körpers unerlässlich ist. Durch die Förderung der Lymphzirkulation hilft diese Massage, Giftstoffe, Abfallprodukte und überschüssige Flüssigkeit aus dem Gewebe zu entfernen, fördert die allgemeine Entgiftung und reduziert Entzündungen. Darüber hinaus unterstützt eine Lymphdrainage die Immunfunktion, indem sie die Fähigkeit des Körpers verbessert, Schadstoffe zu filtern und auszuscheiden.
- **Trockenbürsten:** Trockenbürsten ist eine einfache, aber effektive Methode, die die Entgiftung fördert, indem sie das Lymphsystem stimuliert und die Durchblutung verbessert. Durch das Bürsten der Haut in einem bestimmten Muster wird die Bewegung der Lymphflüssigkeit gefördert und die Entfernung von Giftstoffen und Abfallprodukten aus dem Körper unterstützt. Trockenbürsten ist auch ein Hautpeeling, das abgestorbene Zellen entfernt und die Poren öffnet, was die natürlichen Entgiftungsprozesse des Körpers über die Haut unterstützt. Regelmäßiges Trockenbürsten kann die Haut glatter machen, die Durchblutung verbessern und zur allgemeinen Gesundheit beitragen, indem es hilft, Schadstoffe zu beseitigen.
- **Schwitzen:** Schwitzen ist eine natürliche und wirkungsvolle Möglichkeit, um den Körper zu entgiften und die allgemeine Gesundheit zu erhalten. Durch den Prozess des Schwitzens werden Giftstoffe freigesetzt, darunter Schwermetalle und chemische Stoffe, die über die Haut ausgeschwemmt werden. Schwitzen hilft auch, die Körpertemperatur

zu regulieren und kann die Gesundheit des Herz-Kreislauf-Systems stärken, indem es die Durchblutung verbessert. Aktivitäten, die zum Schwitzen anregen, wie zum Beispiel Sport oder Saunagänge, fördern nicht nur die Entgiftung, sondern verbessern auch die Gesundheit der Haut, indem sie verstopfte Poren öffnen und Unreinheiten beseitigen. Regelmäßiges Schwitzen ist ein wesentlicher Bestandteil des natürlichen Entgiftungsprozesses des Körpers und trägt zu einem saubereren und damit gesünderen System bei.

- **Bittersalzbad:** Ein Bittersalzbad ist eine wohltuende und effektive Methode zur Förderung der Entgiftung und Entspannung. Das Magnesiumsulfat in Bittersalz wird leicht über die Haut aufgenommen und hilft, Giftstoffe auszuscheiden, Entzündungen zu reduzieren und Muskelverspannungen zu lösen. Dieses Bad fördert den Entgiftungsprozess des Körpers, indem es das Lymphsystem stimuliert und die Ausscheidung von Abfallprodukten fördert. Darüber hinaus unterstützt das Magnesium in Bittersalz die allgemeine Gesundheit, indem es den Stressabbau und die Schlafqualität verbessert und die Muskelregeneration unterstützt.

Der dritte und letzte Tipp ist die Einnahme starker Bindemittel wie Zeolith oder Aktivkohle. Zeolith mit seiner einzigartigen kristallinen Struktur und negativen Ladung hilft dabei, positiv geladene Giftstoffe, wie Schwermetalle und Umweltschadstoffe, aus den Zellen zu entfernen, und unterstützt so die systemische Entgiftung. Aktivkohle hingegen verbleibt im Darm und wirkt wie ein Schwamm, der Giftstoffe einfängt und verhindert, dass sie durch die Darmschleimhaut zurück ins Blutsystem gelangen. Zusammen haben diese beiden Bindemittel eine synergetische Wirkung, gemeinsam sorgen sie für die Entfernung von Giftstoffen aus dem Körper und stellen deren sichere und wirksame Ausscheidung sicher. Meine erste Wahl für Zeolith ist CytoDetox von 180° Solutions, und für andere Bindemittel empfehle ich Gut CLR™ von Cellular Solutions.

Im Laufe Ihres 30-Tage-Programms regenerieren sich die Zellen kontinuierlich und werden dabei immer gesünder. Im Verlauf dieses Prozesses können bereits geschädigte Zellen während der Autophagie Giftstoffe freisetzen. Deshalb spielt die Einnahme von Bindemitteln eine so entscheidende

Rolle, denn sie stellen sicher, dass diese Giftstoffe tatsächlich aus dem Körper ausgeschieden und nicht erneut resorbiert werden.

❁

Wenn Sie sich jetzt darauf vorbereiten, Ihr »30-Tage Programm zum *Metabolic Reset*« zu starten, denken Sie immer daran: Es ist *Ihr* Rennen, *Ihr* Tempo. Machen Sie sich keine Vorwürfe, wenn Sie zwischendurch einen Fehler gemacht oder einen Tag des Programms ausgelassen haben. Manchmal gewinnt man, manchmal lernt man. Es ist nur Ihre Prägung, die darauf hinwirkt, dass Sie wieder den gewohnten Kurs einschlagen. Konzentrieren Sie sich auf Ihre Affirmation (siehe S. 234), das wird Sie aufbauen! Wenn Sie eine bestimmte Phase des Programms verlängern möchten, ist das völlig in Ordnung. Das Programm soll schließlich Spaß machen!

Achten Sie genau auf die vielen positiven Veränderungen, die während Ihres *Metabolic Reset* stattfinden. Wenn Sie nicht weiterkommen oder sich entmutigt fühlen, suchen Sie Hilfe bei der Online Community unter www.benazadi.com oder stützen Sie sich auf Personen, die Ihnen Energie bringen und Sie anfeuern. Beginnen Sie diesen *Metabolic Reset* im festen Glauben, dass Sie es schaffen und großartige Ergebnisse erzielen werden. Wenn Ihnen dieser Glaube aufgrund Ihrer alten Konditionierung fehlt, dann borge ich Ihnen meinen Glauben an Sie, bis Sie selbst an sich glauben. Ich bin hier an Ihrer Seite und drücke Ihnen die Daumen!

REZEPTE

HINWEIS ZU DEN MENGENANGABEN

Die Rezepte in diesem Buch wurden in den Vereinigten Staaten entwickelt und verwenden daher die dort üblichen Messbecher, die »Cups« – das bedeutet »Tassen« – genannt werden. Ein Cup fasst 240 ml Wasser. Diese amerikanischen Messbecher sind inzwischen auch bei uns verbreitet und sowohl in Fachgeschäften als auch im Onlinehandel erhältlich.

Sie benötigen aber nicht unbedingt einen original US-amerikanischen Cup, denn es genügt ein normaler Haushaltsmessbecher mit 500 ml Fassungsvermögen. Die Grundfläche sollte etwa so groß sein wie die eines Wasserglases. Messen Sie 240 ml Wasser ab, markieren Sie die Füllhöhe mit einem wasserfesten Stift, und schon haben Sie einen »Cup« zur Verfügung! Wiederholen Sie den Vorgang mit 120 ml für ½ Cup und mit 60 ml für ¼ Cup.

Cups werden nicht nur zum Abmessen von Flüssigkeitsmengen, sondern auch für feste Zutaten verwendet. Je kleiner diese geschnitten sind, desto mehr davon passt in einen Cup. Halten Sie sich daher unbedingt an die Vorgaben zum Zerkleinern der Zutaten.

FRÜHSTÜCK

BROKKOLI-FRITTATA

Für 2 Portionen

1 Cup Brokkoliröschen
2 EL Butter
10 große Eier
2 EL Petersilie, fein gehackt
½ TL Meersalz
¼ TL gemahlener schwarzer Pfeffer

Den Ofen auf 190 °C vorheizen.

Den Brokkoli für 6 bis 8 Minuten in kochendem Salzwasser blanchieren, bis er leuchtend grün und weich ist, aber trotzdem noch etwas Biss hat. Dann abgießen und beiseitestellen.

Die Butter in einer ofenfesten Pfanne auf mittlerer Stufe erhitzen. Die Eier mit der Petersilie, dem Salz und dem Pfeffer gründlich verquirlen. Die Brokkoliröschen gleichmäßig in der Pfanne verteilen und die Ei-Mischung darüber gießen.

Einen passenden Deckel auf die Pfanne setzen, in den Ofen stellen und die Frittata für 20 bis 25 Minuten backen, bis die Eier gestockt sind.

Die Frittata aus dem Ofen nehmen, wie einen Kuchen in 8 Stücke schneiden und sofort servieren.

Tipp: Wenn Sie keine Pfanne mit passendem Deckel haben, legen Sie ein Stück Alufolie auf die Pfanne und schlagen Sie es am Rand um, sodass der Dampf nicht entweichen kann.

Nährwerte pro Portion
Fett: 35,5 g
Proteine: 33 g
Kohlenhydrate: 4,5 g

TACO-OMELETT

Für 2 Portionen

225 g Rinderhackfleisch
½ TL Chilipulver
½ TL gemahlener Kreuzkümmel
½ TL getrockneter Oregano
½ TL Meersalz
¼ TL Knoblauchpulver
¼ TL Zwiebelpulver
¼ TL gemahlener schwarzer Pfeffer
2 TL Butter
6 große Eier
½ Avocado, in Scheiben geschnitten und in 2 Portionen verarbeitet
2 EL Koriander, gehackt
2 Limettenspalten

Eine Pfanne auf mittlerer Stufe erhitzen. Das Rinderhackfleisch, das Chilipulver, den Kreuzkümmel, den Oregano, das Salz, das Knoblauchpulver, das Zwiebelpulver und den Pfeffer in die Pfanne geben. Das Fleisch für 8 bis 10 Minuten braten, bis durchgegart und angebräunt ist.

1 TL der Butter in einer großen beschichteten Pfanne auf mittlerer Stufe erhitzen.

Die Eier glatt verquirlen. Die Hälfte der Ei-Mischung in die Pfanne geben und für etwa 3 bis 5 Minuten braten, bis sie fast vollständig gestockt ist. Wenn nötig, die Hitze reduzieren, damit nichts ansetzt.

Die Hälfte der Hackfleisch-Mischung auf einer Hälfte des Omeletts verteilen. Die Hälfte der Avocado-Scheiben auf dem Hackfleisch verteilen und die andere Hälfte des Omeletts darüber falten. Das Omelett für weitere 2 bis 3 Minuten braten.

Die Schritte wiederholen, und aus den restlichen Zutaten ein zweites Omelett braten.

Die Omeletts mit etwas Koriander bestreuen, mit einer Limettenspalte zum Beträufeln garnieren und servieren.

Nährwerte pro Portion
Fett: 35,5 g
Proteine: 43,5 g
Kohlenhydrate: 6,5 g

PUTENHACKBÄLLCHEN MIT SPIEGELEI

Für 2 Portionen

3 EL Butter
300 g Putenhackfleisch
½ TL italienische Kräuter
½ TL Fenchelsamen
½ TL Paprikapulver
½ TL Zwiebelpulver
½ TL Meersalz
¼ TL Muskatnuss, frisch gerieben
¼ TL gemahlener schwarzer Pfeffer

1 Knoblauchzehe, fein gehackt
4 große Eier

Den Ofen auf 180 °C vorheizen. Ein Backblech mit Backpapier auslegen.

2 EL der Butter zerlassen. Die zerlassene Butter mit dem Putenhackfleisch, den italienischen Kräutern, den Fenchelsamen, dem Paprikapulver, dem Zwiebelpulver, dem Salz, der Muskatnuss, dem Pfeffer und dem Knoblauch in eine Schüssel geben und mit den Händen behutsam vermengen. Die Mischung mithilfe eines Esslöffels in gleich große 10 Portionen aufteilen und zu Hackbällchen formen und diese auf das vorbereitete Blech setzen.

Die Bällchen für 25 bis 30 Minuten im Ofen backen, bis sie durchgegart sind, zwischendurch einmal wenden.

Wenn die Bällchen fast fertig sind, die restliche Butter in einer großen Pfanne auf mittlerer Stufe erhitzen. Die Eier in die Pfanne schlagen und für 3 bis 4 Minuten zu Spiegeleiern braten. Alternativ können Sie die Eier auch nach Belieben auf andere Weise zubereiten.

Die Hackbällchen zusammen mit den Eiern servieren.

Tipp: Mit angefeuchteten Händen lassen sich die Bällchen leichter formen.

Nährwerte pro Portion
Fett: 35,5 g
Proteine: 43,5 g
Kohlenhydrate: 6,5 g

TACO-BOWLS MIT RÜHREI

Für 2 Portionen

1 Cup Pecorino Romano, grob gerieben
1 EL Butter
8 große Eier
¼ Cup Koriander, gehackt
½ TL zuckerfreie Taco-Gewürzmischung

Den Ofen auf 200 °C vorheizen. Ein Backblech mit Backpapier auslegen.

Mit dem Pecorino-Käse zwei Kreise mit etwa 15 cm Durchmesser auf das Backpapier streuen, darauf achten, dass eine dünne, gleichmäßige Schicht entsteht. Für 6 bis 8 Minuten backen, bis der Käse geschmolzen ist und sich an den Rändern langsam goldbraun färbt.

Das Backblech aus dem Ofen nehmen und sofort die Käse-Kreise auf zwei umgedrehte kleine Schüsseln legen und behutsam rundherum andrücken. In dieser Position abkühlen lassen.

Die Butter in einer beschichteten Pfanne auf mittlerer Stufe erhitzen.

Die Eier glatt verquirlen, in die Pfanne gießen und für 3 bis 5 Minuten braten, bis sie gestockt sind, dabei stetig rühren.

Die »Taco-Bowls« aus Käse von den Schüsseln abheben und mit der Öffnung nach oben auf zwei Teller setzen. Das Rührei auf die beiden Käse-Schüsseln verteilen und mit dem Koriander und etwas Taco-Gewürzmischung bestreuen.

Tipp: Achten Sie darauf, dass der Boden der Schüsseln, die Sie als Formen für die Taco-Bowls nutzen, keinen zu großen Durchmesser hat, sodass die Seitenwände der Käse-Schüsseln hoch genug sind, um das gesamte Rührei zu fassen. Sollte nicht alles hineinpassen, ist das aber auch nicht schlimm. Richten Sie das restliche Rührei einfach daneben auf dem Teller an.

Nährwerte pro Portion
Fett: 37,5 g
Proteine: 33,5 g
Kohlenhydrate: 2,5 g

EIER IM SCHINKEN-CUP

Für 2 Portionen

2 EL zerlassene Butter
8 Scheiben Parmaschinken
8 große Eier
Meersalz und gemahlener schwarzer Pfeffer nach Belieben
¼ Cup Schnittlauch, in Röllchen geschnitten

Den Ofen auf 180 °C vorheizen.

Acht Mulden eines Muffinblechs mit der Butter ausfetten.

Die Mulden mit je einer Scheibe Schinken auslegen, sodass Boden und Seiten bedeckt sind. In jede Mulde ein Ei geben und nach Belieben mit Salz und Pfeffer würzen.

Die Eier für etwa 20 Minuten im Ofen backen, bis sie gestockt sind.

Die Cups auf zwei Teller verteilen, mit dem Schnittlauch garnieren und sofort servieren.

Nährwerte pro Portion
Fett: 33,5 g
Proteine: 35 g
Kohlenhydrate: 2 g

PROTEINREICHE FRÜHSTÜCKSPIZZA

Für 2 Portionen

3 EL Butter
1 Cup Pilze, in Scheiben geschnitten
¼ TL Meersalz
¼ TL gemahlener schwarzer Pfeffer
12 große Eiweiß
1 Cup Pecorino Romano, gerieben
1 TL getrockneter Oregano
120 g zuckerfreie Salami, in Scheiben

Den Ofen auf 180 °C vorheizen. Zwei Backbleche mit Backpapier auslegen und das Backpapier mit 1 EL der Butter etwas einfetten.

Die restliche Butter bei mittlerer Hitze in einer Pfanne erhitzen. Die Pilze, das Salz und den Pfeffer in die Pfanne geben und für 8 bis 10 Minuten braten, bis die Pilze goldbraun sind.

Die Eiweiße in einer großen Schüssel aufschlagen, bis sich feste Spitzen bilden. Auf jedes Backblech eine Hälfte des Eischnees setzen und kreisförmig verteilen – die Kreise sollten etwa 30 cm Durchmesser haben. Etwa 20 Minuten backen, bis die »Pizzaböden« fest sind.

Die Böden mit dem Pecorino, dem Oregano, den Pilzen und der Salami belegen. Etwa 15 Minuten backen, bis der Käse geschmolzen ist und die Salami langsam knusprig wird.

Die Pizzen in Stücke schneiden, auf zwei Teller verteilen und servieren.

Nährwerte pro Portion

Fett: 34,5 g

Proteine: 41,5 g

Kohlenhydrate: 3 g

FRÜHSTÜCKSAUFLAUF

Für 2 Portionen

225 g Rinderhackfleisch
½ Cup Pilze, in Scheiben geschnitten
¼ Cup rote, orange oder gelbe Paprika, gewürfelt
½ TL getrockneter Oregano
½ TL Meersalz
¼ TL gemahlener schwarzer Pfeffer
10 große Eier
¼ Cup Schlagsahne mit hohem Fettgehalt

Den Ofen auf 180 °C vorheizen.

Das Rinderhackfleisch, die Pilze, die Paprika, den Oregano, das Salz und den Pfeffer für etwa 10 Minuten bei mittlerer Hitze in einer Pfanne anbraten, bis das Rinderhack und die Pilze goldbraun und die Paprikawürfel weich sind. Die Fleisch-Mischung in eine 22,5 × 22,5 cm große Auflaufform geben.

Die Eier mit der Sahne verquirlen. Die Ei-Mischung über das Fleisch in der Auflaufform gießen.

Den Auflauf etwa 35 bis 40 Minuten backen, bis die Ei-Mischung vollständig gestockt ist.

Den Auflauf in 4 quadratische Stücke schneiden, auf zwei Teller verteilen und servieren.

Nährwerte pro Portion
Fett: 46 g
Proteine: 55 g
Kohlenhydrate: 4,5 g

KETO-QUICHE OHNE KRUSTE

Für 2 Portionen

1 EL Butter
1 Cup Brokkoli, fein gehackt
1 Cup rote Paprika, gewürfelt
½ Cup Zwiebel, gehackt
6 große Eier
1 Cup Schlagsahne mit hohem Fettgehalt
120 g Cheddar aus Schafmilch, grob geriebene
¼ TL Meersalz
¼ TL gemahlener schwarzer Pfeffer

Den Ofen auf 180 °C vorheizen.

Die Butter bei mittlerer Hitze in einer Pfanne erhitzen. Den Brokkoli, die Paprika und die Zwiebel hineingeben und für 8 bis 10 Minuten anbraten, bis das Gemüse weich ist.

Die Eier mit der Sahne, dem Cheddar, dem Salz und dem Pfeffer in einer Schüssel gründlich verquirlen. Das Gemüse unter die Ei-Mischung heben und alles in eine runde Keramikform mit 22 cm Durchmesser geben.

Die Quiche 40 bis 45 Minuten im Ofen backen, bis sie gestockt ist. Die Quiche wie einen Kuchen aufschneiden und sofort servieren.

Nährwerte pro Portion
Fett: 41,5 g
Proteine: 35 g
Kohlenhydrate: 11,5 g

GEFÜLLTE EIER MIT SPECK

Für 2 Portionen

4 Scheiben Frühstücksspeck
8 große Eier
2 EL zuckerfreie Mayonnaise
1 TL Dijon-Senf
¼ TL Meersalz
¼ TL gemahlener schwarzer Pfeffer
¼ TL Paprikapulver

Den Speck für 8 bis 10 Minuten bei mittlerer Hitze in einer Pfanne braten, bis er goldbraun und knusprig ist. Den Speck aus der Pfanne nehmen und in kleine Stücke schneiden.

Die Eier in einen Topf geben und mit Wasser bedecken. Das Wasser zum Kochen bringen und die Eier 7 Minuten kochen. Den Topf vom Herd nehmen und für 10 Minuten beiseitestellen. Die Eier aus dem heißen Wasser nehmen, in ein Sieb geben und mit kaltem Wasser abspülen, bis sie abgekühlt sind.

Die Eier schälen, halbieren und die Eigelbe in eine Schüssel geben. Die Eigelbe mit der Mayonnaise, dem Senf, dem Salz und dem Pfeffer zu einer glatten Paste vermischen. Den Speck unterrühren.

Die Eigelb-Mischung mit einem Löffel oder einem Spritzbeutel in die Eihälften füllen. Mit dem Paprikapulver bestreuen. Die gefüllten Eier auf zwei Teller verteilen und direkt servieren, das sind 4 Eier pro Portion.

Nährwerte pro Portion
Fett: 35,5 g
Proteine: 31 g
Kohlenhydrate: 1,5 g

EI-HÄHNCHEN-MUFFINS

Für 2 Portionen

3 EL zerlassene Butter
6 große Eier
¼ TL Meersalz
¼ TL gemahlener schwarzer Pfeffer
120 g gekochtes Hähnchenfleisch, in Stücke geschnitten oder zerpflückt
2 EL zuckerfreie scharfe Sauce
2 TL Schnittlauch, gehackt

Den Ofen auf 190 °C vorheizen. Sechs Mulden eines Muffinblechs mit der Butter ausfetten.

Die Eier mit dem Salz und dem Pfeffer in eine Schüssel geben und gründlich verquirlen. Das Hähnchenfleisch auf die Mulden verteilen und die verquirlten Eier darüber gießen, dabei darauf achten, dass sie gleichmäßig verteilt sind. Das Muffinblech auf ein Backblech stellen.

Die Muffins etwa 25 bis 30 Minuten backen, bis die Ei-Mischung vollständig gestockt ist. Die Muffins aus der Form heben und auf zwei Teller verteilen.

Die Muffins mit der scharfen Sauce und dem Schnittlauch garnieren und sofort servieren.

Nährwerte pro Portion
Fett: 34 g
Proteine: 35,5 g
Kohlenhydrate: 1,5 g

POCHIERTE EIER MIT SAUCE HOLLANDAISE UND SPARGEL

Für 2 Portionen

10 große Eier
10 Stangen weißer Spargel, holzige Enden abgetrennt und geschält
3 Eigelb
1 EL Zitronensaft
1 TL Dijon-Senf
¼ TL Meersalz
¼ TL gemahlener schwarzer Pfeffer
3 EL heiße zerlassene Butter

Die Eier in einem Topf mit köchelndem Salzwasser 3 bis 5 Minuten pochieren, bis sie weich gekocht sind.

In der Zwischenzeit den Spargel in einen Topf mit kochendem Salzwasser geben und 8 bis 10 Minuten blanchieren, bis die Stangen etwas weicher sind, aber trotzdem noch Biss haben.

Während die Eier und der Spargel kochen, die Eigelbe mit dem Zitronensaft, dem Senf, dem Salz und dem Pfeffer in einen Mixer geben und zu einer glatten Creme verarbeiten. Bei laufendem Mixer nach und nach die heiße zerlassene Butter zugießen, bis eine dickflüssige und cremige Sauce entstanden ist.

Die Eier und den Spargel auf zwei Teller verteilen, mit der Sauce hollandaise beträufeln und sofort servieren.

Nährwerte pro Portion
Fett: 47,5 g
Proteine: 37,5 g
Kohlenhydrate: 7,5 g

BUNTE FRÜHSTÜCKSGEMÜSEPFANNE MIT SPECK

Für 2 Portionen

½ Cup Steckrübe, gewürfelt
8 Scheiben Frühstücksspeck, gewürfelt
½ Cup Zucchini, gewürfelt
½ rote, orange oder gelbe Paprika, gewürfelt
1 TL Paprikapulver
½ TL Zwiebelpulver
½ TL Knoblauchpulver
½ TL italienische Kräuter
½ TL Meersalz
¼ TL gemahlener schwarzer Pfeffer
1 EL Butter
8 große Eier
1 EL Dill, fein gehackt

Die Steckrübe in einem kleinen Topf mit kochendem Wasser 6 bis 8 Minuten blanchieren, dann abgießen und beiseitestellen.

Den Speck in eine beschichtete Pfanne geben und bei mittlerer Hitze etwa 8 Minuten braten, bis er angebräunt ist. Mit einem Schaumlöffel den Speck in eine Schüssel geben und beiseitestellen.

Die Pfanne wieder bei mittlerer Hitze auf den Herd stellen. Die Steckrübe, die Zucchini, die Paprika, das Zwiebelpulver, das Knoblauchpulver, die italienischen Kräuter, das Salz und den Pfeffer in die Pfanne geben und etwa 10 Minuten braten, bis das Gemüse weich ist. Den Speck unterrühren und die Mischung warm halten.

Die Butter in einer zweiten beschichteten Pfanne auf mittlerer Stufe erhitzen. Die Eier in einer Schüssel glatt verquirlen, in die Pfanne gießen und ohne Rühren für 1 Minute braten. Dann die Eier mit einem Pfannenwender zerteilen, sodass große, lockere Stücke entstehen, und weitere 3 bis 4 Minuten braten. Alternativ können Sie die Eier auch nach Belieben auf andere Weise zubereiten.

Die Gemüse-Mischung auf zwei Schalen verteilen und jeweils die Hälfte des Rühreis darauf anrichten. Mit dem Dill garnieren und sofort servieren.

Nährwerte pro Portion
Fett: 37 g
Proteine: 38 g
Kohlenhydrate: 9 g

OMELETT-WRAPS MIT HÄHNCHEN

Für 2 Portionen

225 g Hähnchenhackfleisch
1 TL Fenchelsamen
½ TL Zwiebelpulver
½ TL Meersalz
¼ TL Paprikapulver
¼ TL gemahlener Piment
¼ TL Muskatnuss, frisch gerieben
¼ TL gemahlener schwarzer Pfeffer
2 EL Butter
¼ Cup Pecorino Romano, grob gerieben
6 große Eier

Das Hähnchenhackfleisch mit den Fenchelsamen, dem Zwiebelpulver, dem Salz, dem Paprikapulver, dem Piment, der Muskatnuss und dem Pfeffer in eine Schüssel geben und mit den Händen behutsam vermengen. Aus der Mischung vier flache Frikadellen formen.

1 EL der Butter in einer beschichteten Pfanne auf mittlerer Stufe erhitzen. Die Frikadellen hineingeben und je Seite etwa 5 Minuten braten, bis sie goldbraun und durchgegart sind. Den Pecorino über die Frikadellen streuen, einen Deckel auf die Pfanne setzen, und den Käse für etwa 3 bis 5 Minuten schmelzen lassen.

In der Zwischenzeit ½ EL der Butter in einer mittelgroßen beschichteten Pfanne auf mittlerer Stufe erhitzen. Die Eier verquirlen, die Hälfte davon in die Pfanne gießen, einen Deckel aufsetzen und 3 bis 5 Minuten garen, bis die Eier gestockt sind. Das Omelett auf ein großes Schneidebrett oder einen Teller legen. Den Prozess wiederholen und ein zweites Omelett braten.

Auf jedes Omelett zwei Hähnchenfrikadellen legen und das Omelett wie einen Wrap darum falten, wenn nötig, mit Zahnstochern fixieren. Sofort servieren.

Nährwerte pro Portion

Fett: 40,5 g

Proteine: 39,5 g

Kohlenhydrate: 2 g

POCHIERTE EIER UND ZUCCHINIPUFFER

Für 2 Portionen

1 Cup Zucchini, geraspelt
¼ Cup Pecorino Romano, grob gerieben
11 Eier
1 Knoblauchzehe, fein gehackt
½ TL italienische Kräuter
¼ TL Meersalz
¼ TL gemahlener schwarzer Pfeffer
1 EL Butter

Die Zucchini mit dem Pecorino, einem Ei, dem Knoblauch, den italienischen Kräutern, dem Salz und dem Pfeffer in eine Schüssel geben und gut verrühren.

Die Butter in einer großen beschichteten Pfanne auf mittlerer Stufe erhitzen. Die Zucchini-Mischung in vier Portionen in die Pfanne geben, jede Portion etwas flach drücken, sodass vier runde Puffer entstehen. Etwa 5 Minuten braten, bis sie goldbraun und knusprig sind, dann wenden und von der anderen Seite weitere 5 Minuten braten. Die Zucchinipuffer aus der Pfanne heben und auf zwei Teller verteilen.

In der Zwischenzeit die restlichen 10 Eier in einem Topf mit köchelndem Salzwasser 3 bis 5 Minuten pochieren, bis das Eiweiß gestockt, das Eigelb aber noch weich ist. Die Eier mit einem Sieblöffel herausheben. Alternativ können Sie die Eier auch nach Belieben auf andere Weise zubereiten.

Die pochierten Eier sofort zusammen mit den Zucchinipuffern servieren.

Nährwerte pro Portion
Fett: 35,5 g
Proteine: 35 g
Kohlenhydrate: 4 g

RÜHREI MIT CHAMPIGNONS UND FELDSALAT

Für 2 Portionen

Für das Rührei
2 TL Butter
1350 g braune Champignons, in Scheiben geschnitten
½ TL Meersalz
¼ TL fein gemahlener schwarzer Pfeffer
1 TL getrocknete Thymianblätter
18 Eiweiß

Für den Salat
6 Cups Feldsalat (oder zerpflückten Kopfsalat)
1 Cup Radieschen, in Scheiben geschnitten
8 Frühlingszwiebeln, in Ringe geschnitten
¼ Cup Apfelessig
2 EL Estragon, fein gehackt
2 TL Dijon-Senf
¼ TL Meersalz
¼ TL gemahlener schwarzer Pfeffer

Für das Rührei die Butter auf mittlerer Stufe in einer Pfanne erhitzen. Die Pilze, das Salz, den Pfeffer und den Thymian in die Pfanne geben und 8 bis 10 Minuten braten, bis die Pilze goldbraun sind.

Die Eiweiße in einer kleinen Schüssel verquirlen.

Die Eiweiße zu den Pilzen in die Pfanne geben und unter Rühren etwa 3 bis 5 Minuten mitbraten.

Für den Salat den Feldsalat mit den Radieschen und den Frühlingszwiebeln vermischen.

Für das Dressing den Apfelessig mit dem Estragon, dem Senf, dem Salz und dem Pfeffer in einer kleinen Schüssel gründlich verquirlen. Das Dressing über den Salat geben und alles gut vermischen.

Die Rühreier und den Salat auf zwei Teller verteilen und direkt servieren.

Nährwerte pro Portion

Fett: 5 g

Proteine: 42,5 g

Kohlenhydrate: 50,5 g

MITTAGESSEN

LACHSKÜCHLEIN MIT EISBERGSALAT

Für 2 Portionen

300 g Lachs aus der Dose, abgetropft
4 EL zuckerfreie Mayonnaise
1 TL Kapern, gehackt
½ TL Zitronenschale
½ TL italienische Kräuter
¼ TL Cayennepfeffer
1 großes Eiweiß
1 EL Butter
2 Cups in Streifen geschnittener Eisbergsalat
¼ Cup Gurke, gewürfelt
1 EL Frühlingszwiebel, in Ringe geschnitten
1 EL Apfelessig
1 EL Petersilie, gehackt
1 EL Dill, gehackt
Meersalz und gemahlener schwarzer Pfeffer nach Belieben

Den Lachs in einer Schüssel mit 2 EL der Mayonnaise, den Kapern, der Zitronenschale, den italienischen Kräutern und dem Cayennepfeffer vermischen. Das Eiweiß aufschlagen, bis sich feste Spitzen bilden, und behutsam unter die Lachsmischung heben. Aus der Mischung vier Küchlein formen.

Die Butter auf mittlerer Stufe in einer Pfanne erhitzen. Die Küchlein hineingeben, mit dem Pfannenwender flach drücken und pro Seite etwa 4 bis 6 Minuten anbraten, bis sie goldbraun und durchgegart sind.

Den Eisbergsalat auf zwei Teller verteilen und die Gurke und die Frühlingszwiebeln darüber streuen. Die Lachsküchlein daneben anrichten.

Die restliche Mayonnaise, den Apfelessig, die Petersilie und den Dill zusammen mit Salz und Pfeffer in einer Schüssel verquirlen. Das Dressing über den Salat und die Lachsküchlein träufeln und sofort servieren.

Nährwerte pro Portion
Fett: 40 g
Proteine: 37,5 g
Kohlenhydrate: 3 g

SALATWRAPS MIT STEAK IN TAMARI-SESAM-MARINADE

Für 2 Portionen

300 g Flank- oder Hüftsteak
2 EL Tamari-Sauce
4 EL Sesamöl
1 EL Apfelessig
2 TL Ingwer, fein gehackt
3 Knoblauchzehen, fein gehackt
½ TL Meersalz
¼ TL gemahlener schwarzer Pfeffer
8 Kopfsalatblätter
2 EL Koriander, gehackt

Das Steak quer zur Faser in dünne Streifen schneiden.

Die Tamari-Sauce mit dem Sesamöl, dem Apfelessig, dem Ingwer, dem Knoblauch, dem Salz und dem Pfeffer in einer Schüssel verquirlen.

Das Steak in die Schüssel geben und mindestens 30 Minuten in der Marinade ziehen lassen.

Eine große Pfanne auf mittlerer bis hoher Stufe erhitzen. Das marinierte Steak in die Pfanne geben und 3 bis 5 Minuten braten, bis das Steak gerade zu bräunen beginnt.

Das Steak auf die Salatblätter verteilen und mit dem Koriander bestreut servieren.

Nährwerte pro Portion
Fett: 39,5 g
Proteine: 33,5 g
Kohlenhydrate: 4,5

HÜHNERSUPPE MIT SHIRATAKI-NUDELN

Für 2 Portionen

6 EL Butter
2 Knoblauchzehen, fein gehackt
4 Cups Hühnerbrühe
225 g Hähnchenbrust, in kleine Würfel geschnitten
1 Karotte, in kleine Würfel geschnitten
1 Selleriestange, in kleine Würfel geschnitten
2 TL Tamari-Sauce
½ TL getrockneter Thymian
½ TL Meersalz oder nach Belieben
¼ TL gemahlener schwarzer Pfeffer oder nach Belieben
1 Packung (à 200 g) kohlenhydratfreie Shirataki-Nudeln

Die Butter in einem großen Topf auf mittlerer Stufe erhitzen. Den Knoblauch zugeben und etwa 1 Minute anbraten, bis er zu duften beginnt.

Die Hühnerbrühe, die Hähnchenbrust, die Karotte, den Sellerie, die Tamari-Sauce, den Thymian, das Salz und den Pfeffer in den Topf geben. Die Mischung zum Köcheln bringen und etwa 20 Minuten köcheln, bis das Gemüse weich ist.

Die Shirataki-Nudeln zugeben und weitere 5 Minuten köcheln.

Die Suppe auf zwei Suppenteller verteilen und direkt servieren.

Nährwerte pro Portion
Fett: 37,5 g
Proteine: 37 g
Kohlenhydrate: 7,5 g

BUNTER SALAT MIT HÄHNCHENBRUST

Für 2 Portionen

2 TL Butter
180 g Hähnchenbrust
1 TL Meersalz
½ TL gemahlener schwarzer Pfeffer
6 Cups Romanasalat, in Streifen geschnitten
2 große rote Paprika, gewürfelt
2 große grüne Paprika, gewürfelt
4 Cups Gurke, in Scheiben geschnitten
2 Cups Karotte, geraspelt
¼ Cup Frühlingszwiebel, in Ringe geschnitten
¼ Cup Dill, in Stücke gezupft
¼ Cup Zitronensaft, frisch gepresst

¼ Cup Apfelessig
1 EL Dijon-Senf
4 Knoblauchzehen, fein gehackt

Die Butter auf mittlerer Stufe in einer Pfanne erhitzen. Die Hähnchenbrust mit ½ TL Salz und einem ¼ TL Pfeffer würzen. In die Pfanne legen und pro Seite etwa 8 bis 10 Minuten braten, bis sie goldbraun und durchgegart ist. Die Pfanne vom Herd nehmen und die Hähnchenbrust in Streifen schneiden.

Während das Hähnchen noch brät, den Romanasalat, die Paprika, die Gurkenscheiben, die Karotte, die Frühlingszwiebel und den Dill in einer großen Schüssel mischen.

In einer zweiten Schüssel den Zitronensaft mit dem Essig, dem Senf, dem Knoblauch und dem restlichen Salz und Pfeffer gründlich verquirlen. Das Dressing über den Salat geben und alles vermengen.

Den Salat auf zwei Teller verteilen, die Hähnchenbrust obendrauf geben und sofort servieren.

Nährwerte pro Portion
Fett: 8 g
Proteine: 30 g
Kohlenhydrate: 50,5 g

GEBRATENER KONJAK-REIS

Für 2 Portionen

225 g Schweinekotelett, gewürfelt
Meersalz nach Belieben
gemahlener schwarzer Pfeffer nach Belieben
3 EL Butter

1 Packung Konjak-Reis
¼ Cup Frühlingszwiebel, in Ringe geschnitten
2 EL Tamari-Sauce
4 Knoblauchzehen, fein gehackt
1 TL Sesamöl
4 große Eier

Das Schweinekotelett nach Belieben mit Salz und Pfeffer würzen.

Die Butter in einer Pfanne auf mittlerer Stufe erhitzen.

Das Schweinekotelett in die Pfanne legen und etwa 8 bis 10 Minuten braten, bis es goldbraun und durchgegart ist.

Den Konjak-Reis, die Frühlingszwiebel, die Tamari-Sauce, den Knoblauch und das Sesamöl zum Fleisch in die Pfanne geben. Etwa 10 Minuten unter gelegentlichem Rühren mitbraten, bis die Mischung durchgewärmt ist.

Die Eier in einer Schüssel verquirlen. Die Konjak-Reis-Mischung in der Pfanne zur Seite schieben, die Eier in die Pfanne gießen und zu Rührei braten. Das Rührei unter den Reis mischen.

Den Reis auf zwei Schüsseln verteilen und direkt servieren.

Nährwerte pro Portion
Fett: 38 g
Proteine: 38 g
Kohlenhydrate: 8,5 g

BURGERPATTY IM SALATBLATT

Für 2 Portionen

Für die Sauce
3 EL zuckerfreie Mayonnaise
1 EL Dillgurken, gehackt
1 EL Zwiebeln, fein gehackt
¼ TL Paprikapulver
¼ TL gemahlener schwarzer Pfeffer

Für die Burgerpattys
350 g Rinderhackfleisch
1 EL Dijon-Senf
1 EL Tamari-Sauce
½ TL Meersalz
¼ TL gemahlener schwarzer Pfeffer
1 TL Butter
4 Eisbergsalatblätter

Für die Sauce die Mayonnaise, die Dillgurken, die Zwiebel, das Paprikapulver und den Pfeffer verrühren. Zur Seite stellen.

Für die Burger das Rinderhackfleisch, den Senf, die Tamari-Sauce, das Salz und den Pfeffer in eine Schüssel geben und mit den Händen behutsam vermengen. Aus der Masse zwei Burgerpattys formen.

Die Butter in einer Pfanne auf mittlerer Stufe erhitzen. Die Pattys in die Pfanne legen und pro Seite etwa 8 bis 10 Minuten braten, bis sie durchgegart sind.

Jedes Patty auf ein Salatblatt legen, mit der Sauce bestreichen und ein zweites Salatblatt darauf legen. Sofort servieren.

Nährwerte pro Portion

Fett: 35,5 g
Proteine: 35 g
Kohlenhydrate: 2 g

RINDERKÖFTE MIT GRIECHISCHEM SALAT UND TSATSIKI

Für 2 Portionen

Für die Rinderköfte
350 g Rinderhackfleisch
1 Knoblauchzehe, fein gehackt
½ TL gemahlener Kreuzkümmel
½ TL gemahlener Koriander
¼ TL Meersalz
¼ TL gemahlener schwarzer Pfeffer
4 Bambusspieße, mindestens 30 Minuten in Wasser eingelegt
3 EL Olivenöl

Für den Tsatsiki
¼ Cup Joghurt aus Schafmilch
2 EL Gurke, grob gerieben
½ TL Dill, fein gehackt
1 TL Zitronensaft, frisch gepresst
½ Knoblauchzehe, fein gehackt
⅛ TL Meersalz
⅛ TL frisch gemahlener schwarzer Pfeffer

Für den griechischen Salat
2 Cups Eisbergsalat, in Streifen geschnitten
¼ Cup Gurke, gewürfelt
6 Kirschtomaten, halbiert

Für die Rinderköfte das Rinderhackfleisch, den Knoblauch, den Kreuzkümmel, den Koriander, das Salz und den Pfeffer in eine Schüssel geben und behutsam mit den Händen vermengen. Die Masse in vier gleich große Portionen teilen und jede Portion um einen der Bambusspieße drücken.

Die Spieße mit dem Olivenöl bestreichen.

Eine große Pfanne auf mittlerer Stufe erhitzen. Die Spieße darin etwa 10 bis 12 Minuten unter gelegentlichem Wenden braten, bis sie goldbraun und durchgegart sind. Die Spieße können alternativ auch auf dem Grill gegart werden.

Für den Tsatsiki den Schafmilchjoghurt mit der Gurke, dem Dill, dem Zitronensaft, dem Knoblauch, dem Salz und dem Pfeffer verrühren.

Für den griechischen Salat den Eisbergsalat auf zwei Teller verteilen und die Gurke und die Kirschtomaten dazugeben.

Auf jedem Salat zwei Köfte-Spieße anrichten, mit dem Tsatsiki beträufeln und sofort servieren.

Nährwerte pro Portion
Fett: 39 g
Proteine: 36 g

DIP AUS GERÄUCHERTER MAKRELE

Für 2 Portionen

225 g geräucherte Makrele in Öl aus der Dose
2 EL weiche Butter
1 TL Dijon-Senf
¼ TL Meersalz

1 Prise gemahlener schwarzer Pfeffer
20 Gurkenscheiben

Die Makrele zusammen mit der Butter, dem Senf, dem Salz und dem Pfeffer in eine Schüssel geben und mit einer Gabel zerdrücken, bis alles gut vermischt und die Makrele in kleine Stücke zerlegt ist. Wenn nötig, 1 bis 2 EL Wasser zur Mischung geben, damit sie geschmeidiger wird.

Den Dip auf zwei Schüsseln verteilen und jeweils mit 10 Gurkenscheiben zum Dippen servieren.

Nährwerte pro Portion
Fett: 38 g
Proteine: 28 g
Kohlenhydrate: 2 g

LAMMBURGER MIT TSATSIKI

Für 2 Portionen

Für den Tsatsiki
½ Cup Joghurt aus Schafmilch
¼ Cup Gurke, grob gerieben
1 TL Dill, fein gehackt
2 TL Zitronensaft, frisch gepresst
1 Knoblauchzehe, fein gehackt
¼ TL Meersalz
¼ TL frisch gemahlener schwarzer Pfeffer

Für die Burger
300 g Lammhackfleisch
2 EL Zwiebel, fein gehackt
1 EL Petersilie, gehackt

1 EL Minze, gehackt
½ TL gemahlener Kreuzkümmel
½ TL gemahlener Koriander
1 Knoblauchzehe, fein gehackt
½ TL Meersalz
¼ TL frisch gemahlener schwarzer Pfeffer
2 EL Butter
4 Eisbergsalatblätter

Für den Tsatsiki den Schafmilchjoghurt mit der Gurke, dem Dill, dem Zitronensaft, dem Knoblauch, dem Salz und dem Pfeffer verrühren. Den Tsatsiki bis zum Servieren kalt stellen.

Für die Burgerpattys das Lammhackfleisch mit der Zwiebel, der Petersilie, der Minze, dem Kreuzkümmel, dem Koriander, dem Knoblauch, dem Salz und dem Pfeffer in eine Schüssel geben und mit den Händen behutsam vermengen. Die Mischung in zwei Portionen teilen und daraus Pattys formen. Die Pattys auf einen Teller oder ein kleines Backblech legen. Die Pattys für etwa 30 Minuten in den Kühlschrank stellen, bis sie fest sind.

Die Butter in einer Pfanne auf mittlerer Stufe erhitzen, bis sie geschmolzen ist und zu brutzeln beginnt. Die Pattys hineingeben und je Seite etwa 8 bis 10 Minuten braten, bis sie goldbraun und durchgegart sind.

Die Pattys jeweils zwischen zwei Salatblättern und mit Tsatsiki bestrichen servieren.

Nährwerte pro Portion
Fett: 40,5 g
Proteine: 34 g
Kohlenhydrate: 8 g

CHIPOTLE-LACHS MIT KORIANDER-LIMETTEN-KRAUTSALAT

Für 2 Portionen

Für den Lachs
2 Lachsfilets à 225 g
1 EL Olivenöl
1 TL Chipotle-Chilipulver (oder herkömmliches Chilipulver)
Salz und Pfeffer nach Belieben

Für den Koriander-Limetten-Krautsalat
2 EL Limettensaft, frisch gepresst
4 EL Olivenöl
½ TL Meersalz
¼ TL gemahlener schwarzer Pfeffer
1 Cup Weißkraut, in Streifen geschnitten
2 EL Koriander, fein gehackt

Den Ofen auf 190 °C vorheizen. Ein Backblech mit Backpapier auslegen.

Die Lachsfilets auf das Blech legen, mit dem Olivenöl bestreichen und mit dem Chilipulver und nach Belieben mit Salz und Pfeffer bestreuen. Die Filets etwa 15 bis 20 Minuten im Ofen garen, bis der Lachs beim Zerteilen mit einer Gabel in Stücke zerfällt.

Für den Krautsalat den Limettensaft mit dem Olivenöl, dem Salz und dem Pfeffer verquirlen. Das Weißkraut und den Koriander sorgfältig mit dem Dressing vermischen.

Den Lachs und den Krautsalat auf zwei Teller verteilen und direkt servieren.

Nährwerte pro Portion
Fett: 36 g
Proteine: 42,5 g
Kohlenhydrate: 5,5 g

HACKBRATEN-MUFFINS MIT STECKRÜBENPÜREE

Für 2 Portionen

Für die Hackbraten-Muffins
350 g Rinderhackfleisch
1 großes Ei
1 EL Dijon-Senf
1 TL italienische Kräuter
½ TL Meersalz
½ TL gemahlener schwarzer Pfeffer

Für das Steckrübenpüree
1 Cup gewürfelte Steckrübe
4 EL Butter
½ TL Meersalz
¼ TL schwarzer Pfeffer

Den Ofen auf 190 °C vorheizen.

Das Rinderhackfleisch mit dem Ei, dem Senf, den italienischen Kräutern, dem Salz und dem Pfeffer in eine Schüssel geben und mit den Händen vermengen.

Die Mischung in vier Portionen teilen und jeweils in eine Mulde einer Muffinform drücken. Die Form auf ein Backblech stellen, und die Muffins etwa 30 bis 40 Minuten im Ofen backen, bis sie durchgegart sind und ein Fleischthermometer 75 °C anzeigt.

Die Steckrübenwürfel in einen Topf geben, mit Wasser bedecken und 50 bis 60 Minuten kochen, bis sie weich ist.

Die Steckrübe abgießen und zurück in den Topf geben. Die Butter, das Salz und den schwarzen Pfeffer dazugeben und alles zu einem geschmeidigen Püree zerdrücken.

Die Hackbraten-Muffins und das Steckrübenpüree auf zwei Teller verteilen und sofort servieren.

Nährwerte pro Portion
Fett: 42,5 g
Proteine: 37,5 g
Kohlenhydrate: 7 g

WARMER SPARGELSALAT MIT SPECK UND EI

Für 2 Portionen

8 große Eier
16 Stangen weißer Spargel, holzige Enden abgetrennt und geschält
6 Scheiben Frühstücksspeck, in breite Streifen, dann in 2,5 cm lange Stücke geschnitten
2 EL Apfelessig
1 EL Olivenöl
1 TL Dijon-Senf
¼ TL Meersalz
¼ TL gemahlener schwarzer Pfeffer

Die Eier in einen Topf geben und mit Wasser bedecken. Das Wasser zum Kochen bringen, dann die Temperatur reduzieren, bis es köchelt, und die Eier 7 Minuten köcheln lassen. Den Topf vom Herd nehmen und für 10 Minuten beiseitestellen. Die Eier herausnehmen und mit kaltem Wasser abschrecken, um den Garprozess zu unterbrechen. Die Eier schälen und klein schneiden.

Den Spargel in einen Topf mit köchelndem Salzwasser geben und etwa 6 Minuten blanchieren, bis die Stangen etwas weicher sind, aber trotzdem noch Biss haben. Den Spargel abgießen und unter kaltem Wasser abschrecken, um den Garprozess zu unterbrechen.

Den Frühstücksspeck für 8 bis 10 Minuten bei mittlerer Hitze in einer Pfanne braten, bis er goldbraun und knusprig ist. Mit einem Schaumlöffel den Speck auf einen mit Küchenpapier ausgelegten Teller heben.

Den Apfelessig, das Olivenöl, den Senf, das Salz und den Pfeffer zum Speckfett geben und alles verquirlen.

Den Spargel mit dem Speck und dem Dressing vermengen und auf zwei Teller verteilen. Auf jede Portion vier Eier geben und warm servieren.

Nährwerte pro Portion
Fett: 35 g
Proteine: 36,5 g
Kohlenhydrate: 7 g

PASTA CARBONARA

Für 2 Portionen

3 große Eier
½ Cup Pecorino Romano, grob gerieben
½ TL Meersalz
½ TL gemahlener schwarzer Pfeffer
1 EL Olivenöl
120 g Frühstücksspeck, in Stücke geschnitten
225 g Shirataki-Nudeln, gekocht, abgegossen und abgespült
1 EL Petersilie, gehackt
Gemahlener schwarzer Pfeffer nach Belieben

Die Eier mit ⅓ Cup vom Pecorino und mit dem Salz und dem Pfeffer in eine Schüssel geben und gründlich verquirlen.

Das Olivenöl in einer Pfanne bei mittlerer Hitze erhitzen. Den Frühstücksspeck in die Pfanne geben und 8 bis 10 Minuten braten, bis er goldbraun und knusprig ist. Die Nudeln dazugeben und etwa 3 Minuten mitbraten, bis sie gut durchgewärmt sind.

Die Pfanne vom Herd nehmen, die Ei-Mischung zugießen und alles vermischen, bis eine cremige Sauce entstanden ist.

Die Shirataki-Nudeln auf zwei Schüsseln verteilen, mit dem restlichen Pecorino und der Petersilie bestreuen und sofort servieren. Nach Belieben mit schwarzem Pfeffer würzen.

Nährwerte pro Portion

Fett: 40 g

Proteine: 33 g

Kohlenhydrate: 1,5 g

ABENDESSEN

ZITRONEN-KRÄUTER-HÄHNCHEN MIT KAROTTEN AUS DEM SLOW COOKER

Für 2 Portionen

⅓ Cup weiche Butter
1 EL Zitronenschale, fein gerieben
1 EL Zitronensaft, frisch gepresst
2 Knoblauchzehen, fein gehackt
1 TL Rosmarin, gehackt
1 TL Thymian, gehackt
½ TL Meersalz
¼ TL gemahlener schwarzer Pfeffer
2 große Karotte, geschält und in Scheiben geschnitten
1 Cup Hühnerbrühe
2 Hähnchenschenkel à 300 g

Die Butter mit der Zitronenschale, dem Zitronensaft, dem Knoblauch, dem Rosmarin, dem Thymian, dem Salz und dem Pfeffer verrühren.

Die Karotten in den Topf eines Slow Cookers geben und die Hühnerbrühe zugießen.

Die Hähnchenschenkel mit der Butter-Mischung einreiben und auf die Karotten legen. Auf hoher Stufe 4 bis 5 Stunden garen, bis die Karotten und die Hähnchenschenkel durchgegart sind.

Tipp: Für etwas mehr Farbe auf den Hähnchenschenkeln legen Sie das gegarte Hähnchen auf ein Backblech und schieben Sie es für 5 bis 10 Minuten unter einen Salamander oder den Grill des Backofens, bis es goldbraun ist.

Nährwerte pro Portion
Fett: 48,5 g
Proteine: 72 g
Kohlenhydrate: 8 g

KABELJAU-SPECK-SUPPE

Für 2 Portionen

1 EL Butter
6 Scheiben Frühstücksspeck, in breite Streifen, dann in 2,5 cm lange Stücke geschnitten
¼ Zwiebel, gewürfelt
1 Knoblauchzehe, fein gehackt
½ TL Paprikapulver
½ TL Meersalz
¼ TL gemahlener schwarzer Pfeffer
⅛ TL Cayennepfeffer oder nach Belieben mehr
4 Cups Fischfond
225 g Kabeljau, in 2,5 cm große Stücke geschnitten
½ Cup Schlagsahne mit hohem Fettgehalt
2 EL Zitronensaft, frisch gepresst
1 EL Petersilie, gehackt

Die Butter in einem großen Topf auf mittlerer Stufe erhitzen. Den Frühstücksspeck 8 bis 10 Minuten braten, bis er goldbraun und knusprig ist. Den Speck mit einem Schaumlöffel herausnehmen – das Fett bleibt im Topf – und beiseitestellen.

Den Topf mit dem Fett bei mittlerer Hitze wieder auf den Herd stellen. Die Zwiebel, den Knoblauch, das Paprikapulver, das Salz, den Pfeffer und den Cayennepfeffer in den Topf geben und etwa 10 Minuten braten, bis die Zwiebel weich und glasig ist.

Den Fischfond zugießen und alles zum Köcheln bringen.

Den Kabeljau und den gebratenen Frühstücksspeck in den Topf geben und etwa 5 bis 7 Minuten köcheln lassen, bis der Kabeljau durchgegart ist.

Die Sahne, den Zitronensaft und die Petersilie unterrühren. Weitere 5 Minuten köcheln, bis alles durchgewärmt ist.

Die Suppe auf zwei Suppenteller verteilen und direkt servieren.

Nährwerte pro Portion
Fett: 36,5 g
Proteine: 33 g
Kohlenhydrate: 7,5 g

EINTOPF MIT RIND UND PILZEN

Für 2 Portionen

350 g Rindfleisch
1 Cup braune Champignons, in Scheiben geschnitten
1 Karotte, in Stücke geschnitten
1 Selleriestange, in Stücke geschnitten
¼ Zwiebel, gewürfelt
3 Cups Rinderbrühe
1 EL Apfelessig
2 TL Tamari-Sauce
1 TL Rosmarin, gehackt
½ TL getrockneter Thymian
½ TL Meersalz
¼ TL gemahlener schwarzer Pfeffer

Das Rindfleisch, die Champignons, die Karotte, den Sellerie und die Zwiebel in den Topf des Slow Cookers geben. Die Rinderbrühe, den Apfelessig, die Tamari-Sauce, den Rosmarin, den Thymian, das Salz und den Pfeffer zugeben und unterrühren. Auf hoher Stufe 6 bis 8 Stunden weich kochen.

Den Eintopf auf zwei Suppenteller verteilen und sofort servieren.

Tipp: Für einen sämigeren Eintopf kurz vor Ende der Kochzeit etwa ½ TL Xanthan unterrühren, um den Eintopf anzudicken. Passen Sie die Xanthan-Menge je nach gewünschter Sämigkeit an.

Nährwerte pro Portion
Fett: 35,5 g
Proteine: 35,5 g
Kohlenhydrate: 8 g

KETOGENE HÄHNCHEN-PICCATA

Für 2 Portionen

2 Hähnchenbrüste à 180 g, der Länge nach halbiert
½ TL Meersalz
¼ TL gemahlener schwarzer Pfeffer
3 EL kalte Butter
3 EL Olivenöl
¼ Cup Zitronensaft, frisch gepresst
¼ Cup Hühnerbrühe
2 EL Kapern
Meersalz und gemahlener schwarzer Pfeffer nach Belieben
2 EL Petersilie, gehackt

Das Hähnchen mit dem Salz und dem Pfeffer würzen. 1 EL der Butter und das Olivenöl in einer beschichteten Pfanne auf mittlerer Stufe erhitzen. Das

Hähnchen hineingeben und je Seite etwa 10 bis 15 Minuten braten, bis es goldbraun und durchgegart ist. Das Hähnchen herausnehmen und beiseitestellen.

Den Zitronensaft, die Hühnerbrühe, die Kapern sowie Salz und Pfeffer in die Pfanne geben und alles zum Köcheln bringen. Die restliche Butter unterrühren. Das Hähnchen wieder in die Pfanne geben und auf niedriger Stufe für 5 Minuten in der Sauce durchwärmen.

Die Hähnchen-Piccata und die Sauce auf zwei Teller verteilen und mit Petersilie bestreut servieren.

Nährwerte pro Portion
Fett: 42,5 g
Proteine: 39 g
Kohlenhydrate: 2,5 g

HÄHNCHENSPIESSE MIT PAPRIKA UND ZUCCHINI

Für 2 Portionen

350 g Hähnchenbrust, in 2,5 cm große Würfel geschnitten
½ rote, orange, gelbe oder grüne Paprika, in 2,5 cm große Würfel geschnitten
½ Zucchini, in 1 cm dicke Scheiben geschnitten, bei großen Zucchini die Scheiben halbieren
3 EL Olivenöl
2 EL Zitronensaft, frisch gepresst
2 TL getrockneter Oregano
½ TL Paprikapulver
½ TL Zwiebelpulver
3 Knoblauchzehen, fein gehackt
½ TL Salz
¼ TL Chiliflocken

4 lange Bambusspieße, für mindestens 30 Minuten und bis zu 12 Stunden in Wasser eingelegt
½ Zitrone

Das Hähnchen in eine Schüssel und dann die Paprika und die Zucchini in eine zweite Schüssel geben.

Das Olivenöl, den Zitronensaft, den Oregano, das Paprikapulver, das Zwiebelpulver, den Knoblauch, das Salz und die Chiliflocken in einer Schüssel verquirlen. Jeweils die Hälfte der Mischung über das Hähnchen und über das Gemüse geben und alles für mindestens 30 Minuten marinieren.

Das Hähnchen und das Gemüse abwechselnd auf die Spieße stecken.

Den Grill auf mittlere Temperatur erhitzen. Die Spieße etwa 15 bis 20 Minuten grillen, zwischendurch wenden, bis das Hähnchen goldbraun und durchgegart ist. In der Zwischenzeit die halbe Zitrone mit der Schnittseite nach unten für 5 bis 10 Minuten auf den Grill legen, bis sie etwas schwarz geworden ist.

Die Spieße mit etwas Zitronensaft beträufeln und auf zwei Teller verteilen, dann sofort servieren.

Nährwerte pro Portion
Fett: 36,5 g
Proteine: 37 g
Kohlenhydrate: 9,5 g

LACHS IN SENF-OREGANO-MARINADE MIT BROKKOLI

Für 2 Portionen

2 EL Dijon-Senf
6 EL zerlassene Butter
½ TL getrockneter Oregano
2 Knoblauchzehen, fein gehackt
¼ TL Meersalz
¼ TL frisch gemahlener schwarzer Pfeffer
400 g Lachsfilet, frisch oder gefroren (aufgetaut)
2 Cups Brokkoliröschen

Den Ofen auf 180 °C vorheizen.

Den Senf in einer Schüssel mit 2 EL Butter, dem Oregano, dem Knoblauch, dem Salz und dem Pfeffer vermischen. Alles gut verrühren.

Den Lachs von beiden Seiten mit der Senf-Mischung einreiben und auf ein mit Backpapier ausgelegtes Backblech legen. Den Lachs etwa 15 bis 20 Minuten im Ofen garen, bis er beim Zerteilen mit einer Gabel in Stücke zerfällt.

In der Zwischenzeit den Brokkoli in einen Topf mit kochendem Salzwasser geben und 6 bis 8 Minuten kochen, bis er etwas weicher ist, aber noch Biss hat. Den Brokkoli abgießen und in der restlichen Butter schwenken.

Den Lachs und den Brokkoli auf zwei Teller verteilen und direkt servieren.

Nährwerte pro Portion
Fett: 38,5 g
Proteine: 39 g
Kohlenhydrate: 5 g

KNUSPRIGER BACKFISCH MIT TARTARSAUCE

Für 2 Portionen

Für den Fisch
300 g weißfleischiger Fisch, z. B. Kabeljau oder Heilbutt
1 großes Ei
30 g knusprige Schweineschwarte, fein zerkrümelt
2 EL Butter

Für die Tartarsauce
¼ Cup zuckerfreie Mayonnaise
1 EL Dillgurken, fein gehackt
1 TL Weißweinessig
1 TL Kapern, fein gehackt
½ TL zuckerfreier grober Senf
1 Prise Meersalz
1 Prise gemahlener schwarzer Pfeffer

Den Fisch in vier bis sechs Stücke schneiden. Das Ei in einer Schüssel verquirlen. Die Schweineschwarte in eine zweite Schüssel geben. Die Fischstücke zuerst in das Ei tunken, dann in der Schweineschwarte wenden, bis sie vollständig bedeckt sind.

Die Butter in einer Pfanne auf mittlerer Stufe erhitzen. Den Fisch in die Pfanne geben und 5 bis 8 Minuten von einer Seite braten, bis die Stücke goldbraun sind. Die Stücke wenden und weitere 5 bis 8 Minuten braten, bis sie durchgegart sind.

Für die Tartarsauce: Die Mayonnaise mit den Dillgurken, dem Weißweinessig, den Kapern, dem Senf, dem Salz und dem Pfeffer gründlich verquirlen.

Die Fischstücke auf zwei Teller verteilen und zusammen mit der Tartarsauce servieren.

Nährwerte pro Portion
Fett: 36,5 g
Proteine: 30,5 g
Kohlenhydrate: 1 g

HÄHNCHEN-FAJITAS AUS DER PFANNE

Für 2 Portionen

5 EL Butter
350 g Hähnchenbrust, in Streifen geschnitten
1 mittelgroße rote, grüne, orange oder gelbe Paprika, in Streifen geschnitten
½ Zwiebel, in Streifen geschnitten
1 TL Chilipulver
½ TL Kreuzkümmel
½ TL Zwiebelpulver
½ TL Knoblauchpulver
½ TL Salz
1 Prise Cayennepfeffer oder nach Belieben mehr
¼ Cup Sour Cream

Die Butter in einer Pfanne erhitzen. Das Hähnchen, die Paprika, die Zwiebel, das Chilipulver, den Kreuzkümmel, das Zwiebelpulver, das Knoblauchpulver, das Salz und den Cayennepfeffer in die Pfanne geben und 10 bis 15 Minuten braten, bis das Hähnchen durchgegart und die Paprika weich ist.

Die Mischung auf zwei Teller verteilen, mit der Sour Cream anrichten und sofort servieren.

Nährwerte pro Portion
Fett: 39,5 g
Proteine: 41 g
Kohlenhydrate: 9 g

CREMIGE KETO-FISCHSUPPE

Für 2 Portionen

6 Scheiben Frühstücksspeck, gewürfelt
½ Cup Blumenkohlröschen, fein gehackt
½ Cup Zwiebel, fein gehackt
1 Selleriestange, in kleine Stücke geschnitten
1 Knoblauchzehe, fein gehackt
1 Cup Hühnerbrühe
1 Cup Wasser
1 Cup Schlagsahne mit hohem Fettgehalt
½ TL Meersalz
¼ TL gemahlener schwarzer Pfeffer
350 g Kabeljau oder Heilbutt, in 2,5 cm große Würfel geschnitten
1 EL Petersilie, fein gehackt

Den Frühstücksspeck bei mittlerer Hitze für 8 bis 10 Minuten in einem großen Topf braten, bis er goldbraun ist, dann mit einem Schaumlöffel herausheben und beiseitestellen. Wenn nötig, den Topf mit etwas Wasser ablöschen.

Den Blumenkohl, die Zwiebel, den Sellerie und den Knoblauch in den Topf geben und zusammen etwa 10 Minuten anbraten, bis die Zwiebel glasig ist. Die Hühnerbrühe, das Wasser, die Sahne, das Salz und den Pfeffer in den Topf geben; alles zum Köcheln bringen und 15 bis 20 Minuten köcheln lassen, bis der Blumenkohl und der Sellerie weich sind.

Den Fisch und den Speck unterrühren und die Suppe 5 Minuten köcheln lassen.

Die Suppe auf zwei Suppenteller verteilen, mit der Petersilie bestreuen und sofort servieren.

Nährwerte pro Portion
Fett: 31,5 g
Proteine: 44,5 g
Kohlenhydrate: 7,5 g

POCHIERTE HÄHNCHENBRUST MIT CREMIGER BASILIKUMSAUCE UND SPARGEL

Für 2 Portionen

1 Cup Basilikumblätter
1 EL Zitronensaft
1 TL Zitronenschale
1 Knoblauchzehe, fein gehackt
½ TL Meersalz
¼ TL frisch gemahlener schwarzer Pfeffer
⅓ Cup Olivenöl
2 Hähnchenbrüste à 180 g
16 Stangen weißer Spargel, holzige Enden abgetrennt und geschält

Das Basilikum, den Zitronensaft, die Zitronenschale, den Knoblauch, das Salz und den Pfeffer in einen Standmixer oder einen Zerkleinerer geben und das Basilikum grob hacken. Dann das Olivenöl zugießen und weiter mixen, bis eine Sauce entstanden ist.

Die Hähnchenbrüste in einen Topf mit kaltem gesalzenem Wasser geben. Aufkochen, dann einen Deckel auflegen, die Hitze reduzieren und das Hähnchen 10 bis 12 Minuten köcheln lassen, bis es durchgegart ist.

Den Spargel in einen Topf mit kochendem Salzwasser geben und 6 bis 8 Minuten blanchieren, bis er etwas weicher ist, aber trotzdem noch Biss hat.

Das Hähnchen mit der Basilikumsauce beträufeln und zusammen mit dem Spargel servieren.

Nährwerte pro Portion
Fett: 40 g
Proteine: 42 g
Kohlenhydrate: 6,5 g

KETOGENES TEXAS-CHILI

Für 2 Portionen

4 EL Butter
350 g Rindfleisch, z. B. Rindernacken, gewürfelt
2 Cups Rinderknochenbrühe
1 EL Apfelessig
1 EL Chilipulver
1 EL Chipotle-Sauce aus einer Dose Chipotle-Chilis
½ TL getrockneter Oregano
½ TL Meersalz
¼ TL gemahlener schwarzer Pfeffer
¼ Cup Sour Cream

Die Butter bei mittlerer Hitze in einer großen Pfanne erhitzen. Die Hälfte des Rindfleischs hineingeben und etwa 5 Minuten braun anbraten. Das gebratene Rindfleisch auf einen Teller geben und den Prozess mit der anderen Hälfte des Rindfleischs wiederholen.

Anschließend das gesamte Rindfleisch, die Rinderknochenbrühe, den Apfelessig, das Chilipulver, die Chipotle-Sauce, den Oregano, das Salz und den Pfeffer in den Topf eines Slow Cookers geben. Auf hoher Stufe 6 bis 8 Stunden garen, bis das Rindfleisch zart ist.

Das Chili auf zwei Suppenteller verteilen, mit der Sour Cream anrichten und sofort servieren.

Nährwerte pro Portion
Fett: 40,5 g
Proteine: 38 g
Kohlenhydrate: 7,5 g

KETOGENES BŒUF STROGANOFF

Für 2 Portionen

2 EL Butter
350 g Hüftsteak vom Rind, in Streifen geschnitten
Meersalz und gemahlener schwarzer Pfeffer nach Belieben
1 Cup braune Champignons, in Scheiben geschnitten
1 Knoblauchzehe, fein gehackt
½ TL getrockneter Thymian
½ TL Meersalz
¼ TL gemahlener schwarzer Pfeffer
½ Cup Rinderbrühe
¼ Cup Sour Cream
1 EL Dill, fein gehackt

Die Butter in einer Pfanne auf mittlerer bis hoher Stufe erhitzen. Das Steak nach Belieben mit Salz und Pfeffer würzen, in die Pfanne legen und 3 bis 5 Minuten goldbraun braten. Das Steak aus der Pfanne nehmen und beiseitestellen.

Die Champignons, den Knoblauch, den Thymian, das Salz und den Pfeffer in die Pfanne geben und für 8 bis 10 Minuten braten, bis die Pilze goldbraun sind.

Die Rinderbrühe und das Steak dazugeben und alles 3 Minuten köcheln lassen. Die Sour Cream unterrühren.

Das Bœf Stroganoff auf zwei Suppenteller verteilen, mit dem Dill garnieren und sofort servieren.

Nährwerte pro Portion

Fett: 38 g

Proteine: 36 g

Kohlenhydrate: 3 g

THAI-CURRY-HÄHNCHENSPIESSE MIT SALAT

Für 2 Portionen

Für die Hähnchenspieße
350 g Hähnchenbrust
2 EL zuckerfreie ketogene rote Thai-Currypaste
3 EL Olivenöl
1 EL Tamari-Sauce
1 EL Limettensaft, frisch gepresst
1 TL Ingwer, fein gerieben
1 Knoblauchzehe, fein gehackt
4 Bambusspieße, in Wasser eingelegt

Für den Salat
2 EL Olivenöl
1 EL Limettensaft, frisch gepresst
1 EL Apfelessig
¼ TL Meersalz
¼ TL gemahlener schwarzer Pfeffer
2 Cups Eisbergsalat, in Streifen geschnitten
¼ Cup rote Paprika, in feine Streifen geschnitten
1 EL Koriander, grob gehackt

Die Hähnchenbrust in 2,5 cm große Würfel schneiden.

Die Currypaste in einer Schüssel mit dem Olivenöl, der Tamari-Sauce, dem Limettensaft, dem Ingwer und dem Knoblauch gründlich verrühren. Das Hähnchen in die Schüssel geben und in der Mischung wenden. Das Hähnchen mindestens 30 Minuten im Kühlschrank in der Marinade ziehen lassen.

Die Hähnchenstücke auf die Spieße stecken.

Eine große Pfanne oder eine Grillpfanne auf mittlerer Stufe erhitzen. Die Hähnchenspieße hineingeben und unter gelegentlichem Wenden 12 bis 15 Minuten braten, bis das Hähnchen goldbraun und durchgegart ist. Alternativ die Spieße bei mittlerer Hitze auf dem Grill garen.

Für das Dressing das Olivenöl mit dem Limettensaft, dem Apfelessig, dem Salz und dem Pfeffer verquirlen.

Den Eisbergsalat auf zwei Teller verteilen und die Paprika und den Koriander darüber streuen. Das Dressing über den Salat träufeln.

Die Hähnchenspieße auf dem Salat anrichten und direkt servieren.

Nährwerte *Pro Portion*
Fett: 40,5 g
Proteine: 40 g
Kohlenhydrate: 6,5 g

Rezepte für die Flex-Tage

FRÜHSTÜCK

EIWEISS-GEMÜSE-FRÜHSTÜCKSPFANNE

Für 2 Portionen

2 TL Butter
1 ½ rote, orange, oder gelbe Paprika, gewürfelt
3 kleine Zucchini, längs halbiert und dann in Scheiben geschnitten
1,4 kg braune Champignons, in Scheiben geschnitten
24 Rosenkohlköpfchen
6 Knoblauchzehen, fein gehackt
2 TL Paprikapulver
2 TL italienische Kräuter
½ TL Meersalz oder nach Belieben
¼ TL gemahlener schwarzer Pfeffer oder nach Belieben
20 große Eiweiß

1 TL der Butter in einer großen Pfanne auf mittlerer Stufe erhitzen. Die Paprika, die Zucchini, die Champignons, den Rosenkohl, den Knoblauch, das Paprikapulver, die italienischen Kräuter, das Salz und den Pfeffer in die Pfanne geben und 10 bis 15 Minuten braten, bis das Gemüse weich ist.

Die Eiweiße nach Belieben mit Salz und Pfeffer würzen und in einer Schüssel gründlich verquirlen.

Die restliche Butter in einer beschichteten Pfanne auf mittlerer Stufe erhitzen. Die Eiweiße hineingeben und für 3 bis 5 Minuten zu Rührei braten.

Die Gemüse-Mischung auf zwei Teller verteilen, das Rührei darauf geben und sofort servieren.

Nährwerte pro Portion
Fett: 6,5 g
Proteine: 46,5 g
Kohlenhydrate: 60,5 g

MIT EI UND KÜRBIS GEFÜLLTE PAPRIKA

Für 2 Portionen

5 große rote Paprika
4 TL Butter
450 g Butternut-Kürbis, geschält und klein gewürfelt
1 TL italienische Kräuter
3 Knoblauchzehen, fein gehackt
½ TL Meersalz
¼ TL gemahlener schwarzer Pfeffer
14 große Eiweiß

Den Ofen auf 180 °C vorheizen.

Die Paprika der Länge nach halbieren und Stiele, weiße Haut und Kerne entfernen. Die Paprikahälften mit der Schnittseite nach oben in eine Auflaufform setzen.

Die Butter bei mittlerer Hitze in einer Pfanne erhitzen. Den Kürbis, die italienischen Kräuter, den Knoblauch, das Salz und den Pfeffer hineingeben und etwa 15 Minuten braten, bis sich der Kürbis leicht mit einer Gabel einstechen lässt.

Die Kürbiswürfel auf die Paprikahälften verteilen. Die Form gut abdecken und etwa 1 Stunde im Ofen backen, bis die Paprika weich sind.

Die Eiweiße in einer Schüssel verquirlen, auf die Paprikahälften verteilen, die Form wieder abdecken und für etwa 15 Minuten erneut in den Ofen schieben, bis das Ei gestockt ist.

Nährwerte pro Portion

Fett: 9 g

Proteine: 32 g

Kohlenhydrate: 42,5 g

MITTAGESSEN

STEAK-SALAT NACH THAILÄNDISCHER ART

Für 2 Portionen

Für das Steak
180 g Flanksteak
3 EL Tamari-Sauce
¾ TL Meersalz
¼ TL gemahlener schwarzer Pfeffer

Für den Salat
4 Cups Romanasalat oder grüner Eichblattsalat, in Streifen geschnitten
4 rote, orange, gelbe oder grüne Paprika, in dünne Streifen geschnitten
4 Gurken, längs halbiert und dann in Scheiben geschnitten
1 Cup Minzblätter, in Stücke gezupft
1 Cup Korianderblätter, in Stücke gezupft
2 Thai-Chilis, in dünne Ringe geschnitten

Für das Dressing
6 EL Limettensaft, frisch gepresst
2 EL Tamari-Sauce
1 TL Olivenöl
2 Knoblauchzehen, fein gehackt
¼ TL Chiliflocken
¼ TL Meersalz
¼ TL gemahlener schwarzer Pfeffer

Das Steak mit der Tamari-Sauce, dem Salz und dem Pfeffer einreiben. Auf einen Teller legen und im Kühlschrank mindestens 30 Minuten marinieren.

Eine gusseiserne Pfanne auf mittlerer Stufe erhitzen. Das Steak hineingeben und je Seite etwa 4 Minuten braten, dann ist es medium-rare. Sie können das Steak nach Geschmack auch länger durchbraten.

Das Steak aus der Pfanne nehmen und mindestens 5 Minuten ruhen lassen, dann in Streifen schneiden.

Den Romana- oder Eichblattsalat mit der Paprika, der Gurke, der Minze, dem Koriander und der Thai-Chili in einer Schüssel mischen.

In einer zweiten Schüssel den Limettensaft mit der Tamari-Sauce, dem Olivenöl, dem Knoblauch, den Chiliflocken, dem Salz und dem Pfeffer verquirlen.

Den Salat mit dem Steak und dem Dressing vermengen, auf zwei Teller verteilen und direkt servieren.

Nährwerte pro Portion
Fett: 8,5 g
Proteine: 33 g
Kohlenhydrate: 51 g

BUFFALO-CHICKEN-SUPPE

Für 2 Portionen

1 TL Butter
180 g Hähnchenbrust, gewürfelt
4 rote Paprika, in Streifen geschnitten
4 grüne Paprika, in Streifen geschnitten
1 mittelgroße Zwiebel, in Streifen geschnitten
1 TL Paprikapulver
3 Knoblauchzehen, fein gehackt
½ TL Meersalz
½ TL gemahlener schwarzer Pfeffer
1 Cup Hühnerknochenbrühe
3 EL zuckerfreie scharfe Sauce
¼ Cup Schnittlauch, gehackt

Die Butter in einem Topf auf mittlerer Stufe zerlassen. Das Hähnchen, die Paprika, die Zwiebel, das Paprikapulver, den Knoblauch, das Salz und den Pfeffer hineingeben und 10 bis 12 Minuten braten, bis das Hähnchen goldbraun und die Zwiebel glasig ist.

Zur Hühnerknochenbrühe 3 Cups Wasser und die scharfe Sauce hinzugeben und die Suppe zum Köcheln bringen. Etwa 10 Minuten köcheln, bis das Gemüse weich und die Suppe durchgewärmt ist.

Die Suppe auf zwei große Suppenteller verteilen, mit dem Schnittlauch bestreuen und sofort servieren.

Nährwerte pro Portion
Fett: 9 g
Proteine: 39 g
Kohlenhydrate: 51,5 g

KETOGENE MINESTRONE

Für 2 Portionen

225 g mageres Rinderhackfleisch
1 mittelgroße Zwiebel, gehackt
2 TL italienische Kräuter
4 Knoblauchzehen, fein gehackt
1 TL Meersalz
½ TL gemahlener schwarzer Pfeffer
5 Cups kleine Blumenkohlröschen
3 Selleriestangen, gewürfelt
4 große Karotte, geschält und gewürfelt
3 mittelgroße Zucchini, gewürfelt
¼ Cup Petersilie, gehackt

Einen großen Topf auf mittlerer Stufe erhitzen. Das Rinderhackfleisch, die Zwiebel, die italienischen Kräuter, den Knoblauch, das Salz und den Pfeffer hineingeben und 8 bis 10 Minuten braten, bis das Hackfleisch gebräunt ist.

Den Blumenkohl, den Sellerie, die Karotte, die Zucchini und 750 ml Wasser dazugeben. Alles zum Kochen bringen und 30 bis 40 Minuten köcheln lassen, bis das Gemüse weich ist. Wenn nötig, noch mehr Wasser zugeben. Probieren und nach Geschmack nachwürzen.

Die Suppe auf zwei große Suppenteller verteilen, mit der Petersilie bestreuen und sofort servieren.

Nährwerte pro Portion

Fett: 10 g Proteine: 35 g

Kohlenhydrate: 47 g

ABENDESSEN

HÄHNCHEN-GEMÜSE-PFANNE

Für 2 Portionen

1 TL Butter
180 g Hähnchenbrust, gewürfelt
450 g braune Champignons, in Scheiben geschnitten
8 Cups kleine Brokkoliröschen
4 rote Paprika, in Streifen geschnitten
⅓ Cup Tamari-Sauce
4 Knoblauchzehen, fein gehackt
1 EL Ingwer, fein gehackt
½ TL Chiliflocken
½ TL Meersalz
¼ Cup Koriander, gehackt

Die Butter in einer großen Pfanne erhitzen. Das Hähnchen in die Pfanne geben und 10 bis 12 Minuten braten, bis es goldbraun und durchgegart ist. Aus der Pfanne nehmen und zur Seite stellen.

Die Pfanne wieder bei mittlerer Hitze auf den Herd stellen. Die Champignons, den Brokkoli und die Paprika hineingeben und alles etwa 10 Minuten goldbraun braten. 50 ml Wasser zugießen, einen Deckel auf Pfanne legen und das Gemüse etwa 5 Minuten dämpfen, bis der Brokkoli weich ist. Den Deckel abnehmen und kochen, bis das Wasser verdampft ist.

Die Tamari-Sauce mit dem Knoblauch, dem Ingwer, den Chiliflocken und dem Salz zu einer Sauce verquirlen. Die Sauce und das Hähnchen unter das Gemüse rühren und etwa 3 Minuten braten, bis alles durcherhitzt ist.

Die Hähnchen-Gemüse-Pfanne auf zwei Teller verteilen, mit dem Koriander garnieren und direkt servieren.

Nährwerte pro Portion
Fett: 7 g
Proteine: 45 g
Kohlenhydrate: 49,5 g

ZITRONIGER KABELJAU UND GEMÜSE AUS DEM OFEN

Für 2 Portionen

48 Stangen grüner Spargel, holzige Enden abgetrennt
4 mittelgroße Zucchini, in Scheiben geschnitten
4 mittelgroße gelbe Zucchini, in Scheiben geschnitten
2 Kabeljaufilets à 100 g
¼ Cup Zitronensaft, frisch gepresst
2 TL zerlassene Butter
½ TL Meersalz
¼ TL gemahlener schwarzer Pfeffer
2 EL Petersilie, gehackt

Den Ofen auf 180 °C vorheizen.

Den Spargel und die Zucchini in eine große Auflaufform geben. Den Kabeljau auf das Gemüse legen und alles mit dem Zitronensaft, der Butter, dem Salz und dem Pfeffer würzen.

Gut abdecken und 30 bis 40 Minuten im Ofen backen, bis der Fisch gar und das Gemüse weich ist. Dann auf zwei Teller verteilen und mit der Petersilie bestreut servieren.

Nährwerte pro Portion
Fett: 6,5 g
Proteine: 35,5 g
Kohlenhydrate: 49 g

CHIPOTLE-KABELJAU MIT PIKANTEM KRAUTSALAT

Für 2 Portionen

6 Cups in Streifen geschnittener Rotkohl
6 Cups in Streifen geschnittener Weißkohl
1 rote Zwiebel, fein gehackt
1 Cup gehackter Koriander
2 Jalapeños, fein gehackt
½ Cup frisch gepresster Limettensaft
1 TL Meersalz
½ TL gemahlener schwarzer Pfeffer
2 Kabeljaufilets à 150 g
½ TL Chipotle-Chilipulver
2 TL Butter

Beide Kohlsorten, die rote Zwiebel, den Koriander, die Jalapeños, den Limettensaft, ½ TL Meersalz und ¼ TL gemahlenen schwarzen Pfeffer in einer großen Schüssel vermischen. Abschmecken und nach Belieben mit Salz und Pfeffer nachwürzen. Den Krautsalat zur Seite stellen.

Den Kabeljau mit dem restlichen Salz und Pfeffer und dem Chipotle-Chilipulver würzen.

Die Butter in einer Pfanne auf mittlerer Stufe erhitzen. Den Fisch in die Pfanne legen und pro Seite 4 bis 5 Minuten braten, bis er goldbraun und durchgegart ist.

Den Krautsalat auf zwei Teller verteilen, den Kabeljau darauf anrichten und sofort servieren.

Nährwerte pro Portion
Fett: 4,5 g
Proteine: 35,5 g
Kohlenhydrate: 55 g

NACHWORT

Ich möchte etwas mit Ihnen teilen, das Sie überraschen wird. Es war nie mein Ziel, einer der weltweit führenden Experten für Stoffwechselgesundheit zu werden – mein Weg führte mich automatisch dorthin. Meine leidvollen Erfahrungen waren der Antrieb für diese Entwicklung. Ich habe einen großen Teil meines Lebens mit dem Gefühl verbracht, Gefangener meiner eigenen Stoffwechselprobleme zu sein, und ich verlor meinen Vater an die Folgen von Diabetes. Unser größtes Leid kann uns im Leben häufig auf unsere bedeutungsvollsten Pfade führen; so haben diese Erfahrungen meine Leidenschaft dafür entfacht, anderen Menschen beizubringen, wie sie die Selbstheilungskräfte ihres Körpers reaktivieren können.

Ich bin zutiefst enttäuscht vom Zustand des konventionellen Gesundheitssystems. Obwohl ich dankbar bin für die engagierten Ärzte und Ärztinnen und die anderen Angestellten im medizinischen Bereich, die unermüdlich in diesem System arbeiten, bin ich auch entmutigt davon, wie kaputt das System ist. Es ist an der Zeit, unsere Gesundheit selbst in die Hand zu nehmen. Dieses Buch ist das Handbuch, das ich mir gewünscht hätte, als ich unter Adipositas litt und mein Vater mit den schlimmen Folgen des Diabetes zu kämpfen hatte. Wer es besser weiß, kann es besser machen. Es ist meine Mission, einer Milliarde Menschen zum *Metabolic Reset* zu verhelfen – etwas, das bisher noch niemandem gelungen ist. Dabei treibt mich der Wunsch an – zu Ehren meines Vaters –, andere von den Fesseln der Stoffwechselerkrankungen zu befreien. Wenn Sie mehr über meine Coaching-Programme erfahren möchten, besuchen Sie www.benazadi.com für mehr Informationen.

Sie wissen nun genau, was Sie tun müssen, um ihre körpereigene Intelligenz zu aktivieren und für die Selbstheilung zu nutzen. Der Schlüssel zum Königreich der Gesundheit liegt in Ihren Händen. Wenn Sie noch immer Zweifel plagen oder Sie sich selbst nicht zutrauen, sich von Stoffwechselproblemen zu befreien, lassen Sie mich Ihnen eine Geschichte erzählen. In Südafrika ist es üblich, Elefantenbabys als Arbeitstiere einzuspannen, sobald sie laufen können. Nach einem langen Arbeitstag werden ihnen Ketten an die Füße gelegt, die im Boden befestigt werden, damit sie über Nacht an Ort und Stelle bleiben. Wenn die Sonne aufgeht, werden die Ketten abgenommen und die

Elefanten müssen zurück an die Arbeit. Getrieben von ihrem Freiheitsdrang, versuchen die Elefantenbabys nachts sich loszureißen, aber sie sind zu klein und zu schwach, um sich von den Ketten zu befreien. Nach mehreren Wochen der vergeblichen Versuche geben die Elefanten auf. Diese Babyelefanten wachsen zu kräftigen erwachsenen Tieren heran, die das Fünffache ihres eigenen Körpergewichts und sogar beladene Eisenbahnwaggons ziehen können. Und trotzdem werden den Elefanten jeden Abend dieselben Ketten angelegt, und obwohl sie sich problemlos losreißen könnten, versuchen sie nicht einmal zu entkommen. Sie sind so konditioniert, dass sie glauben, gefangen zu sein, sobald die Ketten um ihre Füße gelegt werden.

Welche mentalen Ketten wurden Ihnen angelegt? Denken Sie an die Worte eines Pioniers auf dem Gebiet der Spiritualität und der Selbstentwicklung, Vernon Howard: »Sie können nicht aus einem Gefängnis ausbrechen, wenn Sie gar nicht wissen, dass Sie sich in einem befinden.« Ich hoffe, dass *Metabolic Reset* Ihnen die Ketten aufgezeigt hat, die Sie bisher festgehalten haben.

Dieses Buch wurde geschrieben, um einen Beitrag im Kampf gegen die Epidemie der Krankheiten weltweit zu leisten. Je mehr Menschen sich die in diesem Buch beschriebenen Prinzipien zu eigen machen, desto näher rückt eine Zukunft, in der wir alle gemeinsam ein gesundes Leben führen können, Verantwortung für unser Wohlbefinden übernehmen und nachhaltige Heilung erfahren. Ich glaube fest daran, dass die Heilmethoden, die ich hier mit Ihnen geteilt habe, einen entscheidenden Einfluss auf die Stoffwechselgesundheit weltweit haben können.

Ich träume von dem Moment, in dem wir alle realisieren, dass der beste Arzt aller Zeiten in unserem eigenen Körper wohnt. Jetzt ist die Zeit gekommen, um sich auf diese Reise zu begeben. Wie Paulo Coelho schon sagte: »Eines Tages wirst du aufwachen und keine Zeit mehr haben für die Dinge, die du immer tun wolltest. Tu sie jetzt.« Seien Sie stolz auf Ihre neugewonnene Entschlossenheit und auf die Entwicklung, die Sie durchlaufen werden. Unterstützen Sie andere, die sich auf der gleichen Reise befinden wie Sie. Machen Sie jetzt aus »irgendwann« Ihren »Tag eins«. Heute ist Ihr Tag eins. Ich bin an Ihrer Seite und fiebere bei jedem Schritt mit. Dass Sie sich auf diese Reise begeben, erfüllt mich mit ungemein viel Dankbarkeit – mit dem besagten »Vitamin G«. Ich sende Ihnen Liebe und drücke Ihnen von ganzem Herzen die Daumen.

GLOSSAR

der wichtigsten Stoffwechselbegriffe

Im Folgenden habe ich Ihnen einige Begriffe aufgeführt, die rund um das Thema Stoffwechselgesundheit häufig Verwendung finden. Bevor Sie sich auf Ihren eigenen Weg zu mehr Stoffwechselgesundheit begeben, lohnt es sich, sich mit ihnen vertraut zu machen.

Autophagie: Ein Prozess, bei dem die Zelle alte, beschädigte oder abnormale Proteine und andere Stoffe in ihrem Cytoplasma – der Flüssigkeit innerhalb der Zelle – abbaut. Die Abbauprodukte werden dann für wichtige Zellfunktionen wiederverwertet, insbesondere während Fastenperioden. Dieser Prozess beginnt in der Regel nach 16 bis 18 Stunden des Fastens, kann aber auch früher oder später einsetzen, abhängig von der individuellen Stoffwechselgesundheit.

Blutzuckerspiegel: Der Blutzucker- oder Glukosespiegel zeigt an, wie viel Glukose im Blut zirkuliert. Glukose ist ein Zucker, der in unserer Nahrung enthalten ist und der außerdem von den Leber- und Muskelzellen im Körper produziert und gespeichert wird. Ein gesunder Blutzuckerwert liegt während des Fastens zwischen 70 und 90 mg/dl (Milligramm pro Deziliter).

Essensfenster: Der Zeitraum während des Tages, in dem gegessen wird. Alle Mahlzeiten und Zwischenmahlzeiten werden täglich innerhalb dieses Zeitfensters eingenommen. Die Länge des Zeitfensters kann je nach Vorliebe des Einzelnen und je nach gewähltem Ernährungsprogramm variieren.

Fastenbrechen: Das Fastenbrechen bezeichnet das Beenden einer Fastenperiode durch Essen oder Trinken. Der Blutzuckerspiegel steigt an und das Verdauungssystem wird in Gang gesetzt. Kurz gesagt bedeutet das, dass der Körper sich nicht mehr im Fastenzustand befindet und dass ein Essensfenster begonnen hat.

Fastenfenster: Der Zeitraum während des Tages, in dem nichts gegessen oder getrunken wird, das den Blutzuckerspiegel anheben könnte. Durch Essen oder Trinken, das den Blutzuckerwert ansteigen lässt und den Verdauungsprozess in Gang setzt, endet das Fastenfenster.

Fettverbrennung: Die Umstellung auf Fettverbrennung als Energiequelle kann in unterschiedlichem Maße stattfinden, abhängig davon, wie stark die Menge der konsumierten Kohlenhydrate reduziert wurde. In der Regel findet sie statt, wenn die Kohlenhydratmenge über sieben Tage hinweg täglich 50 g nicht überschreitet. Ihr Energiesystem hat sich auf Fettverbrennung umgestellt, wenn es nicht mehr hauptsächlich Zucker (Glukose), sondern Fett (Ketonkörper) verbrennt.

Grundumsatz: Die vom Körper im Ruhezustand benötigte Energie, um lebenswichtige Funktionen, wie die Atmung und das Wärmen des Körpers, aufrechtzuerhalten. Kurz gesagt ist es die Menge an Kalorien, die Ihr Körper verbrennen würde, wenn Sie den ganzen Tag auf der Couch säßen. Übergewichtige Menschen, die ihre Kalorienaufnahme beschränken, haben in der Regel einen niedrigeren Grundumsatz.

Insulin: Ein Hormon, das von den Langerhans-Inseln in der Bauchspeicheldrüse produziert wird. Insulin reguliert die Menge des im Blut zirkulierenden Zuckers, indem es ihn in die Zellen transportiert, wo er vom Körper als Energiequelle genutzt werden kann. Insulin ist das wichtigste Hormon des Fettspeicherungsprozesses.

Insulinresistenz: Eine Insulinresistenz besteht, wenn die Zellen in Muskeln, Fettgewebe und Leber nicht richtig auf Insulin reagieren und Schwierigkeiten haben, Glukose aus dem Blut aufzunehmen. Als Reaktion hierauf produziert die Bauchspeicheldrüse größere Mengen Insulin, um die Glukoseaufnahme in die Zellen zu erleichtern. Dieser Zustand wird auch als »Hyperinsulinämie« bezeichnet. Wenn diese nicht behandelt wird, kann sie mit der Zeit zu Prädiabetes und letztendlich zu Diabetes führen.

Intervallfasten: Für einen Zeitraum von 12 bis 20 Stunden auf Essen verzichten.

Ketonkörper: Ein Nebenprodukt des Fettstoffwechsels, das signalisiert, dass die Leber nun Fett statt Zucker zur Energiegewinnung verbrennt. Die Leber produziert drei verschiedene Arten von Ketonkörpern: Aceton, das im Atem gemessen wird, Acetoacetat, das im Urin gemessen wird, und Beta-Hydroxybutyrat, das im Blut gemessen wird. Ich rate, den Ketonkörperwert im Blut auf 3-Hydroxybutansäure zu testen: Ein optimaler Wert liegt zwischen 0,5 und 3,0 mml/l (Millimol pro Liter). Die Umstellung auf Energiegewinnung aus Ketonkörpern bedeutet eine umfassende Umstellung vieler physiologischer Prozesse. Diese findet nur statt, wenn die Kohlenhydratzufuhr so sehr reduziert wird, dass sich ein Zustand dauerhafter Ketose einstellt. Dieser Prozess dauert schätzungsweise 6 bis 12 Wochen.

Ketose: Ein Stoffwechselzustand, der einsetzt, wenn dem Körper keine ausreichende Menge Kohlenhydrate zur Energiegewinnung zur Verfügung steht. Durch die Reduktion von Kohlenhydraten in der Ernährung sinkt der Insulinspiegel, was die Fettverbrennung ermöglicht. Die Ketose kann durch die Verbrennung von Fett als Energielieferant oder durch Zufuhr von Ketonkörpern – zum Beispiel in Form von MCT-Öl oder Nahrungsergänzungsmitteln – angeregt werden.

Mitochondrien: Mitochondrien sind Organellen der Zellmembran, die den Großteil der chemischen Energie generieren, die benötigt wird, um die biochemischen Reaktionen in der Zelle zu betreiben. Diese von den Mitochondrien produzierte chemische Energie wird in kleinen Molekülen namens Adenosintriphosphat (ATP) gespeichert. Mitochondrien sind so etwas wie das Energiekraftwerk der Zelle.

mTOR: Das Kürzel steht für *»Mechanistic Target of Rapamycin«* (»mechanistisches Ziel des Rapamycin«). Es handelt sich um einen zellulären Signalweg, der durch den Anstieg des Aminosäure- und Insulinspiegels innerhalb der Zelle stimuliert wird, was in der Regel nach dem Essen geschieht. Er regt anaboles Wachstum an und läuft dem katabolen Reparaturprozess der Autophagie zuwider. Wird der mTOR-Signalweg stimuliert, wird das Zellwachstum angeregt.

Stoffwechselflexibilität: Die Fähigkeit des Stoffwechsels, problemlos zwischen der Verbrennung von Zucker (Glukose) und Fett (Ketonkörper) hin und her zu wechseln.

Tight Junctions: Kontaktstellen von Zellen.

Wasserfasten: Eine Art des Fastens, bei der ausschließlich Wasser getrunken wird. Über einen bestimmten Zeitraum – in der Regel länger als 16 Stunden – wird nichts gegessen, sondern nur Wasser getrunken.

Zuckerspeicher: Die Menge an Glukose, die in Geweben wie Leber, Fett, Gehirn, Muskeln und Augen gespeichert ist.

Zuckerverbrennung: Eine Form der Energiegewinnung, bei der Glukose aus der Nahrung – hauptsächlich aus Kohlenhydraten – genutzt wird.

ANMERKUNGEN

Einleitung

1. Hales et al., »Prevalence of Obesity and Severe Obesity Among Adults: United States, 2017–2018«, in: *NCHS Data Brief*, Nr. 360 (Februar 2020). https://www.cdc.gov/nchs/data/databriefs/db360-h.pdf

2. Fryar et al., »Prevalence of Overweight, Obesity, and Severe Obesity Among Adults Aged 20 and Over: United States, 1960–1962 through 2017–2018«, in: *NCHS Health E-Stats* (Dezember 2020). https://www.cdc.gov/nchs/data/hestat/obesity-adult-17-18/overweight-obesity-adults-H.pdf

3. Harvard T. H. Chan School of Public Health, »Close to Half of U. S. Population Projected to Have Obesity by 2030«, Pressemeldung vom 18. Dezember 2019. https://www.hsph.harvard.edu/news/press-releases/half-of-us-to-have-obesity-by-2030/

4. UNC Gillings School of Global Public Heath, »Only 12 Percent of American Adults Are Metabolically Healthy, Carolina Study Finds«, Pressemeldung vom 28. November 2018. https://www.unc. edu/posts/2018/11/28/only-12-percent-of-american-adults-are-metabolically-healthy-carolina-study-finds/

5. O'Hearn et al., »Trends and Disparities in Cardiometabolic Health Among U. S. Adults, 1999–2018«, in: *Journal of the American College of Cardiology* 80, Nr. 2 (2022), S. 138–151. https://doi.org/10.1016/j. jacc.2022.04.046

6. Loprinzi et al., »Healthy Lifestyle Characteristics and Their Joint Association with Cardiovascular Disease Biomarkers in US Adults«, in: *Mayo Clinic Proceedings* 91, Nr. 4 (April 2016), S. 432–442. https://www.mayoclinicproceedings.org/article/S0025-6196(16)00043-4/abstract

7. Jennifer Karas Montez, »Policy Polarization and Death in the United States«, in: *Temple Law Review* 92, Nr. 4 (2020), S. 889–916. https://www.ncbi.nlm.nih.gov/pmc/articles/PMC8442849

8. P. Boersma, L. I. Black und B. W. Ward, »Prevalence of Multiple Chronic Conditions Among US Adults, 2018«, in: *Preventing Chronic Disease* 17, (2020) Nr. 200130. http://dx.doi.org/10.5888/pcd17.200130

9. American Public Health Association, »Health Rankings«, abgerufen am 25. November 2024. https://www.apha.org/topics-and-issues/health-rankings

10. American Cancer Society, »Cancer Prevalence: How Many People Have Cancer«, in: aktualisiert am 19. Januar 2023. https://www.cancer.org/cancer/survivorship/cancer-prevalence.html

11. Diabetes Caucus, »About Diabetes«, abgerufen am 25. November 2024.
https://diabetescaucusdegette.house.gov/facts-and-figures

12. U. S. Centers for Disease Control and Prevention, »National Diabetes Statistics Report«, 15. Mai 2024.
https://www.cdc.gov/diabetes/php/data-research/index.html

13. Diabetes Caucus, »About Diabetes«, abgerufen am 25. November 2024.
https://diabetescaucus-degette. house.gov/facts-and-figures

14. Goldenberg et al., »Efficacy and Safety of Low and Very Low Carbohydrate Diets for Type 2 Diabetes Remission: Systematic Review and Meta-Analysis of Published and Unpublished Randomized Trial Data«, in: *BMJ* 372 (2021), m4743.
https://doi.org/10.1136/bmj.m4743

15. Hallberg et al., »Effectiveness and Safety of a Novel Care Model for the Management of Type 2 Diabetes at 1 Year: An Open-Label, Non-Randomized, Controlled Study«, in: *Diabetes Therapy* 9 (2018), S. 583–612.
https://doi.org/10.1007/s13300-018-0373-9

16. Athinarayanan et al., »Long-Term Effects of a Novel Continuous Remote Care Intervention Including Nutritional Ketosis for the Management of Type 2 Diabetes: A 2-Year Non-randomized Clinical Trial«, in: *Frontiers in Endocrinology* 10 (2019), S. 348.
https://doi.org/10.3389/fendo.2019.00348

Kapitel 1

1. Eppendorf, »How Many Cells Are in Your Body? Probably More Than You Think!«, in: *Beyond Science* (blog), 4. Dezember 2017.
https://www.eppendorf.com/us-en/beyond-science/health-medicine/ how-many-cells-are-in-your-body-probably-more-than-you-think

2. O'Hearn et al., »Trends and Disparities in Cardiometabolic Health Among U. S. Adults, 1999–2018«, in: *Journal of the American College of Cardiology* 80, Nr. 2 (2022), S. 138–151.
https://doi.org/10.1016/j. jacc.2022.04.046

3. Bruce H. Lipton, »Brains versus Gonads«, in: *Bruce H. Lipton, PhD* (blog), 8. Februar 2012.
https://www.brucelipton.com/brain-versus-gonads/

4. Bruce H. Lipton, »Insight into Cellular Consciousness«, in: *Bruce H. Lipton, PhD* (blog), aktualisiert am 22. April 2024.
https://www.brucelipton.com/insight-cellular-consciousness/

5. Heidi Godman, »Lessons from *The Biggest Loser*«, in: *Harvard Health Publishing* (blog), 24. Januar 2018.
https://www.health.harvard.edu/diet-and-weight-loss/lessons-from-the-biggest-loser

6. Vasanti S. Malik und Frank B. Hu, »Sweeteners and Risk of Obesity and Type 2 Diabetes: The Role of Sugar-sweetened Beverages«, in: *Current Diabetes Reports* 12 (Januar 2012), S. 195–203.
https://doi.org/10.1007/s11892-012-0259-6

7. Michael Napolitano und Mihai Covasa, »Microbiota Transplant in the Treatment of Obesity and Diabetes: Current and Future Perspectives«, in: *Frontiers in Microbiology* 11 (2020).
https://doi. org/10.3389/fmicb.2020.590370

8. Digestive Disease Week, »First Randomized Controlled Trial of FMT for Obesity Shows Potential Progress«, in: *Medical X Press*, 9. Mai 2019.
https://medicalxpress.com/news/2019-05-randomized-trial-fmt-obesity-potential.html

9. Hartford Healthcare, »Stool as a Weight-Loss Tool? The Strange-But-True Fecal Transplant Possibilities«, in: *Hartford Healthcare* (blog), 19. September 2019.
https://hartfordhealthcare.org/about-us/news-press/news-detail?articleid=22421&publicId=395

10. Ori Hofmekler, *The Anti-Estrogenic Diet*, Berkeley, CA: North Atlantic Books 2007, S. 110.

11. Ahmed et al., »Impact of Intermittent Fasting on Human Health: An Extended Review of Metabolic Cascades«, in: *International Journal of Food Properties* 21, Nr. 1 (2018), S. 2700–2713.
https://doi.org/10.1080/10942912.2018.1560312

12. Solimanik et al., »Prolonged Fasting Outperforms Short-Term Fasting in Terms of Glucose Tolerance and Insulin Release: A Randomised Controlled Trial«, in: *British Journal of Nutrition* 130, Nr. 9 (2023), S. 1500–1509.
https://doi.org/10.1017/S0007114523000557

Kapitel 2

1. »Hormesis«, in: *Wikipedia*, abgerufen am 3. Februar 2025:
https://en.wikipedia.org/wiki/Hormesis
Deutschsprachiger Eintrag unter
https://de.wikipedia.org/wiki/Hormesis

2. Chris Opfer und Allison Troutner, »Does Your Body Really Replace Itself Every Seven Years?«, in: *How Stuff Works*, aktualisiert am 22. September 2022.
https://science.howstuffworks.com/life/cellular-microscopic/does-body-really-replace-seven-years.htm

3. Thibault et al., »Crosstalk Between Senescent Bone Cells and the Bone Tissue Microenvironment Influences Bone Fragility During Chronological Age and in Diabetes«, in: *Frontiers in Physiology* 13 (2022).
https://doi.org/10.3389/fphys.2022.812157

4. Bussian et al., »Clearance of Senescent Glial Cells Prevents Tau-Dependent Pathology and Cognitive Decline«, in: *Nature* 562 (2018), S. 578–582.
https://doi.org/10.1038/s41586-018-0543-y

5. National Institute on Aging, »Senescent Brain Cells May Contribute to Alzheimer's Disease«, in: *Research Highlights* (blog), 26. Mai 2022.
https://www.nia.nih.gov/news/senescent-brain-cells-may-contribute-alzheimers-disease

6. Mayo Clinic Staff, »Health and Zombie Cells in Aging«, in: *Mayo Clinic* (blog), 1. Dezember 2023.
https://newsnetwork.mayoclinic.org/discussion/health-and-zombie-cells-in-aging/

7. Giarmarco et al., »Daily Mitochondrial Dynamics in Cone Photoreceptors«, in: *Proceedings of the National Academy of Sciences of the United States of America* 117, Nr. 46 (2020), S. 28816–28827.
https://doi.org/10.1073/pnas.2007827117

8. Robert K. Naviaux, »Metabolic Features of the Cell Danger Response«, in: *Mitochondrion* 16 (2014), S. 7–17.
https://doi.org/10.1016/j.mito.2013.08.006

9. Christiakov et al., »Mitochondrial Aging and Age-Related Dysfunction of Mitochondria«, in: *BioMed Research International* (2014).
https://pmc.ncbi.nlm.nih.gov/articles/PMC4003832/

10. C. Özkul, M. Yalınay und T. Karakan, »Islamic Fasting Leads to an Increased Abundance of Akkermansia Muciniphila and Bacteroides Fragilis Group: A Preliminary Study on Intermittent Fasting«, in: *The Turkish Journal of Gastroenterology* 30, Nr. 12 (2019), S. 1030–1035.
https://doi.org/10.5152/tjg.2019.19185

11. Nadeem Khan et al., »Intermittent Fasting Positively Modulates Human Gut Microbial Diversity and Ameliorates Blood Lipid Profile«, in: *Frontiers in Microbiology* 13 (2022).
https://doi.org/10.3389/fmicb.2022.922727

12. Weir et al., »Heart Disease and Cancer Deaths. Trends and Projections in the United States, 1969–2020«, in: *CME Activity* 13 (November 2016).
http://dx.doi.org/10.5888/pcd13.160211.

13. Sara Novak, »Type 2 Diabetes Linked with an Increased Risk of Dying from Cancer«, in: *NewScientist*, 24. January 2023.
https://www.newscientist.com/article/2356182-type-2-diabetes-linked-with-an-increased-risk-of-dying-from-cancer/

14. Yadira Galindo, »When – Not What – Obese Mice Ate Reduced Breast Cancer Risk«, in: *UC San Diego Today*, 25. Januar 2021.
https://today.ucsd.edu/story/when-not-what-obese-mice-ate-reduced-breast-cancer-risk

15. Manasi et al., »Time-Restricted Feeding Normalizes Hyperinsulinemia to Inhibit Breast Cancer in Obese Postmenopausal Mouse Models«, in: *Nature Communications* 12, Nr. 1 (2021), S. 565.
https://doi.org/10.1038/s41467-020-20743-7

16. Bruce H. Lipton, »THINK Beyond Your Genes«, in: *Bruce H. Lipton, PhD* (blog), 26. November, 2018.
https://www.brucelipton.com/think-beyond-your-genes-november-2018/.

17. N. N. Dasanayaka, N. D. Sirisena und N. Samaranayake, »The Effects of Mediation on Length of Telomeres in Healthy Individuals: A Systemic Review«, in: *Systemic Reviews* 10, Nr. 151 (2021).
https://doi.org/10.1186/s13643-021-01699-1

18. Pennington Biomedical Research Center, »Metabolism Changes with Age, Just Not When You Might Think«, in: *ScienceDaily*, 12. August 2021.
https://www.sciencedaily.com/releases/2021/08/210812145028.htm

Kapitel 3

1. Heald et al., »Estimating Life Years Lost to Diabetes: Outcomes from Analysis of National Diabetes Audit and Office of National Statistics Data«, in: *Cardiovascular Endocrinology & Metabolism* 9, Nr. 4 (2020), S. 183–185.
https://doi.org/10.1097/XCE.0000000000000210

2. Tabák et al., »Trajectories of Glycaemia, Insulin Sensitivity, and Insulin Secretion Before Diagnosis of Type 2 Diabetes: An Analysis from the Whitehall II Study«, in: *The Lancet* 373, Nr. 9682 (2009), S. 2215–2221.

3. Nazia Karsan and Peter J. Goadsby, »Migraine Is More Than Just Headache: Is the Link to Chronic Fatigue and Mood Disorders Simply Due to Shared Biological Systems?«, in: *Frontiers in Human Neuroscience* 15 (2021).
https://doi.org/10.3389/fnhum.2021.646692

4. S. E. Lakhan und A. Kirchgessner, »Gut Inflammation in Chronic Fatigue Syndrome«, in: *Nutrition and Metabolism* 7, Nr. 79 (2010).
https://doi.org/10.1186/1743-7075-7-79

5. Pedro Rojas-Morales, José Pedraza-Chaverri und Edilia Tapia, »Ketone Bodies, Stress Response, and Redox Homeostasis«, in: *Redox Biology* 29 (2020).
https://doi.org/10.1016/j.redox.2019.101395

6. Roberts et al., »A Ketogenic Diet Extends Longevity and Healthspan in Adult Mice«, in: *Cell Metabolism* 26, Nr. 3 (2017), S. 539–546.e5.
https://doi.org/10.1016/j.cmet.2017.08.005

7. Newman et al., »Ketogenic Diet Reduces Midlife Mortality and Improves Memory in Aging Mice«, in: *Cell Metabolism* 26, Nr. 3 (2017), S. 547–557.e8.
https://doi.org/10.1016/j.cmet.2017.08.004

8. Shimazu et al., »Suppression of Oxidative Stress by β-hydroxybutyrate, an Endogenous Histone Deacetylase Inhibitor«, in: *Science* 339, Nr. 6116 (2013), S. 211–214.
https://doi.org/10.1126/science.1227166

9. S. M. de la Monte und J. R. Wands, »Alzheimer's Disease Is Type 3 Diabetes – Evidence Reviewed«, in: *Journal of Diabetes Science and Technology* 2, Nr. 6 (2008), S. 1101–1113.
https://doi. org/10.1177/193229680800200619

10. Jensen et al., »Effects of Ketone Bodies on Brain Metabolism and Function in Neurodegenerative Diseases«, in: *International Journal of Molecular Sciences* 21, Nr. 22 (2020), S. 8767.
https://doi. org/10.3390/ijms21228767

11. H. Hersant und G. Grossberg, »The Ketogenic Diet and Alzheimer's Disease«, in: *Journal of Nutrition, Health & Aging* 26, Nr. 6 (2022), S. 606–614. https://doi.org/10.1007/s12603-022-1807-7

12. E. Ozan, V. A. Chouinard und C. M. Palmer, »The Ketogenic Diet as a Treatment for Mood Disorders«, in: *Current Treatment Options in Psychiatry* 11 (2024), S. 163–176. https://doi.org/10.1007/s40501-024-00322-z

13. Kelsie Smith Hayduk, »Can Ketones Enhance Cognitive Function and Protect Brain Networks?«. in: *University of Rochester Medical Center Newsroom*, 31. Mai 2024. https://www.urmc.rochester.edu/ news/publications/neuroscience/can-ketones-enhance-cognitive-function-and-protect-brain-networks

14. The Physiological Society, »Ketone Supplement Might Be a Novel Therapeutic for Boosting Brain Function in Obesity«, in: *ScienceDaily*, 5. Oktober 2021. https://www.sciencedaily.com/ releases/2021/10/211005101908.htm

15. Fisher Center for Alzheimer's Research Foundation, »Nearly 14 Million Americans Will Have Alzheimer's Disease by 2060«, 5. Dezember 2018. https://www.alzinfo.org/articles/research/nearly-14-million-americans-will-have-alzheimers-disease-by-2060/

16. M. V. Liberti und J. W. Locasale, »The Warburg Effect: How Does It Benefit Cancer Cells?«, *Trends in Biochemical Sciences* 41, Nr. 3 (2016), S. 211–218. https://doi.org/10.1016/j.tibs.2015.12.001

17. J. Tan-Shalaby, »Ketogenic Diets and Cancer: Emerging Evidence«, in: *Federal Practitioner* 34, Suppl. 1 (2017), S. 37S–42S. https://pubmed.ncbi.nlm.nih.gov/30766299/

18. J. Tan-Shalaby, »Ketogenic Diets and Cancer: Emerging Evidence«, in: *Federal Practitioner* 34, Suppl. 1 (2017), S. 37S–42S. https://pubmed.ncbi.nlm.nih.gov/30766299/

Kapitel 4

1. Michele Majidi, »Pharmaceutical Industry TV Advertising Spending in the United States from 2016 to 2020«, in: Statista, 20. Dezember 2023. https://www.statista.com/statistics/953104/pharma-industry-tv-ad-spend-us/

2. Harvard Health Publishing, »Do Not Get Sold on Drug Advertising«, in: *Harvard Health Publishing* (blog), 14. Februar 2017. https://www.health.harvard.edu/medications/do-not-get-sold-on-drug-advertising

3. Anthony E. Gallo, »Food Advertising in the United States«, in: Elizabeth Frazão (Hg.), *America's Eating Habits: Changes and Consequences*, Washington, DC: U.S. Department of Agriculture 1999. https://ers.usda.gov/sites/default/files/_laserfiche/publications/42215/5838_aib750i_1_.pdf

4. The Commonwealth Fund, »U. S. Ranks Last Among Seven Countries on Health System Performance Measures«, in: *newsletter*, abgerufen am 26. November 2024. https://www.commonwealthfund.org/publications/newsletter-article/us-ranks-last-among-seven-countries-health-system-performance

5. R. Petersen, L. Pan und H. M. Blanck, »Racial and Ethnic Disparities in Adult Obesity in the United States: CDC's Tracking to Inform State and Local Action«, in: *Preventing Chronic Disease* 16 (2019). http://dx.doi.org/10.5888/pcd16.180579

6. Parker et al., »Economic Costs of Diabetes in the U. S. in 2022«, in: *Diabetes Care* 47, Nr. 1 (2024), S. 26–43. https://doi.org/10.2337/dci23-0085

7. Vitale et al., »Ultra-Processed Foods and Human Health: A Systematic Review and Meta-Analysis of Prospective Cohort Studies«, in: *Advances in Nutrition* 15, Nr. 1 (2024). https://doi.org/10.1016/j.advnut.2023.09.009

8. N. M. Avena, P. Rada und B. G. Hoebel, »Evidence for Sugar Addiction: Behavioral and Neurochemical Effects of Intermittent, Excessive Sugar Intake«, in: *Neuroscience and Biobehavioral Reviews* 32, Nr. 1 (2008), S. 20–39. https://doi.org/10.1016/j.neubiorev.2007.04.019

9. Diabetes Research & Wellness Foundation, »Most People in the UK Consume 3 Times the Advised Daily Sugar Intake«, Pressemeldung vom 28. März 2018. https://www.drwf.org.uk/news-and-events/news/report-on-diet-finds-most-people-in-the-uk-are-consuming-almost-3-times-the-recommended-daily-sugar-intake/

10. Alessio Fasano, »All Disease Begins in the (Leaky) Gut: Role of Zonulin-Mediated Gut Permeability in the Pathogenesis of Some Chronic Inflammatory Diseases«, in: *F1000Research* 9 (2020). https://doi.org/10.12688/f1000research.20510.1

Kapitel 5

1. Environmental Working Group, »Body Burdens: The Pollution in Newborns«, in: *EWG Research* (blog), 14. Juli 2005. https://www.ewg.org/research/body-burden-pollution-newborns

2. Anand et al., »Cancer Is a Preventable Disease That Requires Major Lifestyle Changes«, in: *Pharmaceutical Research* 25 (2008), S. 2097–2116. https://doi.org/10.1007/s11095-008-9661-9

3. Minnesota Pollution Control Agency, »BPA and BPS in Thermal Paper«, in: *Business with Us* (blog), abgerufen am 26. November 2024. https://www.pca.state.mn.us/business-with-us/bpa-and-bps-in-thermal-paper

4. The University of Newcastle, Australia, »Plastic Ingestion by People Could Be Equating to a Credit Card a Week«, in: *University News* (blog), 12. Juni 2019.
https://www.newcastle.edu.au/newsroom/featured/plastic-ingestion-by-people-could-be-equating-to-a-credit-card-a-week

5. Marfella et al., »Microplastics and Nanoplastics in Atheromas and Cardiovascular Events«, in: *New England Journal of Medicine* 390, Nr. 10 (März 2024), S. 900–910.
https://doi.org/10.1056/NEJMoa2309822

6. UniCamillus, »Obesity Alarm in Italy, S. 12 % of the Italian Population Is Obese (Osservasalute Report)«, in: Pressemeldung vom23. Juni 2024.
https://www.unicamillus.org/obesity-alarm-in-italy-12-of-the-italian-population-is-obese/

7. Istat, »Diabetes in Italy«, Pressemeldung vom 24. Juli 2017.
https://www.istat.it/en/press-release/diabetes-in-italy-years-2000-2016

8. Health Data Overview for the Republic of Italy«, in: *World Health Organization Data*, abgerufen am 26. November 2024.
https://data.who.int/countries/380

9. »Life Expectancy«, in: *National Center for Health Statistics*, 25. Oktober 2024.
https://www.cdc.gov/nchs/fastats/life-expectancy.htm

10. Pesticide Action Network, »Italy Places Important Restrictions on the Use of Glyphosate«, Pressemeldung vom 24. August 2016.
https://www.pan-europe.info/press-releases/2016/08/italy-places-important-restrictions-use-glyphosate

11. Tadeu de Araújo-Ramos et al., »Controversies on Endocrine and Reproductive Effects of Glyphosate and Glyphosate-Based Herbicides: A Mini-Review«, in: *Frontiers in Endocrinology* 12 (2021).
https://doi.org/10.3389/fendo.2021.627210

12. A. Samsel und S. Seneff, »Glyphosate, Pathways to Modern Diseases III: Manganese, Neurological Diseases, and Associated Pathologies«, in: *Surgical Neurology International* 6, Nr. 45 (2015).
https://doi.org/10.4103/2152-7806.153876

13. Feng-Chih Chang, Matt F. Simcik und Paul D. Capel, »Occurrence and Fate of the Herbicide Glyphosate and Its Degradate Aminomethylphosphonic Acid in the Atmosphere«, in: *Environmental Toxicology and Chemistry* 30, Nr. 3 (2011), S. 548–555.
https://doi.org/10.1002/etc.431

14. J. Y. Jeon, K. H. Ha und D. J. Kim, »New Risk Factors for Obesity and Diabetes: Environmental Chemicals«, in: *Journal of Diabetes Investigation* 6, Nr. 2 (2015), S. 109–111.
https://doi.org/10.1111/jdi.12318

15. W. Holtcamp, »Obesogens: An Environmental Link to Obesity«, in: *Environmental Health Perspectives* 120, Nr. 2 (2012), a62–a68.
https://doi.org/10.1289/ehp.120-a62

16. »Common EDCs and Where They Are Found«, in: Endocrine Society, abgerufen am 26. November 2024.
https://www.endocrine.org/topics/edc/what-edcs-are/common-edcs

17. Philippa D. Darbre, »Endocrine Disruptors and Obesity«, in: *Current Obesity Reports* 6 (2017), S. 18–27.
https://doi.org/10.1007/s13679-017-0240-4

18. W. Holtcamp, »Obesogens: An Environmental Link to Obesity«, in: *Environmental Health Perspectives* 120, Nr. 2 (2012), a62–a68.
https://doi.org/10.1289/ehp.120-a62

19. Philippa D. Darbre, »Endocrine Disruptors and Obesity«, in: *Current Obesity Reports* 6 (2017), S. 18–27.
https://doi.org/10.1007/s13679-017-0240-4

Kapitel 6

1. Laura Smith, »53 Sleep Statistics: What Percentage of the Population Is Sleep Deprived?«, in: *The Good Body* (blog), 23. November 2022.
https://www.thegoodbody.com/sleep-statistics/

2. Nina Julia, »Sleep Statistics: Facts & Latest Data in America«, in: *CFAH*, aktualisiert am 11. Januar 2024.
https://cfah.org/sleep-statistics/

3. Julia Forbes, »54 Sleep Statistics and Trends for 2024«, in: *Sleep Advisor*, 3. September 2024.
https://www.sleepadvisor.org/sleep-statistics/

4. Donya Currie (Hg.), »Sleep Statistics and Facts«, in: *National Council on Aging* (blog), 7. März 2024.
https://www.ncoa.org/adviser/sleep/sleep-statistics/

5. Eric Suni and Kimberly Truong, »100+ Sleep Statistics«, in: *Sleep Foundation* (blog), 26. September 2023.
https://www.sleepfoundation.org/how-sleep-works/sleep-facts-statistics

6. Nina Julia, »Sleep Statistics: Facts & Latest Data in America«, in: *CFAH*, aktualisiert am 11. Januar 2024.
https://cfah.org/sleep-statistics/

7. Suni und Truong, »100+ Sleep Statistics«, in: *Sleep Foundation* (blog), 26. September 2023.
https://www.sleepfoundation.org/how-sleep-works/sleep-facts-statistics

8. Donya Currie (Hg.), »Sleep Statistics and Facts«, in: *National Council on Aging* (blog), 7. März 2024.
https://www.ncoa.org/adviser/sleep/sleep-statistics/

9. Institute of Medicine (US) Committee on Sleep Medicine and Research, H. R. Colten und B. M. Altevogt (Hg.), *Sleep Disorders and Sleep Deprivation: An Unmet Public Health Problem*, Washington, D.C.: National Academies Press 2006), Kapitel 4.
https://www.ncbi.nlm.nih.gov/books/ NBK19958/

10. Van Cauter et al., »Metabolic Consequences of Sleep and Sleep Loss«, in: *Sleep Medicine* 9, Suppl. (2008), S. 23–28.
https://doi.org/10.1016/S1389-9457(08)70013-3

11. American College of Physicians, »Short-term Sleep Deprivation Significantly Decreases Insulin Sensitivity in Fat Cells«, in: *ACP Newsroom*, 15. Oktober 2012.
https://www.acponline.org/acp-newsroom/short-term-sleep-deprivation-significantly-decreases-insulin-sensitivity-in-fat-cells

12. Roo Killick, Siobhan Banks und Peter Y. Liu, »Implications of Sleep Restriction and Recovery on Metabolic Outcomes«, in: *The Journal of Clinical Endocrinology & Metabolism* 97, Nr. 11 (November 2012), S. 3876–3890.
https://doi.org/10.1210/jc.2012-1845

13. University of Chicago Medical Center, »Even Your Fat Cells Need Sleep, According to New Research«, in: *ScienceDaily*, 15. Oktober 2012.
www.sciencedaily.com/releases/2012/10/121015170822.htm.

14. Buxton et al., »Sleep Restriction for 1 Week Reduces Insulin Sensitivity in Healthy Men«, in: *Diabetes* 59, Nr. 1 (Juni 2010), S. 2126–2133.
https://doi.org/10.2337/db09-0699

15. Zamani-Alavijeh et al., »The Effectiveness of Stress Management Training on Blood Glucose Control in Patients with Type 2 Diabetes«, in: *Diabetology & Metabolic Syndrome* 10, Nr. 39 (2018).
https://doi.org/10.1186/s13098-018-0342-5

16. K. Spiegel, R. Leproult und E. Van Cauter, »Impact of Sleep Debt on Metabolic and Endocrine Function«, in: *Lancet* 354, Nr. 9188 (1999), S. 1435–1439.
https://doi.org/10.1016/S0140-6736(99)01376-8

17. Ayas et al., »A Prospective Study of Self-reported Sleep Duration and Incident Diabetes in Women«, in: *Diabetes Care* 26, Nr. 2 (2003), S. 380–384.
https://doi.org/10.2337/diacare.26.2.380

18. Axelsson et al., »Sleepiness as Motivation: A Potential Mechanism for How Sleep Deprivation Affects Behavior«, in: *Sleep* 43, Nr. 6 (Juni 2020), zsz291.
https://doi.org/10.1093/sleep/zsz291

19. World Health Organization, »IARC Monographs, Volume 124: Night Shift Work«, in: *IARC News*, 2. Juni 2020.
https://www.iarc.who.int/news-events/iarc-monographs-volume-124-night-shift-work/

20. Windred et al., »Sleep Regularity Is a Stronger Predictor of Mortality Risk Than Sleep Duration: A Prospective Cohort Study«, in: *Sleep* 47, Nr. 1 (Januar 2024), zsad253.
https://doi.org/10.1093/sleep/zsad253

21. Salk Institute, »Time-Restricted Eating Reshapes Gene Expression throughout the Body«, in: *Salk News*, Pressemeldung vom 3. Januar 2023.
https://www.salk.edu/news-release/time-restricted-eating-reshapes-gene-expression-throughout-the-body

22. Satchin Panda, Ph. D., »Eating Times Essential to Healthy Diet and Nutrition«, in: *RNZ Health* (blog), 7. August 7, 2018.
https://www.rnz.co.nz/national/programmes/afternoons/audio/2018657024/eating-times-essential-to-healthy-diet-and-nutrition-dr-satchin-panda

23. Salk Institute, »Eating in 10-hour Window Can Override Disease-Causing Genetic Defects, Nurture Health«, in: *Salk News*, Pressemeldung vom 30. August 2018.
https://www.salk.edu/news-release/ eating-in-10-hour-window-can-override-disease-causing-genetic-defects-nurture-health

24. Salk Institute, »Clinical Study Finds Eating within a 10-Hour Window May Help Stave Off Diabetes, Heart Disease«, in: *Salk News*, Pressemeldung vom 5. Dezember 2019.
https://www.salk.edu/news-release/clinical-study-finds-eating-within-10-hour-window-may-help-stave-off-diabetes-heart-disease

25. Salk Institute, Mitarbeiterprofil von Satchidananda Panda, abgerufen am 27. November 2024.
https://www.salk.edu/scientist/satchidananda-panda.

26. Salk Institute, »Time-restricted Eating Reshapes Gene Expression throughout the Body«, in: *Salk News*, Pressemeldung vom 3. Januar 2023.
https://www.salk.edu/news-release/time-restricted-eating-reshapes-gene-expression-throughout-the-body

27. Salk Institute, »Clinical Study Finds Eating within a 10-Hour Window May Help Stave Off Diabetes, Heart Disease«, in: *Salk News*, Pressemeldung vom 5. Dezember 2019.
https://www.salk.edu/news-release/clinical-study-finds-eating-within-10-hour-window-may-help-stave-off-diabetes-heartdisease

Kapitel 7

1. Mary K. Enig, Ph. D., »Fat and Cholesterol in Human Milk«, in: *Weston A. Price Foundation* (blog), 31. Dezember 2001.
https://www.westonaprice.org/health-topics/fat-and-cholesterol-in-human-milk.

2. Khalid et al., »Effects of Ketogenic Diet on Reproductive Hormones in Women with Polycystic Ovary Syndrome«, in: *Journal of the Endocrine Society* 7, Nr. 10 (Oktober 2023), bvad112.
https://doi. org/10.1210/jendso/bvad112

3. Johns Hopkins Medicine, »Keto Diet Therapy Recommendations Set for Adults with Epilepsy, Other Neurologic Diseases«, in: *Johns Hopkins Medicine Newsroom*, 24. November 2020.
https://clinicalconnection.hopkinsmedicine.org/news/keto-diet-therapy-recommendations-set-for-adults-with-epilepsy-other-neurologic-diseases

4. Rusek et al., »Ketogenic Diet in Alzheimer's Disease«, in: *International Journal of Molecular Sciences* 20, Nr. 16 (2019), S. 3892.
https://doi.org/10.3390/ijms20163892

5. Shahpasand et al., »Therapeutic Potential of the Ketogenic Diet: A Metabolic Switch with Implications for Neurological Disorders, the Gut-Brain Axis, and Cardiovascular Diseases«, in: *Journal of Nutritional Biochemistry* 132, Nr. 109693 (2024). https://doi.org/10.1016/j.jnutbio.2024.109693

6. Eugene Reznick, »A Review of the Ketogenic Diet in the Treatment of Autism Spectrum Disorder«, Loma Linda University 2024. https://scholarsrepository.llu.edu/etd/1713

7. M. Grootveld, »Evidence-Based Challenges to the Continued Recommendation and Use of Peroxidatively-Susceptible Polyunsaturated Fatty Acid-Rich Culinary Oils for High-Temperature Frying Practises: Experimental Revelations Focused on Toxic Aldehydic Lipid Oxidation Products«, in: *Frontiers in Nutrition* 8, Nr. 711640 (2022). https://doi.org/10.3389/fnut.2021.711640

8. »List of 100 Top Selling Grocery Items 2025 & Tips«, in: *BusinessNes,* aktualisiert am 8. Januar 2025. https://businessnes.com/list-of-top-selling-grocery-items-and-tips/

9. Ekaterina Pesheva, »Diet, Gut Microbes, and Immunity«, in: *Harvard Medical School News & Research* (blog), 16. November 2021. https://hms.harvard.edu/news/diet-gut-microbes-immunity

10. Melina Roberts, »Five Connections between Bile Flow and Thyroid Function«, in: *Advanced Naturopathic Medical Centre*, abgerufen am 27. November 2024. https://advancednaturopathic.com/bile-thyroid-connection

11. J. Laukkarinen, J. Sand und I. Nordback, »The Underlying Mechanisms: How Hypothyroidism Affects the Formation of Common Bile Duct Stones«, in: *HPB Surgery*, Nr. 102825 (2012). https://doi. org/10.1155/2012/102825

12. Nazia Karsan und Peter J. Goadsby, »Migraine Is More Than Just Headache: Is the Link to Chronic Fatigue and Mood Disorders Simply Due to Shared Biological Systems? « in: *Frontiers in Human Neuroscience* 15 (2021). https://doi.org/10.3389/fnhum.2021.646692

13. Ravindran et al., »Migraine Headaches in Chronic Fatigue Syndrome (CFS): Comparison of Two Prospective Cross-Sectional Studies«, in: *BMC Neurology* 11, Nr. 30 (2011). https://doi. org/10.1186/1471-2377-11-30

14. S. E. Lakhan und A. Kirchgessner, »Gut Inflammation in Chronic Fatigue Syndrome«, in: *Nutrition & Metabolism* 7, Nr. 79 (2010). https://doi.org/10.1186/1743-7075-7-79

15. American Association for the Advancement of Science, »Coffee Is Number One Source of Antioxidants«, Pressemeldung vom 28. August 2005. https://www.eurekalert.org/news-releases/560866.

16. Hassan Baky et al., »Interactions between Dietary Flavonoids and the Gut Microbiome: A Comprehensive Review«, in: *British Journal of Nutrition* 128, Nr. 4 (2022), S. 577–591. https://doi.org/10.1017/S0007114521003627

Kapitel 8

1. American Heart Association, »More Than 100 Million Americans Have High Blood Pressure, AHA Says«, Pressemeldung vom 31. Januar 2018. https://www.heart.org/en/news/2018/07/18/more-than-100-million-americans-have-high-blood-pressure-aha-says

2. Jaws Podiatry, »How High Blood Pressure Affects Your Feet«, in: *Jaws Podiatry* (blog), abgerufen am 27. November 2024. https://www.jawspodiatry.com/how-high-blood-pressure-affects-your-feet.

3. Benedict et al., *A Study of Prolonged Fasting*, Washington, D.C.: Carnegie Institution of Washington 1915. https://archive.org/details/cu31924003162959

4. Goldhamer et al., »Medically Supervised Water-Only Fasting in the Treatment of Hypertension«, in: *Journal of Manipulative and Physiological Therapeutics* 24, Nr. 5 (Juni 2001). https://pubmed.ncbi.nlm.nih.gov/11416824/

5. Anne Tafton, »Fasting Boosts Stem Cells' Regenerative Capacity«, in: *MIT News* (blog), 3. Mai 2018. https://news.mit.edu/2018/fasting-boosts-stem-cells-regenerative-capacity-0503

6. Mihaylova et al., »Fasting Activates Fatty Acid Oxidation to Enhance Intestinal Stem Cell Function during Homeostasis and Aging«, in: *Cell Stem Cell* 22 (2018), S. 769–778. https://dspace.mit.edu/handle/1721.1/124714

7. Godínez-Victoria et al., »Intermittent Fasting Promotes Bacterial Clearance and Intestinal IgA Production in *Salmonella typhimurium*-Infected Mice«, in: *Scandinavian Journal of Immunology* 79, Nr. 5 (2014), S. 283–345. https://onlinelibrary.wiley.com/doi/epdf/10.1111/sji.12163

8. Li et al., »Intermittent Fasting Promotes White Adipose Browning and Decreases Obesity by Shaping the Gut Microbiota«, in: *Cell Metabolism* 26, Nr. 4 (2017), S. 672–685.e4. https://doi.org/10.1016/j.cmet.2017.08.019

9. Khan et al., »Intermittent Fasting Positively Modulates Human Gut Microbial Diversity and Ameliorates Blood Lipid Profile«, in: *Frontiers in Microbiology* 13 (2022). https://doi.org/10.3389/fmicb.2022.922727

10. M. P. Mattson, »Energy Intake, Meal Frequency, and Health: A Neurobiological Perspective«, in: *Annual Review of Nutrition*, 25 (2005), S. 237–260. https://doi.org/10.1146/annurev.nutr.25.050304.092526

11. Brian Doctrow, »Calorie Restriction, Immune Function, and Health Span«, in: *NIH Research Matters* (blog), 1. März 2022. https://www.nih.gov/news-events/nih-research-matters/calorie-restriction-immune-function-health-span

12. Chantal Gil, »The Starvation Experiment«, in: *Duke Psychiatry & Behavioral Services* (blog), 9. Mai 2023.
https://psychiatry.duke.edu/blog/starvation-experiment

13. Zauner et al., »Resting Energy Expenditure in Short-Term Starvation Is Increased as a Result of an Increase in Serum Norepinephrine«, in: *American Journal of Clinical Nutrition* 71, Nr. 6 (2000), S. 1511–1515.
https://doi.org/10.1093/ajcn/71.6.1511

14. Ouellet et al., »Brown Adipose Tissue Oxidative Metabolism Contributes to Energy Expenditure During Acute Cold Exposure in Humans«, in: *Journal of Clinical Investigation* 122, Nr. 2 (2012), S. 545–552.
https://doi.org/10.1172/JCI60433

15. Max Bingham, »New Obesity Tool?" *Harvard Medical School News & Research*, 14. April 2001.
https://hms.harvard.edu/news/new-obesity-tool

16. Endocrine Society, »People with Brown Fat May Burn 15 Percent More Calories«, Pressemeldung vom 28. April 2020.
https://www.endocrine.org/news-and-advocacy/news-room/2020/people-with-brown-fat-may-burn-15-percent-more-calories

17. Diab et al., »Intermittent Fasting Regulates Metabolic Homeostasis and Improves Cardiovascular Health«, in: *Cell Biochemistry and Biophysics* 82 (2024), S. 1583–1597.
https://doi.org/10.1007/s12013-024-01314-9

18. Kaylyn Tousignant, »What Science Says About Intermittent Fasting and the Gut Microbiome«, in: *Co-Biome by Microba*, 10. Juni 2024.
https://www.co-biome.com/education/patient/what-science-says-about-intermittent-fasting-and-the-gut-microbiome

19. Ducarmon et al., »Long-Term Fasting Remodels Gut Microbial Metabolism and Host Metabolism«, in: *bioRxiv*, 19. April 2024.
https://www.biorxiv.org/content/10.1101/2024.04.19.590209v1.full

Kapitel 9

1. Chiavaroli et al., »Effect of Low Glycaemic Index or Load Dietary Patterns on Glycaemic Control and Cardiometabolic Risk Factors in Diabetes: Systematic Review and Meta-Analysis of Randomised Controlled Trials«, in: *BMJ* 374 (2021), S. 1651.
https://doi.org/10.1136/bmj.n1651

2. L. Nesti, A. Mengozzi und D. Tricò, »Impact of Nutrient Type and Sequence on Glucose Tolerance: Physiological Insights and Therapeutic Implications«, in: *Frontiers in Endocrinology* 10 (2019), S. 144.
https://doi.org/10.3389/fendo.2019.00144

3. Laura Williamson, »To Curb High Rates of Heart Disease and Stroke, Experts Urge Prevention and Innovation«, in: *American Heart Association news release*, 24. Januar 2024.

https://www.heart.org/en/news/2024/01/24/to-curb-high-rates-of-heart-disease-and-stroke-experts-urge-prevention-and-innovation

4. Dominic Lawson, »Warnings about Blood Pressure? I Take Them with a Pinch of Salt, Says Dominic Lawson«, in: *Daily Mail*, 29. Mai 2017.
https://www.dailymail.co.uk/debate/article-4551028/Blood-pressure-warnings-pinch-salt.html

5. »Study: Hot Dogs May Raise Risk of Childhood Leukemia«, in: *Supermarket News*, 13. Juni 1994.
https://www.supermarketnews.com/grocery-operations/study-hot-dogs-may-raise-risk-of-childhood-leukemia

6. Amy-Sarah Mitchell, »Do Hot Dogs Cause Cancer? Processed Meat & Colon Cancer«, in: *UVAHealth* (blog), 3. März 2023.
https://blog.uvahealth.com/2023/03/02/do-hot-dogs-cause-cancer

7. Cioffi et al., »Fructose-Rich Diet Affects Mitochondrial DNA Damage and Repair in Rats«, in: *Nutrients* 9, Nr. 4 (2017), S. 323.
https://doi.org/10.3390/nu9040323

8. Dornas et al., »Health Implications of High-Fructose Intake and Current Research«, in: *Advances in Nutrition* 6, Nr. 6 (2015), S. 729–737.
https://doi.org/10.3945/an.114.008144

9. Jonathan Q. Purnell und Damien A. Fair, »Fructose Ingestion and Cerebral, Metabolic, and Satiety Responses«, in: *JAMA* 309, Nr. 1 (2013), S. 85–86.
https://doi.org/10.1001/jama.2012.190505

10. Hieronimus et al., »Effects of Consuming Beverages Sweetened with Fructose, Glucose, HighFructose Corn Syrup, Sucrose, or Aspartame on OGTT-Derived Indices of Insulin Sensitivity in Young Adults«, in: *Nutrients* 16, Nr. 1 (2024), S. 151.
https://pubmed.ncbi.nlm.nih.gov/38201980/

11. Aeberli et al., »Moderate Amounts of Fructose Consumption Impair Insulin Sensitivity in Healthy Young Men: A Randomized Controlled Trial«, in: *Diabetes Care* 36, Nr. 1 (2013), S. 150–156.
https://doi.org/10.2337/dc12-0540

12. Jensen et al., »Fructose and Sugar: A Major Mediator of Non-Alcoholic Fatty Liver Disease«, in: *Journal of Hepatology* 68, Nr. 5 (2018), S. 1063–1075.
https://doi.org/10.1016/j.jhep.2018.01.019

13. Raatz et al., »Consumption of Honey, Sucrose, and High-Fructose Corn Syrup Produces Similar Metabolic Effects in Glucose-Tolerant and -Intolerant Individuals«, in: *Journal of Nutrition* 145, Nr. 10 (2015), S. 2265–2272.
https://doi.org/10.3945/jn.115.218016

14. Stanhope et al., »A Dose-Response Study of Consuming High-Fructose Corn Syrup–Sweetened Beverages on Lipid/Lipoprotein Risk Factors for Cardiovascular Disease in Young Adults«, in: *American Journal of Clinical Nutrition* 101, Nr. 6 (2015), S. 1144–1154.
https://doi.org/10.3945/ajcn.114.100461

15. Stanhope et al., »Consumption of Fructose and High Fructose Corn Syrup Increase Postprandial Triglycerides, LDL-Cholesterol, and Apolipoprotein-B in Young Men and Women«, in: *Journal of Clinical Endocrinology & Metabolism* 96, Nr. 10 (2011), E1596–E1605. https://doi.org/10.1210/jc.2011-1251

16. Jameel et al., »Acute Effects of Feeding Fructose, Glucose and Sucrose on Blood Lipid Levels and Systemic Inflammation«, in: *Lipids in Health and Disease* 13, Nr. 195 (2014). https://doi. org/10.1186/1476-511X-13-195

17. Pett et al., »The Seven Countries Study«, in: *European Heart Journal* 38, Nr. 42 (2017), S. 3119–3121.
https://doi.org/10.1093/eurheartj/ehx603

18. John Gordon Harold, »Harold on History, Myocardial Infarction: Evolution in Diagnosis, Care, Prognosis«, in: *Cardiology Magazine*, 2019,
https://www.acc.org/Latest-in-Cardiology/Articles/2019/01/07/12/42/Harold-on-History-Myocardial-Infarction-Evolution-in-Diagnosis-Care-Prognosis

19. J. M. Ketchem, E. J. Bowman und C. M. Isales, »Male Sex Hormones, Aging, and Inflammation«, in: *Biogerontology* 24 (2023), S. 1–25.
https://doi.org/10.1007/s10522-022-10002-1

20. Daniel Kelly, »Low Testosterone in Men Associated with an Early Death«, in: *Medical Xpress*, 15. Mai 2024.
https://medicalxpress.com/news/2024-05-testosterone-men-early-death.html

21. J. M. Ketchem, E. J. Bowman und C. M. Isales, »Male Sex Hormones, Aging, and Inflammation«, in: *Biogerontology* 24 (2023), S. 1–25.
https://doi.org/10.1007/s10522-022-10002-1

22. Holt et al., »A Satiety Index of Common Foods«, in: *European Journal of Clinical Nutrition* 49, Nr. 9 (1995), S. 675–690.
https://researchers.mq.edu.au/en/publications/a-satiety-index-of-common-foods

Kapitel 10

1. »Psycho-Cybernetics«, in: *Wikipedia*, abgerufen am 2. Dezember 2024.
https://en.wikipedia.org/wiki/Psycho-Cybernetics

2. Joel Arthur Baker, *Paradigms: The Business of Discovering the Future*, New York: HarperBusiness, 1993.
https://archive.org/details/paradigmsbusines00bark

3. Susan Perry, »The Power of the Placebo«, in: *BrainFacts.org*, 31. Mai 2012.
https://www.brainfacts.org/ archives/2012/the-power-of-the-placebo

4. AP, »›Hysteria‹ Among Possible Causes of Illness of 125 at Game on Coast«, in: *New York Times*, 24. Oktober 1982.
https://www.nytimes.com/1982/10/24/us/hysteria-among-possible-causes-of-illness-of-125-at-game-on-coast.html

5. Peggy McColl, »Faith Is Powerful«, in: *Proctor Gallagher Institute* (blog), abgerufen am 27. November 2024.
https://www.proctorgallagherinstitute.com/38329/faith-is-powerful

6. Joe Dispenza, »The Power of Gratitude«, in: *Unlimited* (blog), 25. November 2016.
https://drjoedispenza.com/blogs/dr-joes-blog/the-power-of-gratitude

7. Margaret Rhea, »Gratitude«, in: *UC Davis Health Wellness News* 49 (November 2019).
https://health.ucdavis.edu/nursing/academics/studentwellness/pdfs/BIMSON_Newsletter-November_2019.pdf

8. Picard et al., »A Mitochondrial Health Index Sensitive to Mood and Caregiving Stress«, in: *Biological Psychiatry* 84, Nr. 1 (2018), S. 9–17.
https://doi.org/10.1016/j.biopsych.2018.01.012

9. Chen et al., »Gratitude and Mortality Among Older US Female Nurses«, in: *JAMA Psychiatry* 81, Nr. 10 (2024), S. 1030–1038.
https://doi.org/10.1001/jamapsychiatry.2024.1687

10. Robert A. Heinlein, »Quote«, in: *Goodreads*, abgerufen am 26. Januar 2025.
https://www.goodreads.com/quotes/73503-in-the-absence-of-clearly-defined-goals-we-become-strangely-loyal

11. A. G. Barnett und A. J. Dobson, »Excess in Cardiovascular Events on Mondays: A Meta-Analysis and Prospective Study«, in: *Journal of Epidemiology and Community Health* 59, Nr. 2 (2005), S. 109–114.
https://doi.org/10.1136/jech.2003.019489

12. Pindek et al., »Workdays Are Not Created Equal: Job Satisfaction and Job Stressors Across the Workweek«, in: *Human Relations* 74, Nr. 9 (2021), S. 1447–1472.
https://doi.org/10.1177/0018726720924444

13. Maria J. Fitzpatrick und Timothy J. Moore, »The Mortality Effects of Retirement: Evidence from Social Security Eligibility at Age 62«, in: *National Bureau of Economic Research*, Working Paper Series 24127, Dezember 2017.
http://www.nber.org/papers/w24127.

14. Pagnini et al., »Ageing as a Mindset: A Study Protocol to Rejuvenate Older Adults with a Counterclockwise Psychological Intervention«, in: *BMJ* 9, Nr. 7 (2019), e030411.
https://doi.org/10.1136/bmjopen-2019-030411

15. Ellen Langer und Judith Rodin, »The Effects of Choice and Enhanced Personal Responsibility for the Aged: A Field Experiment in an Institutional Setting«, in: *Journal of Personality and Social Psychology* 34, Nr. 2 (August 1976), S. 191–198.
https://doi.org/10.1037/0022-3514.34.2.191

16. Benjamin Hardy, »Age Does Not Define You; You Can Be Whoever You Want to Be«, in: *Thought.is*, abgerufen am 27. November 2024.
https://thought.is/age-does-not-define-you-you-can-be-whoever-you-want-to-be/

17. Dan Gordon, »Laughing All the Way«, in: *UCLA Magazine*, 1. Juli 2019. https://newsroom.ucla.edu/magazine/norman-cousins-humor-health-mind-body

18. Funakubo et al., »Effects of a Laughter Program on Body Weight and Mental Health Among Japanese People with Metabolic Syndrome Risk Factors: A Randomized Controlled Trial«, in: *BMC Geriatrics* 22, Nr. 361 (2022). https://doi.org/10.1186/s12877-022-03038-y

19. American Physiological Society, »Laughter Remains Good Medicine«, in: *ScienceDaily*, abgerufen am 27. November 2024. www.sciencedaily.com/releases/2009/04/090417084115.htm

Kapitel 11

1. Watanabe et al., »Coffee Abundant in Chlorogenic Acids Reduces Abdominal Fat in Overweight Adults: A Randomized, Double-Blind, Controlled Trial«, in: *Nutrients* 11, Nr. 7 (2019), S. 1617. https://doi.org/10.3390/nu11071617

2. J. H. O'Keefe, J. J. DiNicolantonio und C. J. Lavie, »Coffee for Cardioprotection and Longevity«, in: *Progress in Cardiovascular Diseases* 61, Nr. 1 (2018), S. 38–42. https://doi.org/10.1016/j. pcad.2018.02.002

3. Wu et al., »Chlorogenic Acid Protects Against Atherosclerosis in ApoE-/-Mice and Promotes Cholesterol Efflux from RAW264.7 Macrophages«, in: *PloS One* 9, Nr. 9 (2014), e95452. https://doi.org/10.1371/journal.pone.0095452

4. N. Liang und D. D. Kitts, »Role of Chlorogenic Acids in Controlling Oxidative and Inflammatory Stress Conditions«, in: *Nutrients* 8, Nr. 1 (2015), S. 16. https://doi.org/10.3390/nu8010016

5. Meng et al., »Roles of Chlorogenic Acid on Regulating Glucose and Lipids Metabolism: A Review«, in: *Evidence-based Complementary and Alternative Medicine: eCAM* (2013), 801457. https://doi. org/10.1155/2013/801457

6. Watanabe et al., »The Blood Pressure-Lowering Effect and Safety of Chlorogenic Acid from Green Coffee Bean Extract in Essential Hypertension«, in: *Clinical and Experimental Hypertension* 28, Nr. 5 (2006), S. 439–449. https://doi.org/10.1080/10641960600798655

7. Harpaz et al., »The Effect of Caffeine on Energy Balance«, in: *Journal of Basic and Clinical Physiology and Pharmacology* 28, Nr. 1 (2017), S. 1-10. https://doi.org/10.1515/jbcpp-2016-0090

8. Guest et al., »International Society of Sports Nutrition Position Stand: Caffeine and Exercise Performance«, in: *Journal of the International Society of Sports Nutrition* 18, Nr. 1 (2021). https://doi.org/10.1186/s12970-020-00383-4

9. Institute of Medicine (US) Committee on Military Nutrition Research, *Caffeine for the Sustainment of Mental Task Performance: Formulations for Military Operations*, Washington, D.C.: National Academies Press 2001 und https://www.ncbi.nlm.nih.gov/books/NBK223808/

10. Hoshimoto et al., »Caprylic Acid and Medium-Chain Triglycerides Inhibit IL-8 Gene Transcription in Caco-2 Cells: Comparison with the Potent Histone Deacetylase Inhibitor Trichostatin A«, in: *British Journal of Pharmacology* 136, Nr. 2 (2002), S. 280–286. https://doi.org/10.1038/sj.bjp.0704719

11. St-Pierre et al., »Plasma Ketone and Medium Chain Fatty Acid Response in Humans Consuming Different Medium Chain Triglycerides During a Metabolic Study Day«, in: *Frontiers in Nutrition* 6 (2019), S. 46. https://doi.org/10.3389/fnut.2019.00046

12. Vandenberghe et al., »Tricaprylin Alone Increases Plasma Ketone Response More Than Coconut Oil or Other Medium-Chain Triglycerides: An Acute Crossover Study in Healthy Adults«, in: *Current Developments in Nutrition* 1, Nr. 4 (2017), e000257. https://doi.org/10.3945/cdn.116.000257

13. Carol S. Johnston, Cindy M. Kim und Amanda J. Buller, »Vinegar Improves Insulin Sensitivity to a High-Carbohydrate Meal in Subjects with Insulin Resistance or Type 2 Diabetes«, in: *Diabetes Care* 27, Nr. 1 (2004), S. 281–282. https://doi.org/10.2337/diacare.27.1.281

14. Östman et al., »Vinegar Supplementation Lowers Glucose and Insulin Responses and Increases Satiety After a Bread Meal in Healthy Subjects«, in: *European Journal of Clinical Nutrition* 59 (2005), S. 983–988. https://doi.org/10.1038/sj.ejcn.1602197

15. Kondo et al., »Vinegar Intake Reduces Body Weight, Body Fat Mass, and Serum Triglyceride Levels in Obese Japanese Subjects«, in: *Bioscience, Biotechnology, and Biochemistry* 73, Nr. 8 (2009), S. 1837–1843. https://doi.org/10.1271/bbb.90231

16. A. N. McLendon, J. Spivey und C. B. Woodis, »African Mango (*Irvinga gabonensis*) Extract for Weight Loss: A Systematic Review«, in: *Journal of Nutritional Thereapeutics* 2, Nr. 1 (2013), S. 53-58. http://lifescienceglobal.com/pms/index.php/jnt/article/view/927

17. Joe Schwarcz, »The African Mango: Can Its Seeds Really Help You Lose Weight?" *McGill Office of Science and Society*, 20. März 2017. https://www.mcgill.ca/oss/article/health-nutrition-you-asked/african-mango-can-its-seeds-really-help-you-lose-weight

18. Ngondi et al., »IGOB131, a Novel Seed Extract of the West African Plant *Irvingia Gabonensis*, Significantly Reduces Body Weight and Improves Metabolic Parameters in Overweight Humans in a Randomized Double-Blind Placebo Controlled Investigation«, in: *Lipids in Health and Disease* 8, Nr. 7 (2009). https://doi.org/10.1186/1476-511X-8-7

19. A. K. Sawicka, G. Renzi und R. A. Olek, »The Bright and the Dark Sides of L-carnitine Supplementation: A Systematic Review«, in: *Journal of the International Society of Sports Nutrition* 17, Nr. 1 (2020).
https://doi.org/10.1186/s12970-020-00377-2

20. N. Longo, M. Frigeni und M. Pasquali, »Carnitine Transport and Fatty Acid Oxidation«, in: *Biochimica et Biophysica Acta* 1863, Nr. 10 (2016), S. 2422–2435.
https://doi.org/10.1016/j. bbamcr.2016.01.023

21. Alison Steiber, Janos Kerner und Charles L. Hoppel, »Carnitine: A Nutritional, Biosynthetic, and Functional Perspective«, in: *Molecular Aspects of Medicine* 25, Nr. 5–6 (2004), S. 455–473.
https://doi.org/10.1016/j.mam.2004.06.006

22. Dulloo et al., »Efficacy of a Green Tea Extract Rich in Catechin Polyphenols and Caffeine in Increasing 24-H Energy Expenditure and Fat Oxidation in Humans«, in: *American Journal of Clinical Nutrition* 70, Nr. 6 (1999), S. 1040–1045.
https://doi.org/10.1093/ajcn/70.6.1040

23. Maki et al., »Green Tea Catechin Consumption Enhances Exercise-Induced Abdominal Fat Loss in Overweight and Obese Adults«, in: *Journal of Nutrition* 139, Nr. 2 (2009), S. 264–270.
https://doi. org/10.3945/jn.108.098293

24. M. P. Godard, B. A. Johnson und S. R. Richmond, »Body Composition and Hormonal Adaptations Associated with Forskolin Consumption in Overweight and Obese Men«, in: *Obesity Research* 13, Nr. 8 (2005), S. 1335–1343.
https://doi.org/10.1038/oby.2005.162

25. Sugita et al., »Daily Ingestion of Grains of Paradise (*Aframomum melegueta*) Extract Increases Whole-Body Energy Expenditure and Decreases Visceral Fat in Humans«, in: *Journal of Nutritional Science and Vitaminology* 60, Nr. 1 (2014), S. 22–27.
https://doi.org/10.3177/jnsv.60.22

26. Sudeep et al., »*Aframomum melegueta* Seed Extract with Standardized Content of 6-Paradol Reduces Visceral Fat and Enhances Energy Expenditure in Overweight Adults. A Randomized Double-Blind, Placebo-Controlled Clinical Study«, in: *Drug Design, Development and Therapy* 16 (Oktober 2022), S. 3777–3791.
https://doi.org/10.2147/DDDT.S367350

27. Sugita et al., »Grains of Paradise (*Aframomum Melegueta*) Extract Activates Brown Adipose Tissue and Increases Whole-Body Energy Expenditure in Men«, in: *British Journal of Nutrition* 110, Nr. 4 (2013), S. 733–738.
https://doi.org/10.1017/S0007114512005715

28. Onakpoya et al., »The Use of *Garcinia* Extract (Hydroxycitric Acid) as a Weight Loss Supplement: A Systematic Review and Meta-Analysis of Randomised Clinical Trials«, in: *Journal of Obesity* (2011), 509038.
https://doi.org/10.1155/2011/509038

29. S. Basak und A. K. Duttaroy, »Conjugated Linoleic Acid and Its Beneficial Effects in Obesity, Cardiovascular Disease, and Cancer«, in: *Nutrients* 12, Nr. 7 (2020), S. 1913. https://doi.org/10.3390/nu12071913

30. Rahman et al., »Effects of Conjugated Linoleic Acid on Serum Leptin Concentration, Body-Fat Accumulation, and β-oxidation of Fatty Acid in OLETF Rats«, in: *Nutrition* 17, Nr. 5 (2001), S. 385–390. https://doi.org/10.1016/S0899-9007(00)00584-0

31. Sakono et al., »Combined Effects of Dietary Conjugated Linoleic Acid and Sesamin Triacylglycerol and Ketone Body Production in Rat Liver«, in: *Journal of Nutritional Science and Vitaminology* 48, Nr. 5 (2002), S. 405–409. https://doi.org/10.3177/jnsv.48.405

32. A. J. Smeets und M. S. Westerterp-Plantenga, »The Acute Effects of a Lunch Containing Capsaicin on Energy and Substrate Utilisation, Hormones, and Satiety«, in: *European Journal of Nutrition* 48 (2009), S. 229–234. https://doi.org/10.1007/s00394-009-0006-1

33. John Lieurance, *Melatonin: Miracle Molecule*, Sarasota: Advanced Rejuvenation Publishing 2020.

34. R. J. Reiter, Q. Ma und R. Sharma, »Treatment of Ebola and Other Infectious Diseases: Melatonin ›Goes Viral‹«, in: *Melatonin Research* 3, Nr. 1 (März 2020), S. 43–57. https://doi.org/10.32794/mr11250047

35. Faridzadeh et al., »The Role of Melatonin as an Adjuvant in the Treatment of COVID-19: A Systematic Review«, in: *Heliyon* 8, Nr. 10 (2022), e10906. https://doi.org/10.1016/j.heliyon.2022.e10906

36. Mubashshir et al. »Therapeutic Benefits of Melatonin against COVID-19«, in: *Neuroimmunomodulation* 30, Nr. 1 (Dezember 2023), S. 196–205. https://doi.org/10.1159/000531550

37. Minich et al., »Is Melatonin the ›Next Vitamin D‹?: A Review of Emerging Science, Clinical Uses, Safety, and Dietary Supplements«, in: *Nutrients* 14, Nr. 19 (2022), S. 3934. https://doi.org/10.3390/nu14193934

38. Avci et al., »Low-Level Laser (Light) Therapy (LLLT) in Skin: Stimulating, Healing, Restoring«, in: *Seminars in Cutaneous Medical Surgery* 32, Nr. 1 (2013), S. 41–52. https://pmc.ncbi.nlm.nih.gov/articles/PMC4126803

39. M. R. Hamblin, »Mechanisms and Mitochondrial Redox Signaling in Photobiomodulation«, in: *Photochemistry and Photobiology* 94, Nr. 2 (2018), S. 199–212. https://doi.org/10.1111/php.12864

40. (Admin), »Red Light Therapy and Its Effects on Fat Cells«, in: *Aesthetic Bureau,* abgerufen am 27. November 2024. https://aestheticbureau.com.au/red-light-therapy-and-its-effects-on-fat-cells

41. Caruso-Davis et al., »Efficacy of Low-Level Laser Therapy for Body Contouring and Spot Fat Reduction«, in: *Obesity Surgery* 21 (2011), S. 722–729. https://doi.org/10.1007/s11695-010-0126-y

42. Endocrine Society, »People with Brown Fat May Burn 15 Percent More Calories«, Pressemeldung vom 28. April 2020. https://www.endocrine.org/news-and-advocacy/news-room/2020/people-with-brown-fat-may-burn-15-percent-more-calories

43. Šrámek et al., »Human Physiological Responses to Immersion into Water of Different Temperatures«, in: *European Journal of Applied Physiology* 81 (2000), S. 436–442. https://doi.org/10.1007/s004210050065

44. Cleveland Clinic Health Library, »Norepinephrine«, abgerufen am 27. November 2024. https://my.clevelandclinic.org/health/articles/22610-norepinephrine-noradrenaline

45. Imane Hachemi und Mueez U-Din, »Brown Adipose Tissue: Activation and Metabolism in Humans«, in: *Endocrinology and Metabolism* 38, Nr. 2 (2023), S. 214–222. https://doi.org/10.3803/EnM.2023.1659

46. Straat et al., »Cold-Induced Thermogenesis Shows a Diurnal Variation That Unfolds Differently in Males and Females«, in: *Journal of Clinical Endocrinology & Metabolism* 107, Nr. 6 (Juni 2022), S. 1626–1635. https://doi.org/10.1210/clinem/dgac094

47. Jones et al., »Pre-cooling for Endurance Exercise Performance in the Heat: A Systematic Review«, in: *BMC Medicine* 10, Nr. 166 (2012). https://doi.org/10.1186/1741-7015-10-166

48. Sarah Klein, »Should You Cold Plunge Before or After a Workout? Why Timing Matters«, in: *Peleton* (blog), 3. Juni 2024. https://www.onepeloton.com/blog/cold-plunge-before-or-after-workout

49. Vienna E. Brunt und Christopher T. Minson, »Heat Therapy: Mechanistic Underpinnings and Applications to Cardiovascular Health«, in: *Journal of Applied Physiology* 130, Nr. 6 (2021), S. 1684–1704. https://doi.org/10.1152/japplphysiol.00141.2020

50. Jem L. Cheng und Maureen J. MacDonald, »Effect of Heat Stress on Vascular Outcomes in Humans«, in: *Journal of Applied Physiology* 126, Nr. 3 (2019), S. 771–781. https://doi.org/10.1152/japplphysiol.00682.2018

51. Pope L. Moseley, »Heat Shock Proteins and Heat Adaptation of the Whole Organism«, in: *Journal of Applied Physiology* 83, Nr. 5 (1997), S. 1413–1417, https://doi.org/10.1152/jappl.1997.83.5.1413

52. Fennel et al., »Effect of Heat Stress on Heat Shock Protein Expression and Hypertrophy-Related Signaling in the Skeletal Muscle of Trained Individuals«, in: *American Journal of PhysiologyRegulatory, Integrative and Comparative Physiology* 325, Nr. 6 (2023), R735–R749. https://doi. org/10.1152/ajpregu.00031.2023

53. Bouchama et al., »A Model of Exposure to Extreme Environmental Heat Uncovers the Human Transcriptome to Heat Stress«, in: *Scientific Reports* 7, Nr. 9429 (2017). https://doi.org/10.1038/s41598-017-09819-5

54. Kunutsor et al., »Inflammation, Sauna Bathing, and All-Cause Mortality in Middle-Aged and Older Finnish Men: A Cohort Study«, in: *European Journal of Epidemiology* 37 (2022), S. 1225–1231.
https://doi.org/10.1007/s10654-022-00926-w

55. Laukkanen et al., »Sauna Bathing Is Associated with Reduced Cardiovascular Mortality and Improves Risk Prediction in Men and Women: A Prospective Cohort Study«, in: *BMC Medicine* 16, Nr. 219 (2018).
https://doi.org/10.1186/s12916-018-1198-0

56. »The Science Behind Earthing«, in: *Rowland Earthing*, abgerufen am 27. November 2024. https://rowlandearthing.co.uk/pages/science

57. James L. Oschman, »Can Electrons Act as Antioxidants? A Review and Commentary«, in: *Journal of Alternative and Complementary Medicine* 13, Nr. 9 (2007), S. 955–967. https://doi.org/10.1089/acm.2007.7048

58. Chevalier et al., »Earthing (Grounding) The Human Body Reduces Blood Viscosity – A Major Factor in Cardiovascular Disease«, in: *Journal of Alternative and Complementary Medicine* 19, Nr. 22 (2013), S. 102–110.
https://doi.org/10.1089/acm.2011.0820

59. Howard K. Elkin und Angela Winter, »Grounding Patients with Hypertension Improves Blood Pressure: A Case History Series Study«, in: *Alternative Therapies in Health and Medicine* 24, Nr. 6 (2018), S. 46–50.
https://pubmed.ncbi.nlm.nih.gov/30982019

60. Stephen T. Sinatra, »Grounding Q&A«, in: *Heart MD Institute* (blog), aktualisiert am 13. April 2023.
https://heartmdinstitute.com/q-a/grounding-q-a/

61. S. O'Mara, *In Praise of Walking: A New Scientific Exploration*, New York: W. W. Norton & Company 2020. Deutsche Ausgabe: *Das Glück des Gehens: Was die Wissenschaft darüber weiß und warum es uns so guttut*, Hamburg: Rowohlt 2020.

62. University of Massachusetts Amherst, »Meta-analysis of 15 Studies Reports New Findings on How Many Daily Walking Steps Needed for Longevity Benefit«, in: *ScienceDaily*, 3. März 2022.
https://www.sciencedaily.com/releases/2022/03/220303112207.htm.

63. European Society of Cardiology, »The More You Walk, the Lower Your Risk of Early Death, Even If You Walk Fewer Than 5,000 Steps«, in: *ScienceDaily*, 8. August 2023. https://www.sciencedaily.com/releases/2023/08/230808201935

64. National Heart, Lung, and Blood Institute (NHLBI), »Keep Walking: Study Finds Higher Daily Step Count Helps Adults Live Longer«, Pressemeldung vom 3. September 2021. https://www.nhlbi.nih.gov/news/2021/keep-walking-study-finds-higher-daily-step-count-helps-adults-live-longer

65. Bellini et al., »The Effects of Postprandial Walking on the Glucose Response after Meals with Different Characteristics«, in: *Nutrients* 14, Nr. 5 (2022), S. 1080. https://doi.org/10.3390/nu14051080

66. Jessie Inchauspé, *Glucose Revolution: The Life-Changing Power of Balancing Your Blood Sugar*, New York: Simon & Schuster 2022. Deutsche Ausgabe: *Der Glukose-Trick*, München: Heyne 2022.

67. Glucose Goddess (Jessie Inchauspé), »Jessie's Research on Meal Pairing«, in: *glucosegoddess.com*

68. Jessie Inchauspé, »The Science of Blood Sugar and Metabolic Health«, in: *Journal of Nutritional Biochemistry*, 2021.

69. Jessie Inchauspé, »The Impact of Meal Sequencing on Weight Management«, in: *Metabolism Clinical and Experimental*, 2020.

70. Shukla et al., »Food Order Has a Significant Impact on Postprandial Glucose and Insulin Levels«, in: *Diabetes Care* 38, Nr. 7 (2015), e98–e99. https://doi.org/10.2337/dc15-0429

71. S. Imai, M. Fukui und S. Kajiyama, »Effect of Eating Vegetables Before Carbohydrates on Glucose Excursions in Patients with Type 2 Diabetes«, in: *Journal of Clinical Biochemistry and Nutrition* 54, Nr. 1 (2014), S. 7–11. https://doi.org/10.3164/jcbn.13-67

72. Shukla et al., »Carbohydrate-Last Meal Pattern Lowers Postprandial Glucose and Insulin Excursions in Type 2 Diabetes«, in: *BMJ Open Diabetes Research & Care* 5, Nr. 1 (2017), e000440. https://doi.org/10.1136/bmjdrc-2017-000440

73. Kubota et al., »A Review of Recent Findings on Meal Sequence: An Attractive Dietary Approach to Prevention and Management of Type 2 Diabetes«, in: *Nutrients* 12, Nr. 9 (2020), S. 2502. https://doi.org/10.3390/nu12092502

Kapitel 12

1. Price Pritchett, *You²: A High Velocity Formula for Multiplying Your Personal Effectiveness in Quantum Leaps*, Dallas: Pritchett & Associates 1994, S. 15

2. Robert Waldinger und Marc Schulz, »What the Longest Study on Human Happiness Found Is the Key to a Good Life«, in: *The Atlantic*, 19. Januar 2023. https://www.theatlantic.com/ideas/archive/2023/01/harvard-happiness-study-relationships/672753

REZEPT-VERZEICHNIS

REGISTER

G

H

L

R

S

DANK

Ein Buch ist niemals das Werk eines Einzelnen. Es beginnt mit einer Idee, die dann immer weiter wächst – durch zahllose Unterhaltungen, umfangreiche Recherchen und den unerschütterlichen Wunsch, das Leid in der Welt etwas zu mildern. Als mir die Idee zu diesem Buch kam, hatte ich noch keinen genauen Plan, aber ließ mich vertrauensvoll auf einen Prozess ein, den ich dann mit Entschlossenheit verfolgte. Wenn ich jetzt darauf zurückblicke, wird mir bewusst, wie glücklich ich mich schätzen kann, dass ich auf die Unterstützung von einigen der weltweit führenden Denker zählen konnte, die mir dabei geholfen haben, die Ideen auf diesen Seiten auszuarbeiten.

Zuallererst möchte ich meiner weltweit verstreuten Community, den Keto Kampers, danken, die mich über meine Inhalte in den Social Media gefunden haben. An die Millionen Menschen, die meine Videos geschaut und meinen Podcast gehört haben: Ich danke Ihnen für Ihre Fragen und Kommentare. Ich weiß, viele von Ihnen fühlen sich verloren, sind verzweifelt und überfordert von der Aufgabe, wieder gesund zu werden, und ich bin Ihnen von Herzen dankbar für das Vertrauen, das Sie in mich setzen. Ich ziehe meinen Hut davor, dass Sie Ihre Gesundheit selbst in die Hand genommen haben. Von Ihren Erfolgen zu lesen, macht mich ungemein glücklich, und zusammen mit meinem Team feiere ich mit Ihnen. Sie sind der lebende Beweis für die wunderbare Fähigkeit des Körpers, sich selbst zu heilen.

2018 besuchte ich ein Seminar in Boca Raton in Florida, das von Dr. Daniel Pompa geleitet wurde. Ich erinnere mich noch sehr gut daran. Innerhalb der ersten Stunde, die ich Dr. Pompa zuhörte, lernte ich mehr über das Selbstheilungspotenzial des Körpers, als ich durch meine Recherchen zum Thema Ernährung in einem ganzen Jahrzehnt gelernt hatte. Es war, als hätte ich ein völlig neues Verständnis von Gesundheit gewonnen – alles, was ich zu wissen geglaubt hatte, wurde auf den Kopf gestellt. Ich sagte zu mir selbst: „Ich möchte alles lernen, was er weiß, und ich möchte, dass er es mir beibringt."

Don Miguel Ruiz schrieb in *Die vier Versprechen:* „Seien Sie untadelig mit Ihrem Wort." Auch ich glaube fest an die Kraft, die darin liegt, etwas in Worte zu fassen, und kurz nachdem ich diesen Wunsch ausgesprochen hatte, wurde Dr. Pompa mein persönlicher Mentor. Im Rahmen des Platinum-

Programms der Organisation Health Centers of the Future hatte ich die Ehre, mit über 50 brillanten Fachkräften aus dem Gesundheitsbereich zusammenzuarbeiten. Mittlerweile habe ich viele Male die Bühne mit Dr. Pompa geteilt und ich fühle mich geehrt, dass er mich als seinen „besten Schüler aller Zeiten" bezeichnet hat. Dr. Pompa war mir eine ungemeine Inspiration und ohne seine geniale Arbeit wäre dieses Buch nicht entstanden.

An mein tolles Team, das sich zusammen mit mir unermüdlich um unsere Community kümmert: Wenn du schnell gehen willst, dann gehe alleine. Wenn du weit gehen willst, dann gehe zusammen mit anderen. Ihr seid das beste Team, das ich mir je hätte wünschen können.

Vielen Dank, dass ihr mich auf dieser Mission begleitet – ich bin euch auf ewig dankbar. Danke Alina, Jonathan, Becky, Andrea, Sofia, Jeremy, Ian, Kamran, Christy und Ada für die Entschlossenheit, mit der ihr für mehr Gesundheit kämpft.

Ein großes Dankeschön an all die unglaublichen Kollegen und Mentoren, die mir dabei geholfen haben, dieses Stoffwechsel-Puzzle zusammenzusetzen. Es war mir eine Ehre, von euch zu lernen. Eure Recherchen, eure Freundschaft und eure Ratschläge waren mir eine unschätzbare Hilfe dabei, das Leben von Millionen Menschen zu verändern. Mein besonderer Dank gilt Dr. Mindy Pelz, Dr. Jason Fung, Megan Ramos, Cynthia Thurlow, Reed Davis, Sean Croxton, Dr. Ben Bikman, Mark Sisson, David Asarnow, Shawn Wells, JJ Virgin, Roy Cammarano, Warren Phillips, Dr. Cate Shanahan, Dr. Will Cole, Dave Asprey, Ben Greenfield, Dr. John Lieurance, Dr. Eric Berg und Dr. Ken Berry – ihr alle habt einen großen Einfluss auf meine Arbeit gehabt.

Zum Schluss möchte ich meiner Familie und meinen engsten Freunden meine tiefste Dankbarkeit aussprechen. Euer Glaube an mich war Futter für meine Seele. An meine Mutter Haddi: Die Opfer, die du durch die Auswanderung aus dem Mittleren Osten in die Vereinigten Staaten erbracht hast, haben mir ein Leben in Freiheit und voller Chancen ermöglicht. Du bist die fürsorglichste und selbstloseste Person, die ich kenne. Ich danke dir, dass du mir immer mit Liebe und Unterstützung zur Seite gestanden hast.

An meine zukünftige Ehefrau Natassia: Mit dir gemeinsam durchs Leben zu gehen, ist eine der größten Freuden meines Lebens. Deine Liebe und deine unerschütterliche Unterstützung bedeuten mir alles. Danke, dass du mich zu zahllosen Vorträgen begleitet hast und immer an meiner Seite bist.

An meine guten Freunde Ronald, Carla, Alex und Paul: Danke, dass ihr an mich geglaubt habt. Ihr habt mich sowohl durch die schweren Zeiten als auch durch die Zeiten des Erfolgs begleitet. Ich bin dankbar, euch alle in meinem Leben zu haben.

ÜBER DEN AUTOR

Ben Azadi, ausgebildeter Ernährungsberater, hat vier Amazon-Bestseller geschrieben, tritt international als Keynote Speaker auf und hat 17 Jahre Erfahrung als Experte für Stoffwechselgesundheit, in denen er bereits Tausenden Menschen helfen konnte, wieder ein gesundes Leben zu führen. Ben zählt zu den führenden Stimmen auf dem Gebiet der alternativen Medizin und leistet als Pionier der Keto- und Fastenbewegung wichtige Bildungsarbeit zu den Prinzipien der ketogenen Ernährung, zum Fasten, Entgiften, zu einem ausgeglichenen Hormonhaushalt und zu allgemeinen Stoffwechselfunktionen.

Die Videos auf seinem beliebten YouTube-Kanal, in denen er über die neuesten wissenschaftsgestützten Möglichkeiten für einen Reset des Stoffwechsels informiert, haben über 25 Millionen Aufrufe. Ben moderiert außerdem den Podcast *Metabolic Freedom,* der mit mehr als 12 Millionen Downloads und über 900 Episoden unter den Top 15 der Podcasts rangiert. Der Podcast wurde 2022 vom Stoffwechselkongress Metabolic Health Summit als „Keto Podcast of the Year" ausgezeichnet.

Renommierte Publikationen, wie *Forbes, LA Weekly, Disrupt Magazine, New York Times Magazine* und *LA Entertainment Weekly,* berichteten bereits über Bens Arbeit. Er war außerdem Teil der bahnbrechenden Dokumentation *Biohack Yourself* auf Amazon Prime.

Um mehr über Ben Azadi und seine Arbeit zu erfahren, besuchen Sie **benazadi.com**.